高等职业教育养老服务类示范专业系列教材

老年服务与管理专业改革创新教材

老年运动与保健

主　　编　张沙骆

参　　编　杨　敏　刘隽铭

　　　　　苏小林　吕　辉

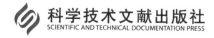

机械工业出版社　　科学技术文献出版社
CHINA MACHINE PRESS　SCIENTIFIC AND TECHNICAL DOCUMENTATION PRESS

本教材内容分为 8 个学习单元：老年运动与生理、老年运动与心理、科学安排老年运动、老年体质与运动测量、传统运动保健、现代运动保健、老年人常见病症运动处方、老年运动与二十四节气。全书图文并茂，内容简明扼要。

本教材适合作为涉老专业的教学用书，也可以作为社区居家养老服务中心、养老机构为老年人服务的工作人员和老年人的学习、参考用书。

图书在版编目（CIP）数据

老年运动与保健/张沙骆主编． —北京：科学技术文献出版社：机械工业出版社，2016.10（2023.1重印）

高等职业教育养老服务类示范专业系列教材　老年服务与管理专业改革创新教材

ISBN 978-7-5189-1932-1

Ⅰ．①老…　Ⅱ．①张…　Ⅲ．①老年人—健身运动—高等职业教育—教材 ②老年人—保健—高等职业教育—教材　Ⅳ．①R161.7

中国版本图书馆CIP数据核字（2016）第226477号

机械工业出版社（北京市百万庄大街22号 邮政编码100037）

策划编辑：聂志磊　　责任编辑：聂志磊

责任校对：李新月　　封面设计：马精明

责任印制：李　昂

河北鹏盛贤印刷有限公司印刷

2023 年 1 月第 1 版第 10 次印刷

184mm×260mm · 13.5印张 · 332千字

标准书号：ISBN 978-7-5189-1932-1

定价：44.80元

电话服务　　　　　　　网络服务

客服电话：010-88361066　　机 工 官 网：www.cmpbook.com

　　　　　010-88379833　　机 工 官 博：weibo.com/cmp1952

　　　　　010-68326294　　金 书 网：www.golden-book.com

封底无防伪标均为盗版　机工教育服务网：www.cmpedu.com

高等职业教育养老服务类示范专业系列教材
老年服务与管理专业改革创新教材

编审委员会

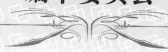

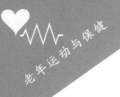

李朝鹏　邢台医学高等专科学校副校长

孙书勤　滨州医学院老年医学院院长

胡月琴　皖北卫生职业技术学院副院长

方士英　皖西卫生职业学院副院长

艾旭光　许昌学院医学院院长

余运英　北京社会管理职业学院老年福祉学院教授

刘利君　北京社会管理职业学院老年福祉学院副教授

袁光亮　北京青年政治学院社会工作系主任

臧少敏　北京青年政治学院老年服务与管理教研室主任

阮　利　天津城市职业学院社会事业系副教授

孙剑宏　中山市博睿社会工作服务中心理事长

杨　敏　湖北省中医院康复科副主任

林咸明　浙江中医药大学第三临床医学院副院长，浙江省中山医院副院长

封　敏　湖南医药学院针灸教研室主任

刘利丹　大连医科大学医学博士

序

进入新世纪以来，随着我国人口老龄化形势的日益严峻，老年人的服务需求越来越多样化，养老服务成为关乎老年人晚年生活质量及每个家庭福祉的民生事业。以习近平同志为核心的党中央，高度关注人口老龄化问题，并对加快发展养老服务业做出了系统安排和全面部署。自 2013 年，《老年人权益保障法》《国务院关于加快发展养老服务业的若干意见》颁发实施以来，国务院各部门密集出台了近 40 项政策规定和标准规范。有效应对我国人口老龄化，事关国家发展全局，事关亿万百姓福祉。要立足当前、着眼长远，加强顶层设计，完善生育、就业、养老等重大政策和制度，做到及时应对、科学应对、综合应对。仅在 2016 年间，习近平总书记对养老问题就有四次重要批示和讲话，其中两次提出"人才队伍建设"。习近平总书记的讲话不仅体现了大国领袖对老年人的关爱，更是对今后养老服务发展和为老服务人才工作政策的顶层设计。

"十三五"期间，我国处于经济体制深刻变革、社会结构深刻变动、利益格局深刻调整、思想观念深刻变化的阶段，老龄化进程与家庭小型化、空巢化相伴随，与经济社会转型期的矛盾相交织，社会养老保障和养老服务的需求将急剧增加，这给应对人口老龄化增加了新难度。为应对这些新的变化趋势，我国提出推进养老服务社会化的政策。

社会化养老服务一方面带来全社会共同参与养老服务的良好局面，另一方面也面临着人才队伍严重短缺的困境。目前，我国养老服务人才队伍的问题突出表现在人才严重短缺、队伍不稳定、文化程度偏低、服务技能和专业知识差、年龄老化等方面。这些困难严重制约着我国养老服务水平的提高，严重影响老年人多样化的养老服务需求的实现。发展人口老龄化社会迫切需要大量专业化的养老服务与管理专业人才。

"行业发展、教育先行"，人才队伍建设离不开教育，大力推进老年服务与管理相关专业的发展是未来一个历史时期民政部和教育部的重点工作之一。在这样的社会背景下，由全国民政行指委老年专指委、中国养老产业和教育联盟、机械工业出版社组织全国多所大专院校联合开发的"高等职业教育养老服务类示范专业系列教材 老年服务与管理专业改革创新教材"，旨在以教材推进课程建设和专业建设，进而提高老年服务与管理人才培养质量。

在编写思想上，本系列教材充分体现工学结合教学改革思路，突出"做中学、做中教、教学做合一，理论实践一体化"的特点；体现专业教学要求和养老护理员、养老事务员职业标准；注重职业精神、素养（尊老敬老、爱岗敬业、爱心奉献等）和能力的培养，以及健康心理、完善人格、良好卫生与生活习惯的养成。

在编写形式上，本系列教材应用创新的编写体例：采用情境导入、案例分析、项目式编写模式，紧密联系生产生活实际；设计新颖、活泼的学习栏目，图文并茂，可读性强，利于激发学生的学习兴趣。

在编写内容上，本系列教材立足老年服务与管理岗位需求，内容涵盖老年服务与管理岗位人才需要掌握的多项技能，包括老年服务沟通技巧、老年服务伦理、老年服务礼仪、老年人生活照护、老年常见病的预防与照护、老年康复护理、老年心理护理、老年运动与保健、老年人活动策划与组织、老年膳食与营养配餐等多个方面。

在配套资源上，本系列教材力求为用书教师配备演示文稿等资源，并依托养老专业教学资源库，在重点知识处嵌入二维码，以呈现教学资源库成果，以利于教师教学和学生学习。

"十年树木，百年树人"，人才队伍建设非一朝一夕可实现。在此，我要感谢参与编写本系列教材的所有编写人员和出版社，是你们的全心投入和努力，让我看到这样一系列优秀教材的出版。我要感谢各院校以及扎根于一线老年服务与管理人才培养战线的广大教师，是你们的默默奉献，为养老服务行业输送了大量的高素质人才。当然，我还要感谢有志于投身养老服务事业的青年学子们，是你们让我对养老服务事业的发展充满信心。

我相信，在教育机构和行业机构的共同努力下，在校企共育的合作机制下，我国的养老服务人才必定不断涌现，推动养老服务行业走上规范、健康、持续发展的道路。

2017 年春节于北京

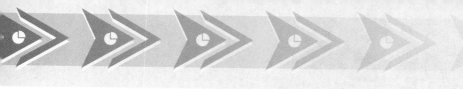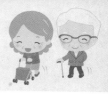

前　言

随着科学技术的进步，生活节奏的加快，繁重的体力劳动将会越来越少，人们的心理负荷将会越来越重，"文明病"不断出现，令医师棘手的病也越来越多，这使很多人还是难以健康长寿。18世纪法国著名医师蒂索指出："就其作用来说，运动可以代替药物，但药物却不能代替运动。"

"生命在于运动"，坚持运动是健康长寿的法宝。要保持健全的体魄、充沛的精力，关键在于坚持锻炼身体。老年医学研究结果证实，经常性的体力劳动，既有助于保持和加强机体的生理功能，培养熟练的劳动技能、坚强的意志和良好的生活习惯，又有助于促进身体健康、延年益寿。

当人类进入21世纪时，老龄化社会趋势给世界各国带来了新的挑战。与此同时，我国也将面临比其他国家更复杂的形势、更巨大的压力和更多样的选择，首要的是提高老年人的生活质量，让老年人过健康、有尊严的晚年生活。

随着"全民健身计划纲要"的贯彻设施，很多老年人正前所未有地投入到群众性体育的大潮中。他们很想了解运动对老年人生理、心理所带来的变化，以及怎样才能更科学、健康地运动、运动有哪些适宜的形式、怎样的运动对身体病症有缓解或治疗作用、运动与节气的关系等问题。

本教材汇集编者数年的知识积累，在积极借鉴和吸取前人的理念、观点和方法的基础之上，加以丰富的实践经验编写而生。本教材内容涉及运动学、体育学、医学以及很多社会学知识，共分为8个学习单元：老年运动与生理、老年运动与心理、科学安排老年运动、老年体质与运动测量、传统运动保健、现代运动保健、老年人常见病症运动处方、老年运动与二十四节气，图文并茂，内容简明扼要，重点动作全部采用真人照片，图片更清晰，让学习者一目了然，轻松掌握动作要领。

本书学习单元一由吕辉编写，学习单元二由苏小林编写，学习单元三由刘隽铭编写，学习单元四～六、学习单元八由张沙骆编写，学习单元七由杨敏编写。在本书编写过程中得到了彭博文、张黎明和龙宽的帮助和支持，在此一并表示感谢！

本教材既是广大老年健身者的指导性手册，又可作为高等职业院校老年服务与管理专业学生的教学用书，对医疗保健工作者、社会学研究工作者、健身教练及相关研究人员也有一定的参考价值。为方便教学，凡选购本书作为教材的教师可登录机械工业出版社教育服务网（http://www.cmpedu.com）免费索取教学资源包（含助教课件等），同时欢迎广大教师加入老年服务与管理专业教师交流群（QQ群：286490986），分享资料和经验。

书中若有错误和疏漏之处，希望各位专业人士和广大读者不吝指正，以便再版时修订提高。

编　者

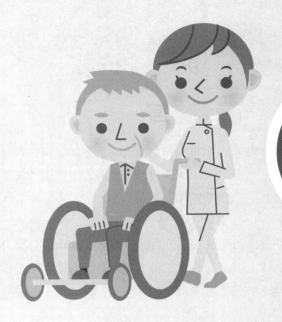

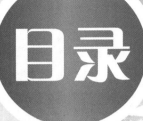

目录

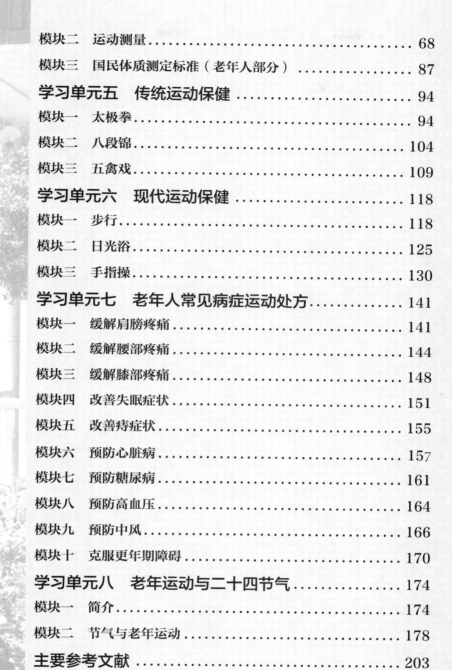

学习单元一　老年运动与生理

学习目标

知识目标

能掌握老年人运动系统、神经系统、内分泌系统、循环系统、呼吸系统、消化系统、泌尿系统、生殖系统的特征及运动与人体八大系统的关系。

能力目标

从生理学角度能指导老年运动实践，给出合理、科学的健身建议。

素质目标

使学生熟悉老年人生理的特征，掌握运动对老年人生理的影响。

模块一　老年运动与运动系统

案例引入

2015 年 3 月 25 日，在中国国际时装周一场以"东北大棉袄"为设计元素的时装发布会上，一位须发皆白的 79 岁老者登上 T 台，赤裸上身引发轰动。观众回忆："大家一看他光着膀子出来，都'high'了，简直是仙风道骨，直接秒杀'小鲜肉'。"老者在开场时身着绿花大袄、大棉裤和千层底黑布鞋演绎了一段回忆年轻时爱情的哑剧片段，引出模特走秀。谢幕时他再次出现，赤裸上身，显现出他结实的胸肌。这位老人就是王德顺，现在，他的微博"粉丝"数已经超过了 12 万。

王德顺老人嗓音洪亮、中气十足、思维清晰。据他介绍，他的身材塑造得这么好，得益于他每天都坚持锻炼。同时，他还有一颗年轻的心，不仅经常在微博上传照片，与"粉丝"互动，还爱玩微信。他现在每天至少锻炼 2h。

王德顺老人自己说，他的身材底子本身就比较好，不过父母给的是骨架，肌肉得靠自己练。他是 50 岁的时候，为了演哑剧才开始到健身房健身的。后来继续健身是为了创作"活雕塑"。他每天要在健身房锻炼 4h，各种器械都练，用 3 年的时间把身体练成这样。

"当然现在的强度没那么大了，但每天也至少要保证 2h 锻炼，包括游泳 1h、上器械锻炼 1h。我平时还喜欢滑冰，每周滑 1 次。"

请问：老年人也可以有火爆的身材、健硕的肌肉，运动对于运动系统究竟有什么益处呢？

一、运动系统概述

1. 运动系统的组成

运动系统由骨、骨连结和骨骼肌三部分组成。骨连结有不活动的、半活动的和活动的三种形式，其中活动的骨连结叫关节。

（1）骨：骨是一种器官。骨质中有水分、有机物和无机盐。无机盐的主要成分是钙盐，因此骨质坚硬；有机物主要是骨胶蛋白，使骨具有韧性。人体内有206块骨，骨与骨连结构成骨骼。

（2）关节：关节是骨连结的主要形式，一般由关节面、关节囊和关节腔三个部分组成。

（3）骨骼肌：骨骼肌包括肌腱和肌腹两部分。肌腱呈白色，由致密结缔组织构成，很坚韧，一般位于骨骼肌的两端，分别附着在邻近的两块骨上，没有收缩能力；肌腹呈红色，位于骨骼肌的中间，外面包裹着结缔组织膜，里面有丰富的血管和神经，柔软而富有弹性，在受到刺激时能够收缩。

骨骼肌有受刺激而收缩的特性，在人体内骨骼肌接受的刺激来自于神经。当骨骼肌接受神经传来的刺激收缩时，就会牵动骨绕关节活动，于是躯体就会产生运动。

2. 运动系统的功能

（1）运动。运动系统，顾名思义，其首要的功能是运动。人的运动是很复杂的，包括简单的移位和高级活动，如语言、书写等，都是在神经系统支配下，由肌肉收缩而实现的。即使一个简单的运动，往往也有多数肌肉共同参与完成，一些肌肉收缩，承担完成运动预期目的角色，而另一些肌肉则予以协同配合，甚或有些处于对抗地位的肌肉此时则适度放松并保持一定的紧张度，以使动作平滑、准确，起着辅助作用。

（2）支持。运动系统的第二个功能是支持，包括构成人体体形、支撑体重和内部器官以及维持体姿。人体姿势的维持除了骨和骨连结的支架作用外，主要靠肌肉的紧张度来维持。骨骼肌经常处于不随意的紧张状态中，即通过神经系统反射性地维持一定的紧张度，在静止姿态，需要互相对抗的肌群各自保持一定的紧张度，取得动态的平衡。

（3）保护。运动系统的第三个功能是保护。众所周知，人的躯干形成了几个体腔，颅腔保护和支持着脑髓和感觉器官；胸腔保护和支持着心、大血管、肺等重要脏器；腹腔和盆腔保护和支持着消化、泌尿、生殖系统的众多脏器。这些体腔由骨和骨连结构成完整的壁或大部分骨性壁；肌肉也构成某些体腔壁的一部分，如腹前、外侧壁，胸廓的肋间隙等，或围在骨性体腔壁的周围，形成颇具弹性和韧度的保护层。当受外力冲击时，肌肉反射性地收缩，起着缓冲打击和振荡的重要作用。

二、老年人运动系统的特征

俗话说："人老腿先老。"走在大街上，经常看到很多老年人走路缓慢，腿脚十分不灵便。人到老年如果仍然能够步履轻盈，行动自如，这会给老年人生活和精神带来极大的乐趣，也会给全身各个系统带来极大的好处。但是事实上往往事与愿违，老年人骨骼和关节衰退一般比较严重，老化现象较为明显。那么老年人运动系统的老化主要体现在哪些方面？会带来哪些问题呢？

1. 骨质疏松

骨质疏松是一种以低骨量和骨组织微结构破坏为特征，导致骨质脆性增加和易于骨折的全身性骨代谢性疾病，常见于老年人，但各年龄时期均可发病。骨质疏松可分为原发性和继发性两类。原发性骨质疏松不伴有本病的其他疾病；继发性骨质疏松则是由各种全身性或内分泌代谢性疾病引起的骨组织量减少。此外，骨质疏松按发生部位亦可分为局限性或泛发性骨质疏松。

骨的化学成分主要是有机质和无机质，有机质保证骨的硬度，无机质保证骨的弹性。随着年龄的增长，骨中的有机质逐渐增多，而无机质逐渐减少，因此老年人极易发生骨折。

骨质疏松是由体内钙离子交换不平衡造成的。血浆中的钙离子和体液中、骨骼中的钙不断地进行交换，正常人的交换是平衡的，而中老年人的这种交换会出现负平衡，因此会造成骨质疏松。

2. 肌肉松弛

随着年龄的增长，老年人会逐渐感到：肌肉松弛、皮肤褶皱增多、体重下降、活动能力降低和行走、登高缓慢等症状。研究表明，导致老年人肌肉衰减的原因很多，而蛋白质营养不良是其主要的危险因素之一。老年人适当补充蛋白质，有助于预防肌肉松弛。

研究表明，50 岁以上者，骨骼肌量平均每年减少 1% ～ 2%；60 岁以上者，慢性肌肉丢失约为 30%；80 岁以上者，慢性肌肉丢失约为 50%。肌肉减少 30% 将影响肌肉的正常功能，可出现肌肉松弛、皮肤褶皱增多、体重下降、身体虚弱、抵抗力下降等现象。与此同时，老年人的活动能力降低，行走、登高、坐立、举物等各种日常动作完成有困难，并逐步发展到难以站起、下床困难、步履蹒跚、平衡障碍、极易摔倒、骨折等，增加了老年人残疾和丧失生活自理能力的风险。因此，要重视老年人肌肉衰减和体重低下的问题。

进入老年期后，身体合成蛋白质的能力降低，分解代谢增强，加之老年人味觉、嗅觉减退、牙齿松动，抑郁等导致老年性食欲不振、消化功能减退、蛋白质利用率下降。还有部分老年人因为担心发胖和患心脑血管疾病，采用以素食为主的饮食，使摄入的动物蛋白质较少。最近研究发现，维生素 D 缺乏易导致肌肉衰减，而老年人户外活动少，接受紫外线照射少，维生素 D 合成能力不足。

3. 关节僵硬

关节僵硬是指正常关节功能（如屈伸、旋转等）发生不同程度的障碍，表现为活动范围的减小，与功能完全丧失的关节强直截然不同。

人到老年，各脏器和系统的功能都处于衰退之中，骨骼系统也不例外，会出现关节疼痛、僵硬和活动受限，这叫退行性骨关节病。退行性骨关节病在老年人中的发病率约占 80%，主要症状为关节疼痛。初为钝痛，后来随着活动和负重的增加而疼痛加重。疼痛遇寒冷、潮湿等天气时加重。若听之任之，不及时医治，会逐渐出现关节功能障碍，关节僵硬，甚至强直。得病后，可采取局部电疗、热敷等措施。由于此病最受累的是膝关节和髋关节，所以要减轻体重，以减轻对这两个关节的负重。如果有行动不便，就得使用手杖，以减轻受累关节的负荷。有些老人因关节痛而少动，甚至长期卧床，这种做法不可取。正确的方法是，在疼痛缓解时，可做些增加关节活动度的屈伸锻炼，增加肌力的锻炼。但要注意避免关节碰撞旋扭，小心身体姿势不正确，重心着力点不均匀而使关节面受力不匀，还要避免突然转动身体而旋转、挤扭关节，而使关节软骨破坏加重，加重关节疼痛程度。

三、运动对老年人运动系统的影响

1. 运动对老年人骨的影响

人体骨量是随着年龄增长而变化的。人体骨量从出生到 20 岁以前，随年龄增长，骨量显著增加，骨小梁和骨皮质的骨密度显著增加。男性骨量增加的速率大于女性。30 ～ 40 岁，骨骼生长处于相对平衡状态，骨密度也处于最高峰，峰值骨量是人体一生中所能达到的最大骨密度值或骨矿物质含量值，其个体差异很大，男性略高于女性。峰值骨量对于发生骨质疏松症的可能性起着重要的作用。成人的骨密度随年龄的增长而出现与年龄相关的生理性骨量减少。这种骨密度随着年龄的增长而下降的趋势一般将持续终身。由于健康女性绝经后，雌激素水平下降，而雌激素是稳定骨钙的重要因素，所以女性骨质的流失量高于男性。

骨质流失最常见的症状就是骨质疏松症。骨质疏松症是严重威胁老年人的一种全身性疾病。适度的健身可延缓骨骼系统的衰老。大量实验证明：体育运动对防治老年骨质疏松症有一定的作用。有报道，长期坚持游泳运动有助于维持老年人的骨矿含量和骨密度，有效减轻老年人骨矿含量随增龄而下降的幅度，且泳龄越长，效果越明显。运动可以增加老年人骨矿物质的含量，提高骨密度，提高骨的代谢能力，对预防骨质疏松症有一定疗效。

2. 运动对老年人骨骼肌的影响

人到老年由于生理原因以及体力活动减少，身体基本功能是随年龄增长而降低的。人体进行各种活动、工作、生活都需要以一定的肌肉力量为基础。人体完成各种随意动作都是在神经中枢控制下的肌肉活动。随年龄增长，肌力逐渐减弱、肌肉工作能力降低，这是衰老的重要标志之一。人在 30 岁以后力量开始下降，50 岁后才以大幅度下降，从事非体力劳动者比体力劳动者下降明显，到 60 岁时，力量下降程度不会超过最大力量的 10% ~ 20%。其主要原因是肌纤维数目的减少，或者是肌肉兴奋收缩耦联功能的减弱，或是快肌纤维运动单位末梢激活功能的减低。肌力减退将严重影响老年人的正常生活，维持一定的肌力对老年人是十分重要的。

经常进行体育运动能延缓衰老的速度。大量数据显示，适宜的力量训练可以对肌肉生理产生良好影响。老年人几乎可获得与年轻人相同的力量增长，但年轻人主要表现在依靠肌肉的肥大使力量增加，而老年人则主要依靠增加神经刺激，动员更多的运动单位参与使力量增加。可见，老年人对力量刺激的适应仍然存在。当然，老年人可训练的能力在逐渐降低，在训练过程中应延长休息时间。

运动可以增加老年人骨矿物质的含量，提高骨密度，提高骨的代谢能力，对预防骨质疏松症有一定疗效；运动能促进蛋白质的合成、保持肌肉体积及力量，改善肌力以及与其相关的平衡能力，延缓衰老过程。

3. 运动对老年人关节的影响

经常运动可加强关节的坚韧性能，提高关节的弹性、灵活性和协调性，对防治老年性关节炎，防止关节附近肌肉萎缩、韧带松弛、滑液分泌减少和关节强直等均有效，实验表明：进行 12 周牵拉和舞蹈练习，肩关节的柔韧性提高了 8%。

➡️ 触类旁通

中老年人：怎样运动，先问关节

不管年轻人还是中老年人，体育锻炼对于增进健康、应对环境与身体的变化都非常有利，但是有部分中老年人关节退变得快，容易出现软骨退变或骨质疏松，怎样运动便成了他们的大困惑。他们经常会问，我还能不能爬山、踢毽子、打羽毛球、打太极拳？回答是，怎样运动要先问关节，看其结构如何，有无损伤，这是最基本的，因为膝关节是人体最大的关节，承担很大的压力，此外还要综合分析身体其他方面的情况，才能确定适合做什么运动，给予个性化指导。

肌肉是关节活动的动力，韧带是关节稳定的基础，说明关节周围的软组织与它的关系非常密切。软组织受损，必然影响关节的运动，这时必须循序渐进，从轻到重进行力量训练，直到软组织完全恢复，运动量太大影响软组织恢复，运动量太少或不运动又会造成关节僵硬。只要训练得当，非但不会加重软组织的损伤或关节软骨的磨损，还会加强关节的稳定性，预防关节软骨的损伤。至于如何进行渐进性的运动，要根据运动后的反应和软组织酸胀的程度确定。

我们可以观察到，泰山挑夫们能承受非常大的压力，自如穿梭于陡峭山道之间，因为他们肌肉极其发达，有利于关节稳定。他们中有多少人会发生骨性关节病未见系统调查，但至少可以说明，身体强壮，关节就能承受更大负荷。从医学的角度来讲，关节的软骨是需要营养的，这些营养通过受力和关节活动来供应。压力，使关节液的养分能渗入到软骨中进行代谢与交换，关节活动，关节液才能流动，才能促进整个关节营养的充分交换。所以适当的运动锻炼能强壮筋骨，有利于关节的健康。

人体骨组织在代谢活动中，严格遵循着一个被称为"wolf 定律"的力学原理：骨组织的发育需要有一定的力学强度来支撑。也就是说当人体的运动量不够时，骨组织会自动降低骨量；反之，当人体每天保证足够的运动量时，他的骨骼就会变得坚固。这个定律告诉我们，骨骼和关节都需要压力，会通过锻炼而变得强壮。如果因为关节有软骨退变，怕继续磨损而停止运动，反而会由于软骨缺乏营养而加速软骨退变。

腿部肌肉训练能够达到保护膝关节的目的。膝关节的伸曲，主要依靠附着于前后左右的四个肌肉群的平衡与支持，前面是伸肌，后面是曲肌，两边分别是内侧肌和外侧肌。内侧肌在膝关节的日常活动中参与较少，只有将腿伸到最直的时候才会全部参加。腿部受伤、关节不能活动的人，萎缩得最快的就是这块内侧肌。内侧肌没有力量，膝关节就不能完全伸直，上下楼梯都受影响。我们在针对这些患者的恢复性锻炼中，会着重加强内侧肌运动，促使股四头肌恢复平衡，确保髌骨运动轨迹正常，减少关节的不正常受力。

软骨受多少应力会发生不可逆损伤，目前医学尚无明确答案，但是一般情况下，自己可以通过观察运动后的反应去感知锻炼是否得当。运动之后有酸胀感，说明锻炼有效，继续运动促进血液循环，酸胀感反而消失得快。没有酸胀感的运动虽然愉悦了身心，却未能达到强筋健骨的目的。运动导致原有疾痛加重或出现新的疼痛点，往往是锻炼不得法的警示，应该减量或更换运动项目。通过按摩和止痛膏，两三天内就能缓解的疼痛，也属运动后正常反应，还可以选择能减轻关节负重的项目继续锻炼；如果疼痛持续四五天不减，关节周围出现红肿热痛，可能是关节磨损的急性炎症，要停止运动，最好去看医师。

➡️ 小结

运动系统由骨、骨连结和骨骼肌三部分组成，骨连结有不活动的、半活动的和活动的三种形式，其中活动的骨连结叫关节。运动系统主要有运动、支持、保护三个功能。老年人运动系统有骨质疏松、肌肉松弛、关节僵硬等特征。运动利于增强骨骼的抗折断、弯曲、压拉、扭转性，从而能预防老年性骨骨质的疏松，预防老年性骨折，延缓骨骼的衰老过程。运动可改善骨骼的血液循环，增强骨骼的物质代谢，保持并提高骨的弹性和韧性，从而延缓骨细胞老化进程。经常运动可加强关节的坚韧性能，提高关节的弹性、灵活性和协调性，对防治老年性关节炎，防止关节附近肌肉萎缩、韧带松弛、

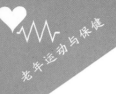

滑液分泌减少和关节强直等均有效。经常参加运动，肌纤维将变粗，坚韧有力，肌肉内能量储备增加，其利用率也得到提高，肌纤维的收缩性、传导性、反应性都得到改善。

➡️ 思考题

1. 运动系统的组成和主要功能是什么？
2. 老年人运动系统的主要特征是什么？
3. 运动对于老年人运动系统的主要影响是什么？

➡️ 实战强化

请收集身边老年人通过运动改善运动系统机能的案例。

模块二　老年运动与神经系统

➡️ 案例引入

还记得小品《粮票的故事》吗？孙子吵着"受不了了，听了300多遍的故事，爷还在讲"。而爷爷并不记得这个故事自己已经讲过好多遍了，还在乐此不疲地讲给孙子听。

请问：这个小品很典型地反映了老年人的什么问题？

一、神经系统概述

1. 神经系统的组成

神经系统由脑、脊髓、脑神经、脊神经和植物性神经，以及各种神经节组成，能协调体内各器官、各系统的活动，使之成为完整的一体，并与外界环境发生相互作用。

神经系统由神经细胞（神经元）和神经胶质所组成。神经系统分为中枢神经系统和周围神经系统两大部分。

2. 神经系统的功能

（1）神经系统调节和控制其他各系统的各功能活动，使机体成为一个完整的统一体。神经系统是人体内起主导作用的功能调节系统。人体的结构与功能均极为复杂，体内各器官、系统的功能和各种生理过程都不是各自孤立地进行的，而是在神经系统的直接或间接调节控制下，互相联系、相互影响、密切配合，使人体成为一个完整、统一的有机体，实现和维持正常的生命活动。例如，当参加体育运动时，随着骨骼肌的收缩，会出现呼吸加快加深、心跳加速、出汗等一系列变化。

（2）神经系统通过调整机体功能活动，使机体适应不断变化的外界环境，维持机体与外界环境的平衡。人体又是生活在经常变化的环境中的，环境的变化必然随时影响着体内的各种功能，这也需要神经系统对体内各种功能不断进行迅速而完善的调整，使人体适应体内外环境的变化。如气温低时，神经系统的调节使周围小血管收缩，减少体内热量散发；气温高时，周围小血管扩张，增加体内热量的散发，以维持体温在正常水平。

（3）神经系统在人体生命活动中起着主导的调节作用，在人类的长期进化、发展过程中，神经系统特别是大脑皮质得到了高度的发展，产生了语言和思维，人类不仅能被动地适应外界环境的变化，而且能主动地认识客观世界，改造客观世界，使自然界为人类服务，这是人类神经系统最重要的特点。

二、老年人神经系统的特征

随着年龄的增长，神经系统必然会出现相应的变化，而这些变化会使老年人生出许多疾病或健康问题，那么老年人神经系统的衰退有哪些典型特征，会产生哪些问题呢？

1. 神经细胞减少

中枢神经系统与其他器官的不同之处在于它的细胞不能再生。神经细胞的数目随正常老化而减少。大脑皮质、锥体细胞的树突、棘突以及突触的数目均较年轻时明显减少，突触和相应神经递质的释放亦减少，使神经系统功能受到损害。

2. 细胞形态改变

由于老年人脑合成多种神经递质的能力有所下降、递质间出现的不平衡，细胞膜的组成成分磷脂合成降低，影响膜的通透性，进而影响神经的传导和受体的结合能力，从而引起神经系统的衰老，使老年人对内外环境的适应能力降低，导致老年人动作缓慢，记忆力下降、注意力不易集中、易疲劳、睡眠质量下降等。

3. 脑血管改变

老年人动脉逐渐硬化，脑血液循环阻力增大，脑血流量减少，血流速度减慢，血供减少，葡萄糖利用率降低，能量代谢减少。因此，老年人对内外环境的适应能力降低，记忆力下降，注意力不易集中，易疲劳，睡眠质量下降。

4. 脂褐素沉积

脑细胞中的脂质代谢产物脂褐素，被认为是使人衰老的"衰老色素"。它是一种褐色自发荧光的不溶性颗粒，广泛存在于人体组织内，其中神经细胞及心肌细胞尤多。婴儿时期脑细胞中几乎没有脂褐素，但随着年龄的增长，脂褐素逐渐增多，60 岁以后，脑细胞中的脂褐素含量大大增加，可占去整个细胞的一半空间。它的出现被看成是一种衰老象征。据研究，少量脂褐素沉积对细胞本身没有什么大妨碍，但增多到一定水平后，会使胞质 RNA 含量下降，终至细胞萎缩或死亡，严重影响脑细胞的正常功能，并可加速人的衰老。

中枢神经系统功能减退势必会影响周围神经系统发挥作用，从而使思维变慢、记忆力减退、反应及应变能力减弱。值得说明的一点是，老年人记忆减退集中体现在近期记忆力减退方面，如刚放下的东西却忘记放哪儿了，刚吃了午饭却忘记吃什么了等。以上表现，都是老年人神经系统衰退、变化的典型标志。

三、运动对老年人神经系统的影响

年纪大的人由于神经系统老化和脑供血不足而使活动受到影响，70 ～ 90 岁的老人脑血流减少17%，神经活动灵活性降低，兴奋与抑制过程减弱，因而老年人记忆力减退，对外界反应变得迟钝，动作协调性变差，容易疲惫，精力恢复较慢。

1. 运动可以改善和提高神经系统的反应能力

经常参加体育锻炼可以改善和提高神经系统的反应能力，使人思维敏捷、调控身体运动更准确、协调。神经系统的主导部分大脑虽然只占人体重的 2%，但是所需要的氧气占心脏总血流量的 20%，比肌肉工作时的所需血流量还要多。进行锻炼，可以改善神经系统，尤其是大脑的供血、供氧情况，从而一方面可以使中枢神经系统及其主导部分大脑皮层的兴奋性增强、抑制加深，抑制兴奋更加集中，改善神经过程的均衡性和灵活性，提高大脑皮质的分析、综合能力，以保证机体对外界不断变化的环境有更强的适应性。

2. 运动可以改善和提高神经系统的协调能力

运动可以改善和提高中枢神经系统对身体内部各器官、组织的调节能力，使各器官、组织的活动更加灵活，协调机体的工作能力得到提高，提高神经系统对人体活动时错综复杂的变化的判断能力，并及时做出协调、准确、迅速的反应。经常参加体育锻炼能有效地减轻脑细胞的疲劳，提高学习和工作效率。神经系统由神经细胞所构成，其活动是依靠神经细胞的兴奋、抑制过程不断相互转化、相互平衡来实现的。

➡ 触类旁通

油压式阻力环状运动对老年人平衡能力的改善作用

我国老年人跌倒率已接近 30%，远高于日本、美国等发达国家。保守估计，我国每年有 4000 多万老年人至少发生一次跌倒。因年龄增长引发的老年人力量下降、大脑神经系统功能衰退、视觉退化等，导致老年人维持日常生活的平衡能力下降，这是造成老年人跌倒发生率攀升的主要因素。运动疗法被广泛认为是改善平衡能力，提升老年人日常生活能力，预防和延缓慢性疾病发生以及预防失能的最佳手段。油压式阻力环状运动是一种将训练器材摆成环形，在音乐伴奏下不间断地变换各种健身器材，并交叉配合登阶踏板的有氧运动。将有氧运动与阻力运动有效结合起来，能够延缓老年人的肌肉衰退，改善其心肺功能，提高反应能力与平衡能力，进而达到改善老年人活动能力及生活品质的效果。目前油压式阻力环状运动在国内的发展尚处于起步阶段。

研究表明，视觉、内耳前庭以及人体本能三者整合后传送至人体中枢神经，对人体运动系统做出指令，帮助人体修正位置，调整身体重心，进而达到维持人体平衡的目的。因此，维持人体平衡需要感觉系统、运动系统以及中枢神经系统的共同作用才能完成。简言之，影响人体平衡的主要因素包括：关节活动限制、感官认知出现错误、不适当的肌肉使用等。在人体老化过程中，老年人会出现视觉减弱、神经系统退化、前庭器衰退、力量和肌耐力降低等问题，而这些因素都会对其控制身体姿势的能力产生影响。整合式的训练方法可以有效刺激老年人的中枢神经系统，提升人体粒腺体的代谢能力，增加人体的摄氧量，增强人体本体感觉输入以及神经传导速度。本研究说明油压式阻力环状运动可有效提高人体前庭觉输入功能以及本体的感觉功能，能增强前庭觉的输入，从而改善老年人的静态平衡能力。但此法无法有效改善老年人群体的视觉与前庭觉的功能。经过油压式阻力训练后老年人下肢力量的改善及协调性的提高，能够弥补本体感觉或视觉的缺乏，是改善静态平衡能力的主要原因。作为一种新型科学训练模式，环状运动训练可以在较短的时间内取得很不错的训练效果，但现阶段对于一些影响环状运动训练效益的运动参数还需要进一步研究。例如训练的周期、训练时间的设定、阻力强度的设定等。针对不同的训练者，这些参数也会出现相应的改变。科学、合理的运动参数值可以有效降低社会医疗成本，提高中老年人的生活质量，并且延缓机体老化。而寻找合适的运动参数并寻找相匹配的受试者将是今后研究的目标与方向。

小结

神经系统由脑、脊髓、脑神经、脊神经和植物性神经以及各种神经节组成。神经系统在人体生命活动中起着主导的调节作用。老年人神经系统有神经细胞减少、细胞形态改变、脑血管改变、脂褐素沉积等方面的特征。运动可以改善和提高神经系统的反应、协调能力。

思考题

1. 神经系统的主要组成有哪些？
2. 老年人神经系统的主要特征有哪些？
3. 运动对老年人神经系统的主要影响有哪些？

实战强化

请上网收集运动对老年人神经系统改善的案例。

模块三　老年运动与内分泌系统

案例引入

糖尿病、高血压、肥胖症等被称为"富贵病"，顾名思义，是说生活较为富足的人容易得的病，虽然现在"富贵病"越来越年轻化，但是毋庸置疑的是老年人仍然是"富贵病"的主流，难道是老年人真的很"富贵"吗？

一、内分泌系统概述

1. 内分泌系统的组成

内分泌系统由内分泌腺和分布于其他器官的内分泌细胞组成。内分泌腺是人体内一些无输出导管的腺体。内分泌细胞的分泌物称为激素，大多数内分泌细胞分泌的激素通过血液循环作用于远处的特定细胞，少部分内分泌细胞的分泌物可直接作用于邻近的细胞，称为旁分泌。人体主要的内分泌腺有甲状腺、甲状旁腺、肾上腺、垂体、胰岛、胸腺和性腺等。

2. 内分泌系统的功能

（1）神经系统和内分泌系统的相互调节。内分泌系统直接由下丘脑所调控，下丘脑是联系神经系统和内分泌系统的枢纽。下丘脑的神经细胞支配和控制垂体，垂体再控制周围靶腺并影响全身。

（2）内分泌系统的反馈调节。正常情况下，下丘脑－垂体靶腺激素的相互作用处于相对平衡状态。反之，内分泌系统对下丘脑－垂体存在反馈调节作用，当周围靶腺激素分泌增高时，下丘脑－垂体促激素的分泌受到抑制。而靶腺激素水平减退时，下丘脑－垂体促激素的分泌增加。

（3）神经、内分泌系统与免疫系统的相互调节。神经、内分泌系统与免疫系统之间存在着双向信息传递机制，相互作用，这种功能是通过神经、内分泌系统和免疫系统共有的化学信息分子与受体而实现的，形成一个神经、内分泌、免疫系统的调节网络。

二、老年人内分泌系统的特征

老年人内分泌系统从腺体组织结构到激素水平、功能活动均发生了一系列的变化，这既是机体老化的过程，更是老年疾病呈现出不同于非老年患者临床表现的重要病理生理基础。那么老年人内分泌系统有哪些变化？

1. 组织形态学特征

（1）腺体重量减轻。随着增龄，下丘脑的重量减轻，血液供应减少，结缔组织增加，细胞形态发生改变。老年人垂体重量较中青年减少约 20%，细胞有效分裂锐减。

（2）结缔组织增生、纤维化。垂体外形呈现纤维性收缩及皱褶改变，结缔组织增加，嫌色性及嗜碱性细胞相对增多，嗜酸性细胞相对减少，细胞形态与细胞器结构改变、破坏。随着增龄，肾上腺皮质呈现以纤维化为特征的退行性改变和腺体增生，皮质结节多见，皮质和髓质细胞减少；脂褐素沉积，细胞微结构变化。

（3）血液供应减少。

2. 功能减退特征

（1）雌激素缺乏（女性）和雄激素缺乏（男性）。生育期女性卵巢的类固醇激素合成依赖于促性腺激素的调节。在绝经期，卵巢中的卵泡不再发育，但合成雄性类固醇激素的卵泡膜细胞——间质细胞仍保留着，老年女性卵巢生成的雌激素量很少，雌激素不足是引起衰老、更年期综合征和绝经后骨质疏松的直接原因。老年男性的睾丸萎缩变小，质地变软，精囊腺重量减轻，输精管基底膜增厚，生精上皮减少，管腔硬化变窄，毛细血管减少，雄激素不足是导致老年男性衰老、肌力下降和骨质疏松的重要原因。

（2）去氢异雄酮（DHEA）及硫酸去氢异雄酮（DHEAS）分泌减少。老年人的肾上腺皮质网状带明显萎缩甚至消失，生成性激素的功能明显低于非老年人，分泌 DHEA 和 DHEAS 随着年龄的增高而进行性下降，尤其是后者在 20 岁后随增龄而直线降低。老年人抗利尿激素（ADH）的血浓度低于非老年人，且老年人肾小管对 ADH 的敏感性下降，尿浓缩功能降低，这是老年人夜尿增多的原因之一。以上垂体功能改变，既是垂体本身功能减弱的表现，也反映下丘脑对垂体调节功能的减弱，有时是靶腺对垂体激素敏感性变化所致。

（3）生长激素（GH）及胰岛素样生长因子 -1（IGF-1）缺乏。老年人胰腺功能逐渐降低，抗胰岛素的激素增高，周围组织对糖的利用水平也逐渐减少，因此老年人糖尿病的发生率也随着年龄的增长逐渐提高。另外，内分泌腺的退化，会使老年人的应激反应能力减退。

三、运动对老年人内分泌系统的影响

运动可引起激素分泌改变。由于激素是由内分泌腺和具有内分泌功能的组织所产生的微量化学信息分子，它们被释放进入体液，或被扩散至靶细胞、靶器官，从而调节细胞或器官的代谢，并通过反馈性调节机制维持内、外环境的适应和平衡。运动所引起的激素分泌改变，均有利于物质和能量代谢，以适应运动的需要，这可以因激素的分泌量增多，也可因清除率改变所致。

自由基的作用在生物学和医学领域受到广泛的关注。许多遗传性疾病、代谢性疾病、冠心病、肾病、肿瘤、肝损伤和再生、药理、毒理及人体衰老等都已被认为与自由基损伤有关。已知自由基可造成细胞，特别是膜结构和遗传物质的损伤。运动训练使机体对自由基损伤产生适应的机制，可能是因为长期训练提高了器官、组织的血供调节能力，组织相对缺氧较不训练者轻；另一方面抗氧化系统得到加强，以致能更迅速、有效地清除所产生的自由基。

➡ 触类旁通

老年糖尿病患者的运动原则

老年糖尿病的运动强度以运动时有轻度的心跳加快、微汗，运动后自我感觉身心舒畅、不过度疲惫为宜，而且运动应循序渐进、持之以恒。只有遵循下面五个原则才能安全、有效地进行运动。

（1）运动强度以运动时有轻度的心跳加快、微汗，运动后自我感觉身心舒畅、不过度疲惫为宜。对于老年人来说，有效而又安全的运动应在运动中或运动后不出现心悸、气促，不出现心脏缺血症状，不出现心律不齐，心率不超过（170-年龄）次/min；运动时还能自然交谈，表示运动强度比较合适。如身体无汗、皮肤无发热、脉搏无变化，表示运动量不足应加大运动量；如运动后大汗淋漓、胸闷气喘、全身乏力、肌肉酸痛，则表示运动量过大。

（2）宜将每日运动量和时间进行分配，根据老年患者的实际情况，可将运动时间分为2～3次，每次20～30min。多次规律运动可避免一次较长时间运动对老年人构成的不利影响，减少运动带来的不良反应，如疲劳、心律失常、低血糖反应等。但也要注意分次运动的时间，每次少于20min则不易达到降糖效果。

（3）有高血压的老年患者，运动原则必须视高血压的程度而定。如果只是轻微高血压，运动方式与一般老人差异不大，但是如果是比较严重的高血压，则必须注意运动的强度。高血压患者运动前要确保血压控制较好（血压在130/80mmHg以下），选择温和的运动方式。冠心病患者在疾病稳定时，也可以进行较低强度的运动，比如散步、慢跑、打太极拳、骑自行车或健身车等。运动后以心率不超过100次/min为宜。运动时一定要带备急救药品，如硝酸甘油，最好结伴一起运动。

（4）老年人的运动要量力而行，采用适中的运动量，根据自己的实际情况及个人喜好制订运动计划。运动应循序渐进，长期坚持，小量开始，持之以恒，缓慢递增。

（5）坚持运动"三部曲"，即运动前要热身，做伸腰踢腿等准备活动，伸展一下肌肉和关节，防止运动损伤，并使心血管适应；运动时从轻度运动开始再逐渐加大强度，运动时注意动作幅度不宜过大，避免屏气、突然用力的运动，防止收缩压升高；运动后要做恢复运动，强运动量后不可马上停下来，放松活动 5～10min，如弯腰、踢腿、自我按摩等，可促进血液回流，防止突然停止运动造成的肢体瘀血、回心血量下降、血压急剧下降而引起头晕、昏厥或心律失常。

➡️ 小结

内分泌系统由内分泌腺和分布于其他器官的内分泌细胞组成。人体主要的内分泌腺有甲状腺、甲状旁腺、肾上腺、垂体、胰岛、胸腺和性腺等。内分泌系统是机体的重要调节系统，它与神经系统相辅相成，共同调节机体的生长发育和各种代谢，维持内环境的稳定，并影响行为和控制生殖等。老年人内分泌系统的特征主要体现在组织形态学（腺体重量减轻，结缔组织增生、纤维化，血液供应减少）和功能减退（雌/雄激素缺乏，DHEA 及 DHEAS 分泌减少，GH 及 IGF-1 缺乏）。运动所引起的激素分泌改变，均有利于物质和能量代谢，以适应运动的需要。

➡️ 思考题

1. 内分泌系统的组成和功能是什么？
2. 老年人内分泌系统的主要特征是什么？
3. 运动对老年人内分泌系统的影响有哪些？

➡️ 实战强化

请你调查两位患有糖尿病的老年人坚持运动半年后身体状况的改变。

模块四　老年运动与循环系统

➡️ 案例引入

心血管功能减退、动脉粥样硬化、脑血管病，你这些问题出现了吗？　心脏乃生命的力量之源。但是随着年龄的增长，各种心脑血管疾病层出不穷，成为残害老年人健康的一大杀手。

请问：老年人心血管系统的老化具体表现在哪些方面，会产生哪些疾病呢？

一、循环系统概述

人类血液循环是封闭式的、由体循环和肺循环两条途径构成的双循环。血液由左心室射出，经主动脉及其各级分支动脉再流到全身的毛细血管，在此与组织液进行物质交换，供给组织细胞氧和营养物质，运走二氧化碳和代谢产物；经毛细血管后，动脉血变为静脉血；再经各级静脉血管汇合成上、下腔静脉流回右心房，这一循环为体循环。血液由右心室射出经肺动脉流到肺毛细血管，在此与肺泡进行气体交换，吸收氧并排出二氧化碳，静脉血变为动脉血；然后经肺静脉流回左心房，这一循环为肺循环。

1. 循环系统的组成

（1）心血管系统。

1）心脏。心脏是人体中最重要的一个器官，主要功能是提供压力，把血液运送至身体各个部位。人类的心脏位于胸腔中部偏左，体积相当于一个拳头大小，重量约350克。女性的心脏通常要比男性的体积小且重量轻。人的心脏外形像桃子，位于横膈之上、两肺间而偏左。

2）动脉血管。动脉是运送血液离开心脏的血管，从心室发出后，反复分支，越分越细，最后移行于毛细血管。

3）静脉血管。静脉是导血回心的血管，起于毛细血管，止于心房。

4）毛细血管。毛细血管是极细微的血管，管径平均为 6 ～ 9μm，连于动、静脉之间，互相连接成网状。

（2）淋巴系统。淋巴系统是循环系统的一部分，由淋巴、淋巴管、淋巴结与淋巴组织等组成；（扁桃腺、脾、胸腺）所有的淋巴管最后汇集成两条主要的大淋巴管，包括胸管与右淋巴管，再注入静脉而重新进入血液循环中。

2. 循环系统的功能

（1）物质运输：将消化系统吸收的营养物质和肺吸收的氧运送到全身器官的组织和细胞，同时将组织和细胞的代谢产物及二氧化碳运送到肾、肺和皮肤，排出体外，以保证机体新陈代谢的不断进行；输送内分泌器官和分散在体内各处的内分泌细胞所分泌的激素以及生物活性物质，作用于相应的靶器官，以实现机体的体液调节；维持机体内环境理化特性的相对稳定以及机体防卫功能等。

（2）内分泌功能：心肌细胞、血管平滑肌和内皮细胞可分别分泌心钠素、内皮素和血管紧张素等多种生物活性物质，参与机体多种调节功能。

二、老年人循环系统的特征

1. 心脏结构改变

（1）心肌纤维发生脂褐素沉积，心肌萎缩。

（2）室壁肌肉老化程度不一或结节性收缩，使心脏顺应性下降，心功能受影响。

（3）心肌间质容易发生结缔组织增生、脂肪浸润及淀粉样变等改变，心包膜下脂肪沉积增加。

（4）瓣膜口狭窄或关闭不全。

（5）细胞成分减少，纤维组织增多，脂肪浸润。

2. 心脏功能改变

（1）心肌收缩力减弱，心排血量减少。

（2）心率减慢。

3. 血管结构改变

（1）血管壁硬化越来越明显，毛细血管内皮细胞减少，同时许多老年人伴有血管壁脂质沉积，基底膜增厚，弹性降低，脆性和通透性增加。

（2）血管内膜也可能出现动脉粥样硬化斑块，血管壁中层有钙质逐渐沉着，外壁就会变硬，血管因此减少弹性。硬化斑块会破坏动脉血管壁，使管壁变薄，极易形成动脉瘤。

4. 血管功能改变

（1）冠状动脉供应心肌血液和营养，老年人冠状动脉硬化以后，冠状动脉狭窄或者梗死容易导

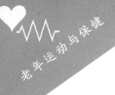

致心肌缺血。不管是心肌病还是冠状动脉疾病，都可能引起心排血量下降，心功能减退。

（2）65岁老年人比25岁青年人心排血量减少了30%～40%。老年人肌肉松弛，心排血量减少，心外周阻力加大，循环的时间延长，一旦发生急、重病就容易出现心功能不全。

（3）中枢神经功能减退，自主神经反应性降低；血管硬化，血管舒缩的反应性降低，心功能储备降低等因素的影响，使老年人心血管调节能力降低，容易发生体位性低血压，尤其是老年高血压患者在服用降血压药物时更易发生此类情况。同时，老年人的血压易波动，气候变化、疲劳、焦虑、激动、紧张，甚至体力和精神上的微小刺激都会因血压的升高而导致脑溢血、心肌梗死等并发症。

三、运动对老年人循环系统的影响

老年人心肌纤维老化，心肌收缩力下降，心排血量减少，代偿和储备功能下降，容易出现心慌、胸闷等症状。心传导功能变差，容易出现心律失常。肥胖、吸烟和缺乏运动加速心的老化。如果老年人能坚持适当的、长期有规律的体育运动，使心功能得到合适的锻炼，可以限制舒张末期回心血量，减缓由于衰老导致的心功能下降的情况，心脏的一系列变化则可以得到延缓和改善。

1. 运动可以改善冠心病症状

运动可以使冠状动脉口径和侧支循环增多，收缩力增强，每搏输出量增加，静脉回流加速；使血液中胆固醇含量降低，HDL-c增加、LDL-c降低；使体重稳定甚至降低，从而相对减少心脏负荷，有助于防止病变加重。

2. 运动改善高血压病症状

国内外的治疗经验都肯定，运动是高血压病的有效辅助疗法，具有降压、改善自觉症状、减少降压用药量和巩固疗效的作用。

目前运动使高血压患者血压降低的机制仍不清楚。但至少有一点可以确定，运动引起的降压效果独立于体重和体脂的减少。研究者们观察到运动使高血压患者的血浆去甲肾上腺素（使血管收缩 - 外周阻力增加 - 血压升高）的改变与血压的下降显著相关，而交感神经系统又在原发性高血压的行程中扮演着重要角色，因此认为由运动引起的交感神经系统活性（交感神经节后纤维释放的全是去甲肾上腺素）的下降是运动降血压的机制之一。

➡ 触类旁通

有氧运动对中老年人心脑血管疾病康复的影响

心脑血管疾病是心血管和脑血管疾病的统称，又被称为"富贵病"，常伴有高血压、高血脂、高血糖，是当今社会中老年人群的主要杀手。其主要原因是饮食中脂类、固醇类摄入过多，同时又没有合理的运动促进脂类、胆固醇类代谢，导致脂类、胆固醇类在体内蓄积过多，使血液变得黏稠，血流动力学减缓，导致脂类、胆固醇类黏附于血管壁，使血管堵塞，血管直径逐渐变细，为了保证供血血压升高。由于时间累积，血管堵塞越来越严重，血压也随之逐渐升高，最终可能导致血管崩裂，产生脑血管意外。心脑血管疾病具有发病率高、致残率高、死亡率高、复发率高、并发症多"四高一多"的特点，使患者的生命受到严重威胁，同时给患者、家庭、社会带来了严重的负担。

有氧运动是指长时间进行运动（耐力运动），使得心（血液循环系统）、肺（呼吸系统）得到充分的有效刺激，提高心、肺功能，从而让全身各组织、器官得到良好的氧气和营养供应，维持最佳的功能状况。有氧运动需要大量呼吸空气，需要保持呼吸与循环的平衡，对心、肺是很好的锻炼，可以增强肺活量和心功能。同时，有氧运动能够加速脂肪分解，可以有效降低血脂，同时提高血液胆固醇中的高密度脂蛋白，减少冠心病、血管硬化和延缓心脑血管意外的发生。有氧运动能促进糖的氧化利用，增加胰岛素的敏感性，从而达到降低血糖的目的。

有氧运动是一种强度低，有节奏，时间较长的运动方式，是一种适合中老年运动的方式。具有代表性的有氧运动包括：步行、快走、慢跑、竞走、滑冰、长距离游泳、骑自行车、打太极拳、跳健身舞、跳绳、做韵律操等。心率是测定有氧运动效果和强度的最直接指标。心率保持在（170- 年龄）次 /min 的运动量为有氧运动。

➡ 小结

人类血液循环是封闭式的、由体循环和肺循环两条途径构成的双循环。循环系统主要有物质运输和内分泌的功能。老年人循环系统的主要特征表现在心脏、血管的结构与功能的改变。坚持适当的、长期有规律的体育运动，使心功能得到合适的锻炼，可以限制舒张末期回心血量，可以减缓由于衰老导致的心功能下降的情况，那么心脏的一系列变化可以得到延缓和改善。

➡ 思考题

1. 人体循环系统的组成与主要功能有哪些？
2. 老年人循环系统的主要特征有哪些？
3. 运动对老年人循环系统的影响有哪些？

➡ 实战强化

请调查三个患有循环系统疾病的老年人平时运动的方式、强度及频率。

模块五　老年运动与呼吸系统

➡ 案例引入

在国民体质测定标准中，一般通过使用肺活量计来测试肺活量大小。日常生活中，人们可以用爬楼的方法来自我检测。例如，25 岁时人体心肺功能达到最佳状态，此时如果连续爬四层楼梯，呼吸自然，只是稍感急促，而老年人就会感觉呼吸困难，喘气厉害，但是他们的肺活量都处于正常标准。

请问：为什么会出现此类情况呢？

一、呼吸系统简介

呼吸系统是机体和外界进行气体交换的器官的总称。呼吸系统的机能主要是与外界进行气体交换，呼出二氧化碳，吸进新鲜氧气，完成气体吐故纳新。呼吸系统包括呼吸道（鼻腔、咽、喉、气管、支气管）和肺。机体与外界环境之间的气体交换过程，称为呼吸。通过呼吸，机体从大气摄取新陈代谢所需要的氧气、排出体内所产生的二氧化碳。因此，呼吸是维持机体新陈代谢和其他功能活动所必需的基本生理过程之一，一旦呼吸停止，生命也将终止。

1. 呼吸系统的组成

（1）肺。肺是人体的呼吸器官，位于胸腔，左右各一，覆盖于心之上。肺有分叶，左二右三，共五叶。肺经肺系（指气管、支气管等）与喉、咽、鼻相连，故称喉为肺之门户，鼻为肺之外窍。

（2）呼吸道。

1）鼻：鼻是呼吸道的起始部分，能净化吸入的空气并调节其温度和湿度。它是最重要的嗅觉器官，还可辅助发音。鼻包括外鼻、鼻腔和鼻旁窦（鼻窦）三部分。

2）咽：咽是一前后略扁的漏斗形肌性管道，位于第 1～6 颈椎前方，上端附于颅底，向下于第 6 颈椎下缘或环状软骨的高度续于食管。咽具有吞咽功能、呼吸功能、保护和防御功能以及共鸣作用。此外，咽也是一个重要的发音共振器，对发音起辅助作用。

3）喉：喉支架中最大的一块软骨，形状如同竖立的向后半开的书，两侧由左右对称的甲状软骨翼板在颈前正中线汇合形成一定的角度，男性夹角较小且上端向前凸出，称为喉结，女性近似钝角，喉结不明显。

4）气管：气管以软骨、肌肉、结缔组织和黏膜构成。软骨为"C"字形的软骨环，缺口向后，各软骨环以韧带连接起来，环后方缺口处由平滑肌和致密结缔组织连接，保持了持续张开状态。

5）支气管：支气管是指由气管分出的各级分支，由气管分出的一级支气管，即左、右主支气管。

2. 呼吸系统的功能

（1）呼吸功能。呼吸系统完成外呼吸的功能，即肺通气和肺换气。肺通气是肺与外界环境之间的气体交换过程，肺换气是肺泡与肺毛细血管之间的气体交换过程。呼吸生理十分复杂，包括通气、换气、呼吸动力、血液运输和呼吸调节等过程。

（2）防御功能。呼吸系统的防御功能通过物理机制（包括鼻部加温过滤、咳嗽、喷嚏、支气管收缩、纤毛运动等）、化学机制（如溶菌酶、乳铁蛋白、蛋白酶抑制剂、抗氧自由基的谷胱甘肽和超氧化物歧化酶等）、细胞吞噬（如肺泡巨噬细胞及多形核粒细胞等）和免疫机制（B 细胞分泌抗体，介导迟发型变态反应，从而杀死微生物）等得以实现。

（3）代谢功能。对于肺内生理活性物质、脂质、蛋白、结缔组织及活性氧等物质，肺具有代谢功能。某些病理情况能导致肺循环的代谢异常，可能因此导致肺部疾病的恶化，或导致全身性疾病的发生。

（4）神经内分泌功能。肺组织内存在一种具有神经内分泌功能的细胞，称为神经内分泌细胞或 K 细胞，与肠道的嗜银细胞相似。因此，起源于该细胞的良性或恶性肿瘤临床上常表现出异常的神经内分泌功能，如皮质醇增多症、肥大性骨病、ADH 分泌过多症和成年男性乳腺增生等。

二、老年人呼吸系统的特征

人的肺脏于 25 岁时发育成熟，肺泡数明显增加，呼吸功能达到峰值，此后呼吸系统开始老化，结构出现退行性变，功能随着年龄的增长而逐渐衰退。60 岁以后老化现象更加明显，同时也伴随其他脏器的功能减退，容易患有多种其他的疾病，直接或间接地影响呼吸功能。

1. 呼吸系统结构的改变

（1）鼻、鼻窦。鼻黏膜萎缩变薄，腺体萎缩，分泌减少。

（2）咽、喉。咽黏膜和咽部淋巴组织发生退行性萎缩，以腭扁桃体最显著。喉软骨钙化，黏膜变薄，声带弹性减弱。

（3）气管、支气管和小气道。气管及支气管黏膜上皮和黏液腺发生退行性改变，鳞状上皮化生，分泌功能减退，软骨钙化变硬，黏膜纤毛运动减弱，局部防御功能降低，支气管内分泌型 IgA（SIgA）产生减少，细菌容易在呼吸道内黏附、定植和侵入，而发生呼吸道感染。

（4）肺。呼吸性细支气管、肺泡管和肺泡扩张，肺组织弹力纤维断裂、减少，使肺弹性回缩力减低，而肺内胶原纤维交联增多，使肺的硬度加大，弹性降低。肺泡数目减少，剩余肺泡代偿性扩大，肺泡壁变薄，肺泡毛细血管床数目减少，使肺的有效气体交换面积减少。

（5）胸廓。随年龄的增长，骨质会出现脱钙疏松，椎体下陷，脊柱弯曲后凸，肋软骨钙化，活动度降低，肋间肌和辅助呼吸肌萎缩，收缩力减弱，胸廓活动受限制现象，导致胸廓前后径增加，常易形成桶状胸。这些改变除导致通气功能降低外，也使咳嗽的力量减弱，加上黏膜纤毛运动能力减低，均可使老年人易患呼吸道感染疾病。

2. 呼吸系统功能的改变

（1）肺容积。随着年龄的增长，肺活量（VC）降低，45 岁以后下降速度加快，70 岁时 VC 约减少 40%。

（2）通气功能。出生后随机体生长，潮气容积（TV）和每分通气量（VE）逐渐增加，而呼吸频率降低。由于 VC 减少、胸廓顺应性降低、气道阻力（Raw）增加和呼吸肌收缩力量减退等，老年人最大通气量（MVV）降低。

（3）换气功能。随着年龄的增长，肺组织弹性减退，Raw 增加，引起吸入气体分布不均，导致通气 / 血流比例失调。由于老年人肺泡扩大，数目减少，毛细血管床数目减少，使气体弥散功能减低。老年人在应激状态下，耗氧量增加，更易发生缺氧。

3. 呼吸力学的改变

（1）肺、胸廓顺应性。顺应性是单位压力改变时所引起的容积变化，是弹性阻力的倒数。顺应性小，意味着弹性阻力大。肺顺应性受到肺组织弹性阻力和气道阻力的影响。随着年龄的增加，肺弹性回缩力降低、小气道阻力增加，使静态肺顺应性增加，动态肺顺应性减低，胸廓顺应性降低，胸廓移动度减少。

（2）气道阻力。气道阻力占非弹性阻力的 80%～90%。随着年龄的增加，小气道阻力增加。由于小气道分支众多，横截面积大，仅占总气道阻力的 10%～20%。因此，总气道阻力增加可以不明显。

老年人胸肺弹性减退，静息时通气量已减少，当运动时潮气容积的增加受到限制，并且呼吸肌的收缩力量和耐力减弱也影响肺的通气功能。因此，老年人在运动时，易感到呼吸困难，使无氧代谢提前出现，在负荷运动的情况下，达到稳态运动的时间和运动后恢复到静息水平所需的时间均延长。

三、运动对老年人呼吸系统的影响

人到老年，随年龄增长呼吸系统发生三个最主要的变化：肺泡体积逐渐增大、肺的弹性支持结构退变和呼吸肌力量减弱。鉴于此，肺的通气、换气功能都会下降，进而影响氧的运输能力。而经常参加锻炼可以改善老年人的呼吸功能或者延缓其退变。

1. 体育锻炼可增加呼吸肌的力量和耐力

体育锻炼可增加肺通气量，提高肺泡张开率，保持肺组织的弹性、胸廓的活动度（预防肋软骨骨化），延缓肺泡活动不足而加厚的老化进程。

2. 体育锻炼可使安静时的呼吸频率减少

体育锻炼可使安静时的呼吸频率减少到 8 ～ 12 次 /min，潮气量增加而出现呼吸机能"节省化"的现象。

3. 体育锻炼可以增强肺活量

经常参加体育锻炼者肺活量均比一般老年人大，改善了肺的通气和换气功能，增加了吸氧能力，从而提高全身各内脏器官的新陈代谢速度。此外，经常在室外锻炼对防治老年性支气管炎及哮喘也有一定作用。

➡️ 触类旁通

会呼吸更长寿

生命离不开呼吸。人每分每秒都在进行呼吸运动，但你却未必呼吸得正确。英国一项研究显示，90% 以上的成年人都不会有意识地调节呼吸。而据我国呼吸科专家统计，城市中一半以上人呼吸方式不正确，短浅的呼吸不仅让许多人大脑缺氧，容易疲惫，而且还容易诱发多种疾病！

人的肺平均有两个足球大

呼吸是人类最重要的生命活动之一。呼吸既包括肺部换气，又包括气体在血液中的运输和交换。肺是体内外气体交换的主要场所，虽然体积不大，但肺泡壁面积约有 $70m^2$。英国一位瑜伽大师曾指出，人的肺平均有两个足球那么大，但很多人因为呼吸太短促，使空气不能深入肺叶下端时，导致换气量小，所以大多数人一生中只使用了肺的 1/3。

简单的一呼一吸，其实有很多种方式，主要分为腹式呼吸和胸式呼吸。

虽然人常常意识不到自己在呼吸，但这"一口气"却能左右人的身心状态，呼吸就等于生命力，也是更新和代谢的力量。不少现代人呼吸变得浅短无力，血液中含氧量降低，再加上饮食失衡、运动不足，各种慢性病随之发生。如果能纠正呼吸的习惯，保持良好的呼吸质量，就可以拥有一本迈向身心健康的护照。

深呼吸的几大好处

首先，深呼吸能防治呼吸系统疾病。常见的呼吸系统疾病包括慢性支气管炎、哮喘、肺气肿等。这些患者的肺部都处于无弹性和扩张状态，影响肺活量。而进行深呼吸，能逐步增大肌肉收缩力，有利于胸、肺的有效扩张，增强肋间肌活力，可以逐步恢复其弹性和肺活量，从而达到治疗和缓解病情的目的。

其次，深呼吸还可防治高血压。这是日本自治医科大学北村谕教授试验的一种深呼吸降血压法，其原理是人的肺部有被称为肺泡的小袋状物，大约有 3 亿个。在一般呼吸的情况下，只有其中的 80% ～ 90% 能充分地工作，剩下的肺泡处于浪费状态。如果采用深呼吸，就可以使剩下的肺泡工作起来。当采用胸部深呼吸的时候，位于肺上部的肺泡开放；而在腹式深呼吸时，肺下部的肺泡也打开了。工作中所有的肺泡都在产生前列腺素，而且通过深呼吸还可使原来就在工作的 80% ～ 90% 的肺泡产生比原来更多的前列腺素。这样，更多的前列腺素进入血管，从而使血管扩张，血压降低。每天早中晚 3 次，每次 10min 就有效果。

再次，深呼吸能帮助人们减压，缓解失眠症状。北京体育大学运动医学教授陆一帆表示，当人们主动调节呼吸的深度和频率时，就能有效放松绷紧的神经，舒缓焦虑的心情。通过瑜伽的呼吸练习，一些因为压力造成的颈部疼痛感将会减弱。失眠的人也可用呼吸法来帮助入睡。通过降低呼吸节奏、平缓呼吸，能减轻失眠症状。

最重要的是，深呼吸能促进健康长寿。美国学者希尔在《从呼吸索取生命力》一文中指出："有控制地进行深呼吸练习，可使大脑尽快消除疲劳，可以调节神经系统，使人轻松舒畅。深呼吸之所以有这样大的作用，在于正常人每次吸进与呼出的气体量只有 400 ～ 500ml，而做一次最深的呼吸，男性可达到 3500ml，女性可达到 2500ml，相当于通常吸气量的 8 倍，从而使生命获得大量的能源。"

如何学会正确呼吸

一是要缓和吸，也就是吸气的时候，要均匀缓慢，尽量深吸，让气体能充满肺泡；二是要用力吐，吐得干净，这样才能将废气全部排出体外，保障交换的气体多一些。最科学的呼吸方法为"吸——停（屏气 10 ～ 20s）—— 呼"的呼吸形式，可使副交感神经兴奋性增强，也可使肠鸣次数增加，有利于消化吸收，从而有益于健康长寿。

这种呼吸法是以深长的腹式呼吸为基础，逐步使肺、肋骨、横膈膜等肌肉群在呼吸时运动到最大幅度，让空气充满肺部的"全体呼吸法"。

➡️ 小结

呼吸系统的机能主要是与外界进行气体交换，呼出二氧化碳，吸进新鲜氧气，完成气体吐故纳新。呼吸系统包括呼吸道（鼻腔、咽、喉、气管、支气管）和肺。机体与外界环境之间的气体交换过程，称为呼吸。老年人呼吸系统的老化主要体现在呼吸系统结构、功能以及呼吸力学方面的改变。

➡️ 思考题

1. 呼吸系统的组成与主要功能有哪些？
2. 老年人呼吸系统的主要特征有哪些？
3. 运动对于老年人呼吸系统的影响有哪些？

➡️ 实战强化

请询问 5 位 60 ～ 69 岁的老年人，在运动中，是否会有呼吸不适的感觉？怎样可以缓解？

模块六 老年运动与消化系统

案例引入

某患者，男，70岁，有消化不良、便秘等症状，医师给的治疗意见是吃一些有利于消化的中西药，特别建议要多散步、打太极拳等。适当的运动是治疗老年人消化不良、便秘的"良药"吗？

一、消化系统概述

1. 消化系统的组成

消化系统由消化道和消化腺两大部分组成。消化道包括口腔、咽、食管、胃、小肠（十二指肠、空肠、回肠）和大肠（盲肠、结肠、直肠、肛管）等部。临床上常把口腔到十二指肠的这一段称为上消化道，空肠以下的部分称为下消化道。消化腺有小消化腺和大消化腺两种。小消化腺散在于消化管各部的管壁内，大消化腺有三对唾液腺（腮腺、下颌下腺、舌下腺）、肝和胰。

2. 消化系统的功能

消化系统的基本功能是消化从外界摄取的食物和吸收各种营养物质，供机体新陈代谢所需的物质和能量，并将未被消化和吸收的食物残渣经肛门送出体外。食物中的营养物质包括蛋白质、脂肪、糖类、维生素、水和无机盐。除维生素、水和无机盐可以被直接吸收利用外，蛋白质、脂肪和糖类等物质均属分子结构复杂的有机物，不能被机体直接吸收利用，需在消化管内被分解为结构简单的小分子物质，才能被吸收利用。食物在消化管内被分解成结构简单、可被吸收的小分子物质的过程，称为消化。这种小分子物质透过消化管黏膜上皮细胞进入血液和淋巴液的过程，称为吸收。消化和吸收是两个紧密联系的过程。

食物在消化管内被消化的方式有两种：一是通过消化管肌肉的运动来完成的机械性消化，其作用是磨碎食物，使食物与消化液充分混合，以及推送食物到消化管的远端；二是通过消化腺细胞分泌的消化液来完成的化学性消化。消化液由水、无机盐和有机物组成。有机物中最重要的成分是各种消化酶，它们能分别将蛋白质、脂肪和糖类等物质分解为小分子物质。这两种消化方式是同时进行，互相配合的。

消化系统除具有消化和吸收功能外，还有内分泌功能和免疫功能。

二、老年人消化系统的特征

1. 牙齿萎缩、磨损、松动、脱落

老年人由于牙周组织退行性改变、牙龈萎缩、牙根外露、齿槽骨被吸收以及牙齿咬合面的牙釉质和牙本质逐渐磨损，牙本质向髓腔内增厚，髓腔缩小，引起牙齿萎缩、磨损、松动、脱落；舌头的味蕾逐渐变性、萎缩，数量减少，使老年人味觉减退；唾液腺细胞不断萎缩，分泌唾液减少，使老年人嗅觉减退。这些都不利于老人感受食物中的味道。老年人由于牙齿磨损松动、脱落，加上咀嚼肌退化，故老年人的咀嚼力也减弱。

2. 胃肠蠕动减慢

因为老年人胃黏膜变薄，平滑肌萎缩，弹性降低，胃腔扩大；肠黏膜和肌层萎缩，肠上皮细胞减少，小肠绒毛膜增宽、变短，结缔组织增多，纤毛活动减弱，腺体萎缩、肠液分泌减少，肠壁血管硬化，从而引起胃肠蠕动减慢，排便过程延缓，因而容易产生便秘。

3. 消化酶分泌减少

老年人随着机体衰老，唾液淀粉酶、胃酸、胃蛋白酶、胰蛋白酶、胰脂肪酶、胰淀粉酶分泌减少，活性下降，因此老年人对食物的消化吸收能力减退。

4. 肝脏功能减退

老年人肝脏萎缩，肝内结缔组织增生，肝细胞中的细胞色素 P450 系列等有关药物代谢酶减少，导致肝功能减退，肝合成代谢、解毒能力下降，药物及毒素的排泄减慢；胆囊不易排空，胆汁黏稠。

5. 胆囊运动不良

胆囊排空能力下降，胆汁黏稠，容易形成胆石症。

此外，老年人消化系统的改变还有：胰腺体积变小，胰腺内分泌和外分泌减退，腹壁肌肉减弱、腹腔内韧带松弛，肛门松弛等。这些对消化系统功能的影响也不容忽视。

三、运动对老年人消化系统的影响

经常参加体育锻炼，由于肌肉活动的需要，可以加强消化系统的功能，使胃肠道蠕动加强，改善血液循环，增加消化液的分泌，加速营养物质的吸收。体育锻炼还能改善和提高肝功能，经常、适度的运动可以保持身体有良好的功能状态，延年益寿。

1. 体育锻炼可降低发生消化道肿瘤的危险

体育锻炼加速肠道运动，减少肠黏膜与致癌物的接触。如果肠道运送时间延长，由于二次胆酸分泌降低或粪中短链脂肪酸增加，致大肠癌的发病率增加。另外，体育锻炼可影响其他诱发大肠癌的因素，如免疫功能和胰岛素、前列腺素、三酰甘油水平，以及自由基清除酶的活性。

2. 体育锻炼可以抑制胆石症的发生

体育锻炼影响胆石症发生的机制，可以减少胆固醇分泌，促进胆囊和肠管运动等。此外，体育锻炼还可影响与胆固醇性胆石症形成有关的因素，如葡萄糖耐量、血清胰岛素和三酰甘油水平、缩胆囊素分泌。

3. 体育锻炼可减少便秘发生

体育锻炼结合粗纤维摄入可改善排便形式，减少泻药用量。体育锻炼时结肠动力增加，胃肠道机械撞击增多，腹肌收缩致结肠压力增加，增加能量消耗后纤维摄入增多，这些均可减少便秘的发生。

➡ 触类旁通

肠胃不好，按摩帮忙

50 岁的人

关键词：食欲不振，消化不良

按人的生理规律，50 多岁的人胃肠机能开始减退，这时子女也多成家立业，他们的负担一下减

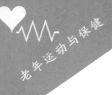

轻不少，生活趋于平淡，活动量也明显减少。然而活动量的减少，会加速肠胃的衰老进程。

55岁上下，肠胃器官的衰老开始明显，所以原本肠胃一向很健康的人可能忽然发现，能吃的东西越发的少了，稍微吃点就难消化，容易觉得胃胀、胃疼。久而久之，就会食欲不振，吃什么都没有胃口。

60岁的人

关键词：便秘、腹重、腹胀

60岁的人往往闲适很多，吃食上也愿意讲究些，总爱吃些自己喜好的口味。他们会越发地注意自己的肠胃状况，担心消化不好，总挑些精粮吃。但事实上，由于胃肠缺少粗粮等"流通"的摩擦锻炼，变得"娇贵"起来，胃肠道蠕动明显变慢，滞留的情况也越来越多。

此外，因为年龄渐增，胃肠和胰腺的消化酶分泌减少，肠道平滑肌张力减弱，腹部和骨盆肌肉力量减弱，便秘成了许多人的难言之痛。

70岁的人

关键词：食量小，挑食，易恶心、反胃

70多岁的老人味觉减退，清淡的食物让他们越发食之无味了，所以他们有时愿意吃些味浓、油腻甚至油炸的食物，但这时功能衰退的"老年肠胃"已经很难集中、大批量地消化这类食物，所以老人们饭后常觉恶心、反胃。

这个年纪的人，有些还喜欢吃些零食，尤其是甜食，这也很容易导致消化系统的紊乱，所以老人们吃饭时就显得格外挑食，最终一餐吃不了几口。

80岁（及以上）的人

步入80岁以后，身体机能、各器官更加老化不说，自发运动量也越发减少了，随着全身各部位的退变，肠胃功能衰退更加明显，对于许多食物都很难消化、吸收了，容易使肠胃失常，导致腹泻。

这个年龄的人，饮食多由儿女、保姆等晚辈照料，晚辈们往往只注意食品做得"烂不烂"，却很少考虑到老人的肠胃吸收能力，所以老人难免吃些不利于吸收的食物，导致腹泻频繁。

给肠胃的"胃藉"

1. 团摩上腹

左手掌心叠放在右手背，右手掌心贴在上腹部，适当用力顺时针方向环形摩动0.5～1min，以上腹发热为佳。

功效：让身体里面的肠道运行舒展而顺畅，去除心胸不舒展、呼吸不畅快、胃肠不舒服等问题。

2. 团摩脐周

左手掌叠放在右手背，将右手掌心贴在肚脐下，适当用力绕脐做团摩，先按顺时针方向揉腹100次，再按逆时针方向揉腹100次，一天早晚各两次。

功效：能够使脾胃增加阳气，使整体消化功能都回归"顺序"。

3. 分推脐旁

将双手中指分别放在脐旁，适当用力向两侧分推至腰部，反复做1～3min，以腹部发热为佳。

功效：对于消化不良，内火，便秘有很好的改善作用。如果大便通畅，那么内在的"热邪"就会随着大便而下，从而使身体的整体消化功能恢复正常。

4. 推腹外侧

将双手分别放在同侧的腹外侧，以掌根从季肋向下推至大腿根部，反复做1～3min。

功效：可以很好地缓解因脾胃消化功能不强导致食物在胃肠内积食而产生的消化不良、便秘、口臭等症状。

5. 分推肋下

将双手四指并拢，分别放于同侧剑突旁（胸中轴骨骼的下方），沿季肋（第11、第12根软肋骨部分）分别推 0.5 ～ 1min。

功效：对于胃疼（气滞型）、腹部常偶有憋闷感、消化不良等有很好的效果。

6. 直推腹中线

左手掌心叠放在右手背，将右手掌心贴在剑突下，适当用力从剑突下沿腹中线向下推至脐部，反复操作 0.5 ～ 1min，以腹部发热为佳。

功效：对长期便秘、消化不良、肚子发胀、口臭，有良好的辅助治疗作用。

7. 拿捏腹肌

双手拇指与其余四指用力对合，拿捏腹正中线两侧肌肉，从上腹拿捏到下腹部，反复做 1 ～ 3min。

功效：能够使腹部胃肠的功能得到调理，促进其消化功能。若有肾气不足的状况，也是一个很好的补肾良方。

➤➤ 小结

消化系统由消化道和消化腺两大部分组成：消化道包括口腔、咽、食管、胃、小肠和大肠等部；消化腺主要有三对唾液腺、肝和胰。消化系统主要有消化和吸收的功能。老年人消化系统的老化主要表现在牙齿萎缩、磨损、松动、脱落，胃肠蠕动减慢，消化酶分泌减少、肝功能减退、胆囊运动不良等方面。运动可降低发生消化道肿瘤的危险、降低胆石症的发生、减少便秘的发生。

➤➤ 思考题

1. 消化系统的组成与主要功能有哪些？
2. 老年人消化系统的主要特征有哪些？
3. 运动对于老年人消化系统的影响有哪些？

➤➤ 实战强化

到养老机构做一个关于老年人消化系统功能的调查，询问老人平时如果出现消化系统不适，一般采用什么样的方法缓解？如果选用运动缓解的话，具体是怎样的方法？

模块七　老年运动与泌尿系统

➤➤ 案例引入

张某，男，62岁，平时身体条件不错，最近喜欢打篮球，但是运动后发现尿色变深、变浓，于

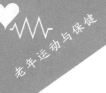

是害怕,以为出了什么毛病,甚至不敢继续锻炼了。

请问:运动后尿色的变化到底是怎么回事呢?

一、泌尿系统概述

泌尿系统是排泄系统的一部分,负责尿液的产生、运送、储存与排泄。泌尿系统包括左右两肾、左右两条输尿管、膀胱、内外两道括约肌,以及尿道。

1. 泌尿系统的组成

(1)肾。肾是人体的重要排泄器官,其主要功能是过滤形成尿并排出代谢废物,调节体内的电解质和酸碱平衡。肾具有内分泌功能,通过产生肾素、促红细胞生成素、前列腺素1,25-(OH)2D3等,参与调节血压、红细胞生成和钙的代谢。

(2)输尿管。输尿管上接肾盂、下连膀胱,是一条细长的管道,呈扁圆柱状,管径平均为0.5～0.7cm。成人输尿管全长25～35cm,位于腹膜后,沿腰大肌内侧的前方垂直下降进入骨盆。

(3)膀胱。膀胱,六腑之一,位于下腹前部中央,呈囊状。其主要功能是储存水液,经汽化排出尿液。

(4)尿道。尿道是体内泌尿系统的器官之一。它从膀胱连通到体外,作用是将尿排出体外。

2. 泌尿系统的功能

泌尿系统的主要功能为排泄。排泄是指机体代谢过程中所产生的各种不为机体所利用或者有害的物质向体外输送的生理过程。被排出的物质一部分是营养物质的代谢产物;另一部分是衰老的细胞破坏时所形成的产物。此外,排泄物中还包括一些随食物摄入的多余物质,如多余的水和无机盐类。机体排泄的途径有如下几种。

(1)由呼吸器官排出。主要是二氧化碳和一定量的水,水以水蒸气形式随呼出气体排出。

(2)从皮肤排出。主要是以汗的形式由汗腺分泌排出体外,其中除水外,还含有氯化钠和尿素等。

(3)以尿的形式从肾排出。尿中所含的排泄物为水溶性并具有非挥发性的物质和异物,种类最多,量也很大,因而肾是排泄的主要器官。此外,肾通过调节细胞外液量和渗透压,保留体液中的重要电解质,排出氢,维持酸碱平衡,从而保持内环境的相对稳定。因此肾又是一个维持内环境稳定的重要器官;肾还可生成某些激素,如肾素、促红细胞生成素等,所以肾还具有内分泌功能。

每个肾是由120万个肾单位组成的,一共有240万个肾单位。肾单位由肾小体和肾小管组成,肾小体又包括肾小球、肾小囊。其中肾小球只能滤过除血细胞和大分子的蛋白质外,血浆中的一部分水、无机盐、葡萄糖和尿素等物质,这种在肾小囊中的液体被我们称为原尿。人体每天形成的原尿大约有150l。而每天排出的尿液一般为1.5l。尿的生成是在肾单位中完成的,由肾小球和肾小囊内壁的滤过、肾小管的重吸收和排泄分泌等过程而完成的,它是持续不断的,而排尿是间断的。将尿生成的持续性转变为间断性排尿,这是由膀胱的机能完成的。尿由肾生成后经输尿管流入膀胱,在膀胱中储存,膀胱是一个囊状结构,位于盆腔内。当储积到一定量之后,就会产生尿意,在神经系统的支配下,由尿道排出体外。

二、老年人泌尿系统的特征

老年人的泌尿系统包括肾、输尿管、膀胱和尿道,不论在形态结构上还是在生理功能上都会发生变化,并随着年龄的增长而加重。

1. 形态结构改变

（1）肾体积缩小、重量减轻。

（2）肾小管长度、容积及肾小球表面积均有减少或变短。

（3）肾内脂肪增加与间质内纤维增生，替代了部分肾实质。

（4）肾小球硬化或形成瘢痕组织，肾小管细胞脂肪变性，肾小球被透明物质代替，进而萎缩，同时有入球小动脉的萎缩。

（5）肾中与肾小球无关的小动脉（废弃血管丛）数目增多。

（6）膀胱逼尿肌肥大，弹性支持组织丧失。

（7）膀胱壁呈慢性炎症性改变，少数有纤维化病变。

（8）膀胱容量减少，出现失抑制性膀胱收缩。

（9）老年人尿道的改变，男性多因前列腺病变（炎症、良性增大或新生物）而致压迫梗阻；女性则因长期缺乏雌性激素，外阴萎缩、黏膜变薄、出现裂纹，尿道口充血肥大，尿道黏膜出现褶皱或狭窄等而致梗阻。

2. 生理功能的改变

（1）肾小球滤过率下降，即肾排泄代谢废物的能力下降。

（2）肾小管排泄及再吸收功能减退。肾的尿浓缩能力减弱，肾生成的尿液中水分量增加，肾调节人体水代谢平衡的功能下降。

（3）肾血流量减少，也表明肾功能减退。

（4）肾的酸碱调节作用减低。

（5）膀胱容量减少，不能正常充盈。

（6）膀胱不能正常排空，残余尿增多。

（7）膀胱有失抑制性收缩，出现尿失禁，但表现程度因人而异。

（8）因尿道梗阻而排尿困难致尿潴留。

（9）因脑的退变而使反射受到影响。

（10）其他原因所致不同程度的尿失禁。

三、运动对老年人泌尿系统的影响

体育运动对泌尿系统的影响主要表现在对肾的影响上。人体活动是一个全身各系统综合活动的结果。身体非气体性新陈代谢产物主要通过泌尿系统排出体外。所谓泌尿系统是指肾、辅尿管、膀胱和尿道。体育活动时，全身各器官的活动都加强了，由于新陈代谢旺盛，产生大量的废物，通过血液循环，经肾过滤，随尿排出体外。如乳酸（疲劳产物）、尿素、尿肌酐以及脂肪的代谢产物——酮体等。在中枢神经的支配下，全身各系统保持一个恒定的动态平衡。运动时，从皮肤、呼吸道丢失大量的水分，汗液中亦排出大量的盐分，此时排尿量就减少。肾具有调节功能，当体内某些物质（如水）过多时，尿量就增加；但不足时肾会重新吸收，减少排出。肾的这种自动调节功能，是根据体内的需要和酸碱平衡而增多或减少排泄，以保持体液浓度正常的比例关系。正是这种过滤、重吸收、排泄活动，增强了肾功能。所以体育锻炼增强了肾对维持体内的酸碱平衡、体液平衡的功能，对排出新陈代谢时产生的大量废物都具有极重要的意义。

老年人由于膀胱肌肉开始萎缩、膀胱括约肌功能逐渐衰退和前列腺增生等原因，所以常有尿频现象。随着年龄的增长，老年人肾功能逐渐减退，活动效率逐渐降低。这种衰退现象是由肾功能单位（由肾小球和肾小管组成）的数目减少引起的。老年人由于肾功能逐渐衰退，肾小球滤过率、血流量减少，再吸收能力约可下降40%～50%。尿浓缩能力降低了，因此水及电解质的排出量增多了。如饮水不足，会发生脱水现象。此外，老年人由于肾动脉硬化引起血流量减少，影响肾功能，亦是主要原因。所以体育锻炼对心血管系统的良好作用，其中也包括对肾血管的影响。

➡️ 触类旁通

老年男人晨起走动缓解尿频

恐怕多数人都有这样的习惯：早上起床，第一件事就是直奔厕所，解决内急问题。而对很多老年男性来说，这早上排尿却是个挺让人痛苦的事。原因无他，前列腺肥大在作怪。

为什么他们容易在早起出现明显的排尿困难呢？这就要从前列腺的重要"位置"说起了。前列腺位于膀胱和尿道的连接处，像个阀门，有"一夫当关，万夫莫开"之效用。年轻时，健康的前列腺可以"恪尽职守"，把好关口的作用；到了50岁以后，它则不可避免地开始出现增生，不仅向外扩展，还会向内膨胀。

向外扩展，导致膀胱的括约肌被挤压，使排尿控制系统失灵，出现排尿等待；而向内膨胀，则造成通过其间的尿道被挤压，致使排尿不畅、尿线变细甚至尿线分叉。而这种排尿不畅的情况，又会进一步导致膀胱平滑肌受损，出现尿无力、尿程短，甚至尿流中断等恶性循环。而晨起时，男性也是很普遍地存在着前列腺的充血和阴茎的勃起，所以老年男性在早起时，会出现憋尿、尿少或尿不出的情况。

到了晚上睡觉，在交感神经和非交感神经的作用下，前列腺和阴茎都会反复出现充血膨胀，以致占据更多膀胱内的空间，让人很快就产生尿意，即憋尿感，但等到去排尿时，尿又不多，这也正是夜间会尿频的原因。这时，不妨先下床走一走，别急着去厕所。在屋里转上几圈后，你就会发现，本来醒来时感觉到的比较急的尿意，在这个时候就不那么明显了。

这主要是因为，在走的过程中，血液向四肢分散，减轻了腹腔盆腔的瘀血，加上从睡眠状态到清醒状态的转变，交感神经和非交感神经的作用再次调整，阴茎和前列腺的充血会随之缓解，勃起的阴茎逐渐疲软，充血肿胀的前列腺相应缩小，膀胱空间增大，"虚假"的尿意自然会明显减弱。但需要提醒的是，这只是个小技巧，它无论如何也取代不了正规、系统的治疗。

➡️ 小结

泌尿系统是排泄系统的一部分，负责尿液的产生、运送、储存与排泄。泌尿系统包括左右两肾、左右两条输尿管、膀胱、内外两道括约肌，以及尿道。老年人泌尿系统的老化主要表现在形态结构和生理功能方面。体育锻炼增强了肾对维持体内的酸碱平衡、体液平衡的功能，对排出新陈代谢时产生的大量废物都具有极重要的意义。

➡️ 思考题

1. 泌尿系统的组成与主要功能有哪些？

2. 老年人泌尿系统的主要特征有哪些？

3. 运动对于老年人泌尿系统的影响有哪些？

试着根据"触类旁通"中介绍的知识帮助老年人缓解尿频。

模块八　老年运动与生殖系统

案例引入

老年尿频尿急怎么办？俗话说：年青屙尿越过墙，老来屙尿湿裤裆。步入晚年，越来越多的老年男性会发现，"方便"时越来越不方便了：夜尿增多，晚上要起床排尿数次，想睡个好觉比登天还难；白天也是尿意频频且急，甚至有人笑言，一天到晚没忙别的事，就忙着上厕所了。更可怕的是，明明有强烈的尿急感，却一滴尿都排不出来，活人被尿憋死的事情真实上演……"我身体挺好，平时连个头疼脑热的病都很少有，就是小便不够通畅。"适当的运动能否缓解老年人的尿频、尿急的症状，真正还老年人"方便"呢？

一、生殖系统概述

生殖系统是生物体内的和生殖密切相关的器官成分的总称。生殖系统的功能是产生生殖细胞，繁殖新个体，分泌性激素和维持副性征。女性生殖系统包括激素腺体、配偶子、卵巢和子宫及阴道。临床上常将卵巢和输卵管称为子宫附件。男性生殖系统由睾丸、附睾、输精管、尿生殖道、副性腺、阴茎和包皮等组成。

生殖系统，准确地说，是指在复杂生物体上任何与有性繁殖及组成生殖系统有关的组织（严格意义上，不一定都属于器官）。

1. 生殖系统的组成

（1）男性（雄性）。阴茎、睾丸、附睾、阴囊、前列腺、精液、尿道球腺等。

（2）女性（雌性）。阴蒂、阴道、阴唇、子宫、输卵管、卵巢、前庭小腺、前庭大腺等。

2. 生殖系统的功能

生殖系统的主要功能为产生生殖细胞，繁殖后代，延续种族和分泌性激素以维持性的特征。生殖系统根据性别分为男性生殖器和女性生殖器。

（1）男性生殖器。内生殖器包括睾丸、输精管道和附属腺。睾丸是产生男性生殖细胞（精子）和分泌男性激素的生殖腺。输精管道包括附睾、输精管、射精管和尿道。由睾丸产生的精子，先储存在附睾内，当射精时经输精管、射精管，最后经尿道排出体外。附属腺包括精囊、前列腺和尿道球腺。它们的分泌物与精子共同组成精液，供给精子营养，并有利于精子的活动。外生殖器包括阴囊和阴茎。

（2）女性生殖器。内生殖器包括卵巢、输送管道和附属腺。卵巢是产生卵子和分泌女性激素的

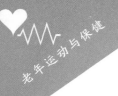

生殖腺。输送管道包括输卵管、子宫和阴道。卵巢内卵泡成熟而破裂，把卵子排出，经腹膜腔进入输卵管，在管内受精后，移至子宫黏膜内发育成长。成熟的胎儿在分娩时由子宫口经阴道娩出。附属腺为前庭大腺。

二、老年人生殖系统的特征

性激素的分泌自 40 岁以后逐渐降低，性功能减退。老年男性前列腺多有增生性改变，因前列腺肥大可致排尿发生困难。女性 45 ~ 55 岁可出现绝经，卵巢停止排卵。

更年期是妇女由成熟期进入老年期的一个过渡时期，一般发生于 45 ~ 55 岁，分绝经前期、绝经期、绝经后期。卵巢功能由活跃转入衰退状态，排卵变得不规律，直到不再排卵。月经渐趋不规律，后完全停止。更年期内少数妇女，由于卵巢功能衰退，自主神经功能调节受到影响，出现阵发性面部潮红，情绪易激动，心悸与失眠等症状，称"更年期综合征"。

老年期一般指妇女 60 岁以后，机体所有内分泌功能普遍低下，卵巢功能进一步衰退的衰老阶段。除整个机体发生衰老改变外，生殖器官亦逐渐萎缩。卵巢缩小变硬，表面光滑；子宫及宫颈萎缩；阴道逐渐缩小，穹隆变窄，黏膜变薄、无弹性；阴唇皮下脂肪减少，阴道上皮萎缩，糖原消失，分泌物减少，呈碱性，易感染而发生老年性阴道炎。

1. 前列腺的改变

萎缩，两性增生，影响膀胱排空。

2. 睾丸的改变

萎缩，生精上皮细胞退化，精子形成能力下降，睾丸酮的量减少。

3. 阴囊的改变

松弛，平滑肌的舒缩能力下降，影响精子发育。

4. 阴茎的改变

皮肤松弛，勃起时间延长，坚硬度下降，阳痿。

5. 性功能的改变

性欲下降，个体差异很大。

6. 子宫的改变

宫体缩小，宫体与宫颈比例为 2:1，重量减轻；子宫内膜萎缩变薄，腺体稀少；宫颈变硬变短，腺体黏液分泌减少，宫颈口狭窄；支持子宫的韧带松弛，易发子宫脱垂。

7. 卵巢的改变

重量减轻，性激素的周期性变化减退，雌激素水平降低，易导致骨质疏松症及更年期综合征。

8. 输卵管的改变

黏膜萎缩，宫腔狭窄或闭锁，不易受精。

9. 外生殖器的改变

萎缩，大小变薄，阴蒂缩小，敏感性下降。

10. 性功能的改变

下降，雌激素水平下降，第二性征退化，性器官萎缩，集体衰老，身体虚弱，兴奋期分泌物少，润滑能力下降。

三、运动对老年人生殖系统的影响

衰老是生物随着时间的推移，自发由平衡转向不平衡状态的必然过程，表现为结构和功能衰退，适应性和抵抗力减退。延缓衰老则是医学研究的终极目标，而生殖系统的衰老直接影响人类种族的延续。

生精细胞的凋亡直接关系睾丸的衰老程度，适当数量的细胞凋亡可以清除衰老细胞，而过度凋亡则直接加剧整个睾丸的衰老。但细胞凋亡及凋亡相关基因表达调控是一系列复杂的过程，而运动通过基因来影响机体衰老或生殖衰老却是多个基因、多种基因产物表达共同作用的结果。综观各类探究运动强度与衰老关联的试验，无论是从形态学特征、SOD活性、性激素还是基因及其表达的方面着手，都不难发现，适量运动可以延缓衰老，具体到生殖系统的衰老同样如此。

➡️ 触类旁通

生殖系统常见的疾病

1. 男性生殖系统疾病

（1）排尿异常：尿频、尿急、尿痛、排尿困难、尿潴留、尿失禁。

（2）疼痛：尿道痛、前列腺痛、阴囊及会阴部疼痛、膀胱痛。

（3）肿块：阴茎肿块、腹股沟肿块、阴囊内肿块、前列腺肿块。

（4）性功能障碍：性欲低下、性欲亢进、早泄、性交不射精、逆行射精、勃起障碍。

（5）感染：包皮龟头炎、睾丸炎、膀胱炎。

2. 女性生殖系统疾病

主要包括衣原体病、人乳头状瘤病毒、生殖器疱疹、滴虫病、梅毒、阴道炎、外阴炎、盆腔炎、尿道炎、宫颈炎等。

➡️ 小结

生殖系统是生物体内的和生殖密切相关的器官成分的总称。生殖系统的功能是产生生殖细胞，繁殖新个体，分泌性激素和维持副性征。老年人生殖系统的特征表现在生殖器官的萎缩、退化，性功能的下降等方面。运动通过基因来影响机体衰老或生殖衰老却是多个基因、多种基因产物表达共同作用的结果，适量运动可以延缓衰老，具体到生殖系统的衰老同样如此。

➡️ 思考题

1. 生殖系统的组成和主要功能有哪些？

2. 老年人生殖系统的主要特征有哪些？

3. 运动对于老年人生殖系统的影响有哪些？

➡️ 实战强化

请做一个绝经后老年妇女运动与骨质疏松状况关系的调查。

学习单元二　老年运动与心理

学习目标

知识目标

能掌握老年运动对注意力、记忆力、思维、情绪和人格等心理品质的影响与改善作用，帮助老年人认识到运动保健的重要性。

能力目标

能指导老年人进行现代有氧运动，具有教育老年人通过运动来延缓及改善老年人认知、情绪和情感的能力。

素质目标

培养学生爱老、助老和参与老年人照护的职业意识。

模块一　老年运动与认知

案例引入

对于中老年人来说，体育锻炼不仅有益于保持良好体质，而且有健脑功效。美国的一项新研究表明，有氧运动有助于增强中老年人的记忆力和其他认知能力，延缓他们的大脑衰老。

美国得克萨斯大学的研究人员曾在学术期刊《衰老神经科学前沿》上报告说，他们招募了 37 名 57～75 岁、不喜欢运动的志愿者进行研究。这些人被分成两组，其中一组在监督下每周进行 3 次、每次 1h 的有氧运动——骑单车或跑步，为期共 12 周，另一组作为对照。

研究人员对比发现，参加有氧运动组的志愿者，其大脑中与记忆功能相关的前扣带皮层、与早老性痴呆症相关的海马区等特定区域血流量增加，并且他们在相关体检及认知检测中也表现得更好。大脑成像技术表明，这些志愿者大脑特定区域血流量的变化发生在记忆改善之前，说明大脑血流量是衡量大脑健康水平的敏感指标。

该报告的第一作者桑德拉·查普曼表示，随着年龄增加，人的认知能力和记忆力会下降，而这项研究表明，有氧运动对改善人们的记忆能力与体质都有好处。

此外，该科研团队的另一项研究表明，与有氧运动增加大脑局部区域的血流量相比，脑力运动可增加大脑所有区域的血流量。因此要获得最大的健康收益，不但应进行有氧运动，同时也不能忽略从事一些益智活动。

请问：老年运动对老年人的记忆、思维有什么影响？

一、认知的基本概念

认知是指人们获得知识或应用知识的过程，或信息加工的过程。认知是人最基本的心理过程，包括感觉、知觉、记忆、想象、思维和语言，即个体对感觉信号进行接收、检测、转换、合成、编码、储存、提取、重建、概念形成、判断和问题解决的信息加工处理过程。

1. 认知过程

认知过程是个体认知活动的信息加工过程。认知心理学将认知过程看成是一个由信息的获得、编码、储存、提取和使用等一系列连续的认知操作阶段组成的按一定程序进行信息加工的系统。信息的获得就是接受直接作用于感官的刺激信息。感觉的作用就在于获得信息。信息的编码是将一种形式的信息转换为另一种形式的信息，以利于信息的储存和提取、使用。个体在知觉、表象、想象、记忆、思维等认知活动中都有相应的信息编码方式。信息的储存就是信息在大脑中的保持，在记忆活动中，信息的储存有多种形式。信息的提取就是依据一定的线索从记忆中寻找所需要的信息并将它取出来。信息的使用就是利用所提取的信息对新信息进行认知加工。在认知过程中，通过信息的编码，外部客体的特性可以转换为具体形象、语义或命题等形式的信息，再通过储存，保持在大脑中。这些具体形象、语义和命题实际就是外部客体的特性在个体心理上的表现形式，是客观现实在大脑中的反映。认知心理学将在大脑中反映客观事物特性的这些具体形象、语义或命题称为外部客体的心理表征，简称表征。通常，"表征"还指将外部客体以一定的形式表现在大脑中的信息加工过程。

2. 认知风格

认知风格是指个人所偏爱使用的信息加工方式。认知的方式主要有：场独立性和场依存性，冲动和沉思，同时性和继时性。

3. 认知策略

认知策略是指导认知活动的计划、方案、技巧或窍门。人脑的信息加工能力是有限的，不可能在瞬间进行多种操作。为了顺利地加工大量的信息，人只能按照一定的策略在每一时刻选择特定的信息进行操作，并将整个认知过程的大量操作组织起来。因此，认知策略对认知活动的有效进行是十分重要的。

4. 元认知

元认知是个体对自己的认知活动的认知。元认知由三种心理成分组成：一是元认知知识，主要包括个体对自己或他人的认知活动的过程、结果等方面的认识；二是元认知体验，指伴随认知活动而产生的认知体验和情感体验；三是元认知监控，指认知主体在认知过程中，以自己的认知活动为对象，自觉地进行监督、控制和调节。元认知监控主要包括确定认知目标、选择认知策略、控制认知操作、评价认知活动并据此调整认知目标、认知策略和认知操作等环节。元认知监控是元认知最重要的心理成分。

二、运动对老年认知的影响

认知功能是人脑认识和反映客观事物的心理机能，包括感知觉、注意、记忆、思维、语言等各种能力。越来越多的研究表明，老年人的认知功能可以通过训练得以提高，甚至在一定程度上有所逆转，并且训练还可引发脑容量、脑功能激活等的变化，这一现象被称为认知可塑性和神经可塑性。如今，老年人的身体活动作为训练的一种方式越来越多地受到研究者们的关注。很多老年人也开始通过健身活动来提高自己的各项身体功能，达到延缓衰老的目的。通过总结文献，很多研究者考察了有氧锻炼、阻力锻炼、柔韧性锻炼、平衡训练以及身心锻炼等身体活动对老年人认知功能的影响。由于有氧锻炼、阻力锻炼和身心锻炼是研究最多的三种身体活动类型，因此这里仅论述这三种身体活动对于老年认知功能的影响。

1. 有氧锻炼对老年认知的影响

有氧锻炼是指使用身体的大肌肉群持续做长时间、有节奏的一种运动的模式。有氧锻炼也被称为耐力活动，例如步行、跑步、游泳、骑自行车和有氧舞蹈等。近年来有氧锻炼逐渐成为提高身体素质和心血管健康等的重要运动形式，尤其是低强度有氧健身舞蹈受到身体素质欠佳者和老年人的喜爱。有氧健身舞蹈在改善老年人情绪和认知功能等方面能产生积极影响。

运动医学的研究表明，老年人长期进行高强度的有氧锻炼有着许多生理与健康优势，例如：足够强度（最少达到 60% 的最大摄氧量）、频率（每周至少 3 次）及长时间持续（至少维持 16 周）的有氧锻炼，可以显著提升健康中老年人的有氧适能（指人体摄取、运输和利用氧的能力，是实现有氧工作的基础），例如提升最大摄氧量，有助于提高健康的中老年人在休息及单次锻炼时的心血管调适能力。有氧锻炼可以诱发有利的代谢调适能力，包括提升血糖控制、增加清除饭后脂质的能力以及在从事非最大强度运动时优先使用脂肪作为运动时肌肉能量的来源等。那么，有氧锻炼带来的这些生理与健康的益处是否也能够为老年人的认知功能带来益处呢？很多研究发现有氧锻炼对认知功能的各种指标有积极影响（认知功能的衡量指标包括记忆力、注意力、反应时间、执行功能等）。研究者比较了年轻与老年运动员在这些任务中的表现明显好于那些静坐的个体，并且与年轻的静坐个体的表现相似。也有学者研究发现，与那些参加无氧锻炼的老年人相比，进行有氧锻炼的老年人在需要执行功能任务中的成绩明显提高。其他心理学家也得出了相似的结果，他们将 57 名 65 ~ 79 岁的老年人随机分配到有氧锻炼组（试验组）和力量与柔韧锻炼组（对照组），进行了 10 个月的锻炼，结果显示，两组在那些不需要执行功能的测试中的成绩没有显著差异。最近的研究则发现那些能够提高心肺健康的身体活动对健康老年人认知速度、短时记忆力以及视觉与听觉注意力等认知功能有益。有专家将 120 名 65 ~ 74 岁的健康老年人随机分配到锻炼组与控制组中，锻炼组进行了为期 12 个月、每周 3h 的有氧锻炼的指导课程，使用简易智能精神状态检查量表(Mini-Mental State Examination, MMSE) 对所有被测试者进行了认知功能评估（前测和后测），结果显示 12 个月的有氧锻炼降低了健康老年人认知功能下降的速度。

有氧锻炼可能有益于健康老年人的认知功能。但是，有氧锻炼是否对患有某种疾病，特别是与认知功能有关的某些疾病的老年人的认知功能也有益处？这方面的研究结果还不一致。有报道称，6 个月高强度的有氧锻炼可以提高中度认知损伤的老年女性的执行功能。但是，每周五次、每次 30min、为期 6 周的步行对中等程度的阿尔茨海默病患者的认知功能却没有影响。

近几年，研究者开始从生理心理学的角度探讨有氧锻炼对老年人认知功能的影响。他们将 59 名 60 ~ 79 岁的健康老年人随机分配到有氧锻炼组和力量、拉伸混合锻炼组进行了为期 6 个月的锻炼，另外 20 名年轻人作为对照组，不参与任何锻炼。磁共振成像的结果显示，有氧锻炼组的大脑灰质与白质有显著的增加，而力量、拉伸混合锻炼组和对照组的大脑灰质与白质没有显著变化。结合以前的研究，他们认为大脑体积的变化可能是由于有氧锻炼引起的血管数量的增加以及神经元间的连接增加所致。

2. 阻力锻炼对老年认知的影响

阻力锻炼是一种肌肉对抗阻力的运动模式，也是一种力量锻炼。老年人经过阻力锻炼后，肌力会有所提升，还可以提升爆发力。例如抵抗地心引力的伏地挺身、抵抗弹力带的弹力或使用哑铃、杠铃、健身器械的活动等。从事中等或高强度的阻力锻炼后可增进肌耐力，但是低强度的阻力锻炼则无法提升肌耐力。

有关阻力锻炼对老年认知功能的影响的研究结论并不一致。运动专家考察了不同强度的阻力锻炼对老年认知功能的影响，结果发现6个月的中等强度与高强度的阻力锻炼均对老年人的认知功能有益。为了进一步探讨阻力锻炼对老年人记忆力的影响，有研究者选出那些记忆损伤的老年人共31名，将他们随机分配到锻炼组与控制组中，锻炼组在健身教练指导下进行了9个月的阻力锻炼，两组被测试者均在基线、3个月、6个月与9个月时进行认知功能评估，结果发现9个月的阻力锻炼可以提高记忆损伤的老年人的记忆力。另一项研究也发现了相似的结果，即高强度的阻力锻炼可以提高老年人的记忆力。阻力锻炼对老年人的认知有积极影响，16名老年人进行了一个月的阻力锻炼后，与16名没有参加锻炼的老年人相比，参加锻炼的老年人在数字逆向测试与Stroop任务测试中的得分有明显的提高。然而，也有研究没有发现阻力锻炼有益于老年人的认知功能。

3. 身心锻炼对老年认知的影响

身心锻炼是身体活动的一种形式，在进行身体活动的同时伴随着集中注意力、控制呼吸，以此来提高身体的力量、平衡、柔韧性，促进身体的健康，例如太极拳、瑜伽、气功等。

近年来，有研究者对太极拳、瑜伽等进行了研究。太极拳是中国古老的传统锻炼项目，它的运动强度小，动作轻柔圆活，舒展连贯。练习时要求心静体松，全神贯注，用意不用力，动作、呼吸、意识相结合。值得一提的是，太极拳运动拥有有氧锻炼、力量锻炼以及柔韧锻炼的综合特征，因此太极拳特别适合于老年人，在西方也越来越受到人们的青睐。有研究发现太极拳对中老年人心肺功能、免疫功能、心理健康水平等均有显著的促进作用。专家们比较了太极拳与西方的锻炼项目（主要包括有氧、阻力、柔性等锻炼）对健康老年人身体与认知功能的影响，结果发现，太极拳与西方锻炼项目都可以提高健康老年人的身体功能，只有12个月的太极拳锻炼提高了老年人的数字倒记测试的成绩。一项针对中国香港老年人的研究发现，有着长时间（多于5年）锻炼习惯的有氧锻炼组与身心锻炼组（太极拳）在大部分的认知测验中的得分较高。

6个月的太极拳锻炼可以有效提高患有中等程度的认知损伤老年人的记忆力。国内的两项横向研究也发现，长期进行太极拳锻炼可以较为明显地缩短中老年人的反应时间，有利于中老年人的认知功能的维持和提高。

瑜伽作为另一种身心锻炼项目也越来越多地受到人们的关注。瑜伽锻炼可以有效提高人体的肌力、柔韧性、血液循环等，同时还可以有效改善心境、降低压力。消极心境与认知功能的下降有关，而瑜伽可以改善心境，因此这可能是瑜伽有益于老年认知功能的潜在机制。此外，瑜伽锻炼不仅仅是动作姿势的练习，同时还需要调节呼吸与意识，强调注意力集中于呼吸或身体某个部位的肌肉上，因此可能导致注意集中能力的提高。在一项针对更年期中老年妇女认知功能的试验研究中，研究者将处于绝经期前后的妇女随机分配到瑜伽组和对照组中，瑜伽组进行一系列的瑜伽锻炼，包括呼吸练习，向太阳敬礼式（瑜伽动作姿势之一）和循环冥想，而对照组进行一套简单的体育锻炼。两组均在教练的指导下进行每次1h、每周5次、持续8周的锻炼，结果显示瑜伽锻炼可以提高绝经期妇女的认知功能。但是也有人研究却没有发现瑜伽对老年认知功能的积极影响。研究者将135名65～85岁的健康老年人随机分到瑜伽锻炼组、有氧锻炼（步行）组与控制组中，瑜伽锻炼组与有氧锻炼组在1次/周的课程中进行有指导锻炼，其余时间要求在家中进行锻炼，瑜伽锻炼组每次进行90min的锻炼（其中包含10min的放松活动），并且鼓励参与者每天在家中进行锻炼。有氧锻炼组每次进行400m的步行，锻炼的强度依据心率以及感觉尽力程度评定量表进行确定。参与者要求锻炼的强度达到感觉尽力程度评定量表中的 6 ～ 7 级，同时每周至少锻炼 5 次。经过 6 个月的锻炼后，发现瑜伽锻炼组、有氧锻炼组与控制组相比，他们的认知功能并没有得到提高。出现这样的结果可能是由于天花板效应，即那些自愿参加这项研究的健康老年人可能有强烈的动机，在基线测试时已经将自己的能力发挥到最大，因此 6 个月的锻炼后认知功能并没有得到提高。此外，也可能与这项研究的干预时间过短有关。

三、运动对老年认知功能影响的机制

研究者们提出了许多运动对老年人认知功能影响的机制，其中以下几个是具有典型代表性的。

1. 选择性提高假说

研究者基于认知老化的额叶假说提出了选择性提高假说，来解释这些研究不一致的结果。由于额叶（特别是前额叶）是执行功能重要的物质基础，认知老化的额叶假说认为许多与年龄相关的认知减退都与额叶功能的衰退有关。有氧锻炼可以使人体有氧适能得到提高，有氧适能的提高可能产生的认知益处是有选择性的而不是普遍性的。那些依赖于大脑额叶的执行功能的任务显示出随年龄衰退更快，同时这些任务可以最大程度地显示出锻炼对认知功能的益处。这些任务包括记忆更新、注意转换、多任务协调、抑制优势反应等。相反，那些不需要执行功能的任务，例如，简单反应时，较少地受到老化的影响，因此也较少地从锻炼或体质中受益。目前已有不少研究支持选择性提高的假说。

2. 心血管功能假说

心血管功能假说最早被用来解释为何身体锻炼有益于心理健康。该假说认为经常进行身体锻炼可以使人体的心血管功能得到提高，进而延缓认知功能的衰退。在此，心血管功能是一个生理中介变量。心血管功能的提高，即心脏向工作肌肉的输氧能力的提高，与潜在的生理机制的改变有关，例如与认知功能有关的脑结构、脑血流以及脑源性神经营养因子。因此，心血管功能假说认为心血管功能的改变对于身体活动的认知益处来说是必要的。这一假说考虑到身体活动所带来的生理益处（例如大脑体积的增大、脑血流的增加以及脑源性神经营养因子水平的提高等），从而对认知功能产生影响。

3. 身体活动 / 锻炼 - 认知中介模型

以上这些假说都认为身体活动对认知功能有直接影响。但是，身体活动也可能通过影响某些认知性的中介变量，例如身体资源、心理资源来阻止或延缓疾病，从而间接地影响认知功能。有研究者提出了通过身体活动 / 锻炼 - 认知中介模型来解释身体活动与认知的关系。在这个模型中，除了显示出身体活动对认知的直接影响外，还特别强调了几个可能的中介变量，包括身体资源、心理资源和疾病状况。

身体资源主要包括睡眠质量、精力与疲劳、食欲（营养）、疼痛、药物 / 医疗的使用。有效的认知活动依赖于一个健康的脑环境，这就是身体环境资源（例如充足的脑血流以及神经递质功能）。心理资源包括积极状态（唤醒、注意、动机、自我效能感）和消极状态（焦虑、慢性应激、抑郁）。唤醒、注意、动机以及自我效能感可以提高认知功能，但是焦虑、压力、抑郁可能会损伤认知功能。疾病状况主要包括几种对认知功能有损伤的慢性疾病，主要为高血压、糖尿病、心脑血管疾病以及慢性阻塞性肺疾病。多年以前，人们就知道锻炼在延缓甚至预防这些疾病方面起到了强有力的作用。

这个模型除了显示出身体活动 / 锻炼对认知功能的直接影响外，还较全面地考虑到了身体活动 / 锻炼与认知功能之间的中介变量。但是，目前还没有发现有研究对此模型进行验证。

改善老年人记忆的方法

改善老年人记忆的方法多种多样，具体表现为：

1. 注意观察

首先要养成对所学事物细致入微的观察习惯。在观察事物时，应与你的学习或记忆目的联系起来，对想记住的东西给予仔细的观察，并通过不同的感官吸收信息。

2. 注意分类储存知识信息

观察是吸取知识的过程，储存则是保持知识的过程，对记忆而言，有同样的重要意义。由于老年人的长时记忆、意义记忆占优势，因此老年人要充分利用归类方式，去记忆那些零散的内容和信息，提高记忆效果。

3. 及时复习

按照德国心理学家艾宾浩斯的遗忘曲线理论，人在学习后间隔的时间越长，遗忘越多，随着时间的推移，遗忘的速度越来越慢。据此，无论学习任何东西，都应该及时复习，老年人也一样，只是学习记忆的方法不同而已。

4. 动用联想增强记忆

老年人经验丰富，对事物理解深刻，容易产生联想。因此，在学习新知识时，要充分发挥大脑的潜能，运用意义记忆的优势，把新旧知识联系起来，进行充分联想。也可以运用形象联想、新旧事物之间的联想、顺序联想等不同的联想方式，增强记忆效果。

5. 学习时注意合理分配材料

据心理学研究发现，人之所以遗忘，关键在于所学材料之间的干扰作用。干扰现象有两种：前摄抑制（先学习的材料对后学习材料的影响）和倒摄抑制（后学习材料对先学习材料的影响）。因此，为增强记忆力，老年人在学习时要注意材料间的干扰，合理分配时间，不同材料交叉记忆等，提高记忆能力。

6. 注意力集中是增强记忆力的重要因素

所谓注意力的集中是指我们对某一问题保持注意而不分心的能力，这种能力对记忆有重要的影响。

（1）学习时要选择一个有利于集中注意力的环境。

（2）要在身体健康的情况下学习，因为身体不适，会影响注意力的集中。

（3）要尽量学习那些自己感兴趣的东西，人们对感兴趣的事物最易集中注意力，这一点对老年人更加重要，也更容易做到。

（4）老年人的学习要符合自己的实际情况，不要好高骛远。同时学习要循序渐进，按部就班。

（5）要选择最重要的信息和最重要的事情去记。

（6）学习前要保证足够的睡眠。睡眠缺乏，会使人困乏、瞌睡，注意力难以集中。而良好的睡眠能解除身心的疲劳，同时增加新的能量储备，以达到增强记忆力的目的。

7. 培养良好的学习习惯

老年人每日以同样的时间、同样的地点、同样的方式，学习同一学科，久而久之就会形成一种学习的条件反射。其效果是，每到固定的时间，其身心就会处于一种学习的准备状态，如精力充沛、注意力集中等，这样就会使学习获得事半功倍的效果。

8. 要注意大脑营养和卫生的维护

老年人应该注意，每周至少有一天在户外，如郊游、体育运动等。在每日的脑力劳动之间还要定时"休息－吸氧"。如每隔 1h，打开窗子，深呼吸 1～2min。不要在污浊的房间里学习，也不要在耗氧的煤炉、煤油炉、煤气炉附近学习。另外，应尽早戒掉所有不良习惯，如吸烟、酗酒等。

9. 增加生活的趣味可增强记忆力

老年人一般生活平淡，对生活质量的追求不高，长此以往就可能产生对生活的倦怠。如果能够时常根据自己的兴趣爱好参加一些适当的娱乐活动或竞赛活动，如各类球赛、象棋比赛、趣味运动会等，就容易激发生活的乐趣和动力，从而增强记忆。

10. 加强体育锻炼，注意每日摄入足够的营养

老年人应加强适当的体育锻炼，因为体育锻炼在消耗能量的同时，能够提供机体内能源物质的利用率，促进血液循环，提高记忆。但老年人一定要注意，必须有充足的营养来供给锻炼消耗，否则得不偿失。

小结

长期以来，认知老化研究延续的是传统的"衰退模型"，即老化会带来认知损伤。虽然没有任何的身体活动能够阻止生理性老化的进程，但大部分研究显示，老年人规律地进行身体活动可以保护认知功能，甚至在一定程度上可以提高老年人的认知表现。所以，倡导老年人进行规律的身体活动可以有效避免老年认知功能下降，从而对预防或延迟阿尔茨海默病的发生有益。身体活动还可以提高患有某种（与认知功能有关的）疾病的老年人的认知功能，主要为中等程度的认知损伤、记忆损伤等疾病。这对于临床治疗老年人中等程度的认知损伤、记忆损伤等相关的疾病有有益的提示，可以考虑将身体活动作为辅助的治疗手段。

思考题

1. 常见的老年运动有哪几种，各有什么优缺点？
2. 老年运动对认知的影响及影响机制？

实战强化

如果你想延缓老年人的认知衰老，请做出一个合理的运动方案。

模块二　老年运动与情绪

案例引入

日本知名美女体育主播平井理央撰写的《快乐地，跑步》登上了日本畅销排行榜，她在书中表

示希望在跑步中享受到愉悦。众所周知，科学运动能让人保持身体健康，而且也能舒解不佳的情绪。当你情绪坏、心情糟的时候，正确选择对应的运动项目，能有效地让心情好起来。

跑步能缓解人的抑郁情绪。抑郁情绪是比较可怕的一种状态，必须尽快调节过来。抑郁是能够通过适当的运动得到缓解的。有专家建议，集体性的体育项目、跑步等有氧运动对抑郁症患者有较好的治疗作用。和几个好朋友一起散散步，或者去郊外跑跑步，都是值得推荐的。不要选择过于复杂的项目，最好简单易行，让抑郁的心情轻轻松松地转移，而不是增加心理负担。

请问： 为什么运动能够改善情绪？

一、情绪的基本概念

情绪是由生理唤起、认知解释、主观感觉和行为表达这四部分组成的过程。生理唤起是指情绪产生的生理反应，不同情绪的生理反应模式是不一样的，如满意时心跳节律正常，恐惧或愤怒时心跳加速，血压升高，呼吸频率增加甚至出现间歇或停顿；认知解释就是对时间和感觉的解释；主观感觉是个体对不同情绪的自我感受。情绪的外部表现通常称为表情，包括面部表情、姿态表情和语调表情。

1. 情绪的功能

（1）适应功能。情绪是有机体适应生存和发展的一种重要方式。人们通过各种情绪，了解自身或他人的处境与状况，适应社会的需要，求得更好的生存与发展。

（2）动机功能。情绪是动机的源泉之一，是动机系统的一个基本组成部分。它能够激励人的活动，提高人的活动效率。适度的情绪兴奋，可以使身心处于活动的最佳状态，进而推动人们有效地完成工作任务。同时，情绪对于生理内驱力也具有放大信号的作用，成为驱使人们行为的强大动力。

（3）组织功能。情绪是一个独立的心理过程，有自己的发生机制与发生、发展过程，对心理活动的组织作用表现为积极情绪的协调作用和消极情绪的破坏、瓦解作用；情绪的组织功能还表现在行为上，当处于积极情绪时则易于接受美的事物，反之则易悲观失望，甚至产生攻击行为。

（4）信号功能。情绪在人际间具有传递信息、沟通思想的功能。这种功能主要通过情绪的外部表现——表情来实现。情绪的适应功能也正是通过信号交流作用来实现的。

2. 情绪状态的分类

情绪状态是指在某种事件或情景的影响下，在一定时间内所产生的某种情绪，其中比较典型的情绪状态有心境、激情和应激三种。

（1）心境。心境是指人比较平静而持久的情绪状态。心境具有弥漫性，它不是关乎于某一事物的特定体验，而是以同样的态度体验对待一切事物。心境的持续时间有很大的差别。一种心境的持续时间与引起心境的客观刺激的性质，以及与人的人格特征有一定的关系。心境的产生原因是多方面的，例如生活中的顺境和逆境、工作中的成功与失败、人际关系是否融洽、个人的身体健康状况以及自然环境的改变等。心境对人的工作、生活、学习、健康有很大的影响。人的世界观、理想和信念决定着心境的基本倾向，对心境有着重要的调节作用。

（2）激情。激情是一种强烈的、爆发性的、为时短促的情绪状态，这种状态通常是由对个人有重要意义的事件引起的。激情状态往往伴随着生理变化和明显的外部行为变化，人能够意识到自己的激情状态，也能够有意识地调节和控制它。因此，我们要善于控制自己的情绪，做自己情绪的主人。培养坚强的意志品质、提高自我控制的能力可以达到这个目的。

（3）应激。应激是指人对某种意外的环境刺激所做出的适应性反应。人们在遇到某种意外危险或面临某种突然事变时所产生的一种特殊的情绪体验就是应激状态。应激状态的产生与人面临的情景及人对自己能力的评估有关。人在应激状态下，会引起一系列生物性反应，如肌肉紧张度、血压、心率会出现明显的变化。应激是在某些情况下可能导致疾病的防御机制之一。

3. 情绪的外部表现

与情绪有关的外部表现叫作表情。这种外部表现是可以观察到的某些行为特征。

（1）面部表情。面部表情是指通过眼部肌肉、颜面肌肉和口部肌肉的变化表现出来的各种情绪状态。人的眼睛是最善于传情的，不同的眼神可以表达人的不同情绪。例如，高兴时眉开眼笑，惊奇时双目凝视，气愤时怒目而视等。眼睛不仅能传达感情，而且可以交流思想。人们之间往往有许多事情只能意会，不可言传，在这种情况下，通过观察人的眼神可以了解他（她）内心的思想和愿望，推知他的态度：赞成还是反对、接受还是拒绝、喜欢还是不喜欢等。可见眼神是一种非常重要的非语言交流手段。

口部肌肉的变化也是表现情绪的重要线索。有研究证明，人脸的不同部位具有不同的表情作用；口部肌肉对表达喜悦、怨恨等情绪比眼部肌肉重要；而眼部肌肉对表达如忧愁、惊骇等情绪则比口部肌肉重要。

达尔文在《人类和动物的情绪表情》一书中认为，不同的面部表情是天生的、固有的，并能为全人类所理解。他的观点得到了一些研究者的有力支持。

（2）姿态表情。姿态表情可以分为身体表情和手势表情两种。身体表情是表达情绪的方式之一。人在不同的情绪状态下，身体姿态会发生不同的情绪变化。手势常常是表达情绪的一种重要形式。手势通常和言语一起使用，也可以单独用来表达情感、思想或做出指示，在无法用言语沟通的情况下，单凭手势就可以表达开始或停止、前进或后退等思想。

心理学研究表明：手势表情是通过学习得来的。他不仅存在个体差异，而且存在民族或团体差异。后者表现了传统习惯和社会文化的影响。同一手势在不同的民族用来表达不同的情绪。

（3）除面部表情、姿态表情外，语音、语调表情也是表达情绪的重要形式。言语是人们沟通的重要工具，同时语音的高低、强弱、抑扬顿挫等，也是表达说话者情绪的重要手段。

总之，面部表情、语调表情和姿态表情等，构成了人类非语言交往形式，心理学家和语言学家称之为"体语"。人们之间除了使用语言沟通达到相互了解之外，还可以通过由面部、身体姿势、手势以及语调等构成的体语来表达个人的情绪。

二、老年运动与情绪

1. 老年运动与抑郁情绪

抑郁是一种不良的情绪反应，临床特点表现为悲观、悲伤、失助感、低自尊和绝望，以及轻微疲劳、易怒、优柔寡断、交往回避、厌世。许多人认为抑郁是老年人最主要的精神问题。学者对患有膝关节炎的高、低抑郁症的439名老年人进行有氧及抗阻力练习，通过3个月、9个月、18个月的试验比较，随有氧练习时间的延长，抑郁程度降低，而抗阻力练习没有效果。也有的研究显示体育锻炼对抑郁程度的降低作用不依赖身体功能和体重的改善。多数研究表明，体育锻炼可以降低老年人的抑郁程度，也有研究表明，锻炼之后，老年人的抑郁分数没有改变，如毛志雄等对北京城区中老年人身体锻炼与抑郁关系的研究得出了此结论。另有研究者在体育活动对老年人情绪与幸福感影响的研究中报道，体育锻炼对缓解老年人的抑郁作用不明显。这也许与选择的被测试者的状况、所采用的锻炼手段不同有关。

锻炼方式、身体负荷、频次、时间安排、组织形式等均是影响研究结果的重要因素。大量研究证明，有规律地参加体育锻炼有助于提升个体心理健康水平，即有助于减少消极反应（比如焦虑和抑郁）及增强积极反应（比如精力充沛、自我效能、身体健康等）。国外的学者在对经常参加体育锻炼与抑郁的关系问题进行研究时发现，体育锻炼同时对焦虑和缓解抑郁起作用，不同的是无氧练习可有效地降低抑郁，但不能有效缓解焦虑。有研究表明，健身运动比放松训练或从事快乐活动降低抑郁的效果更好，但是与心理疗法、行为干预和社会交往效果相同。对于老年人来说，由于健身运动花费少并能带来身心健康效果，有效降低抑郁水平，因此它可以作为传统抑郁疗法的有效替代或补充。

大众健身广场舞是近年来新兴起的一种特殊表演形式，不仅具有健身功效，对于参与人员的情绪和人际关系的改善也有重要作用。广场舞具有健身、健心、降脂减肥、健脑、调节情绪等功能，深受广大人民群众喜爱。有人研究了广场舞对中老年女性抑郁的疗效发现，大众健身广场舞对抑郁症的缓解和治疗表现在以下几个方面：第一，运动本身就可以缓解人的情绪和压力；第二，在广场舞锻炼过程中，大家可能结识很多锻炼伙伴、同龄朋友，彼此可以交流、共吐心声，这样对抑郁症的缓解和治疗也有极大的帮助作用；第三，音乐对于舒缓抑郁症状有着很好的作用，广场舞选用的音乐大都悦耳悠扬，节奏欢快，经常听对放松心情和预防抑郁症有很大益处。患者内部心理有一个由自我封闭到逐步向外界开放的积极转化过程，广场舞健身娱乐无疑提供了一个很好的平台，有助于患者消除孤独、烦恼和消极情绪。

2. 老年运动与焦虑

焦虑是一种对当前或预计的潜在威胁反应出的恐惧和不安的情绪状态，可分为状态焦虑和特质焦虑两种。有学者对 174 名老年人的研究发现，身体活动可降低状态焦虑。也有人对 36 名老年女性进行 12 周高中等强度的力量练习研究，结果表明：中等强度练习能够显著降低特质性焦虑，并且提出对于久坐的女性，中等强度的练习比高强度的练习更有益于心理健康。他们的研究显示体育锻炼对焦虑的降低作用不依赖于身体功能和体质量的改善。

研究者对社区 50～70 岁的中老年人共 115 名进行研究。均为无经常锻炼史者，其中男性 51 人，女性 64 人。2008 年 3 月完成对研究对象的太极推手的教学，2008 年 7 月对研究对象进行锻炼前、后的两次心理学研究指标测试。发现太极推手是一种中小强度的有氧运动，这种运动方式比较适合中老年人练习，而且发现太极推手锻炼对降低中老年的焦虑水平有显著效果，尤其对女性中老年人功效更显著。另有研究发现，对社区 50～70 岁的中老年人（共 100 人，其中男性 33 人，女性 67 人）进行每周 5 次、每次 3 遍、持续 6 个月的"健身气功·五禽戏"锻炼，说明短期的"健身气功·五禽戏"锻炼对降低中老年人的焦虑水平具有显著的效果。

3. 老年运动与心境

心境是指具有感染力的微弱而持久的情绪状态，是人在某一段时间内心理活动的基本背景。它具有弥漫性，不是关于某种事物的特定体验，而是以同样的态度体验、对待一切事物。某种心境产生后，就影响着人的全部生活。它使人的言语、行动、思想和所接触的事物都染上了微弱的情绪色调。保持良好的主导心境是心理健康的重要标志之一。心理学家或精神病学家均认为健身运动是改变心境最有效的技巧，因此他们采用健身运动来治疗老年人抑郁的方式比其他治疗方式多。在关于老年人运动对心境影响的研究中，学者们都采用心境状态量表（POMS）作为心境的测量工具。

有专家将 42 名久坐不运动的健康老年人随机分配至中、高强度低运动量，低强度高运动量和不练习组进行 12 周的力量训练，结果表明体育锻炼能够改善老年人的心境状况。也有专家对 36 名老年女性进行了 12 周高中等强度力量练习的研究，表明高中等强度的力量练习可明显改善老年人的心境。我国的学者采用了 BFS 量表对老年人进行心境调查，结果 8 个维度中被测试者回答，最集中的前 4 个积极维度都回答"是"的占 16%，同时 3 项回答"是"的占 34%。由此反映出身体锻炼的即时心理效益情况。

陀螺运动对中老年心境状态及心理健康的影响，指出不同年龄的人参加不同项目的体育锻炼心境变化有所不同，心境的变化大多具有积极意义，但性别对心境变化无明显影响。经常参加体育锻炼的老年人在体育活动过程中的心境变化比青年人在体育活动过程中的心境变化更趋向持久。在锻炼方式和强度方面，重复性、有节奏的运动有利于改善心境，中等强度的体育锻炼对心境改变的效益最大。因为中等强度的有氧运动可使体内血红蛋白量增多，促使机体免疫细胞防御病原体能力明显增强，抗衰老作用的物质（如超氧化酶）数量增多。而体内化学成分的改善与心境状态的改善有关，可以使抑郁、焦虑等不良症状得到改善，促进积极情绪的增加。

老年人在参加体育锻炼后其心境都趋于向积极方面转化。在锻炼方式和强度方面，重复性、有节奏的运动有利于改善心境，因为这类锻炼方式不需要参加者投入太多的注意力，参加者常将注意力集中于孤芳自赏和脑力恢复上，而这种注意力的集中对心境的调节有积极意义。有研究指出，中等强度比高强度的锻炼对增加心境更有效，8min 高强度锻炼后，心境状态量表测量发现紧张感和疲劳感短时间增加；低强度锻炼后会感到精力和活力方面的积极变化，似乎表明低强度比高强度对心境更有积极的作用。在时间及频率方面，虽有研究发现 5min 步行运动就能提高心境，但大多数研究认为产生心理效益的运动需 20～30min，也有认为 40～60min 的持续时间可能更好，因此持续时间少于 20min，在大多数情况下是不会产生心理效益的。当然，在某一强度下活动时间过长，可能有疲劳厌倦感，不利于心境的改善。关于运动频率与心境的关系，目前有许多争议。有研究认为每月锻炼 1 次就可产生一定的心境效益，也有人认为是每周 3～5 次，但大多数研究认为，每周 2～4 次可降低抑郁水平。关于运动频率对心境的影响还有待进一步研究。

4. 老年运动与主观幸福感

主观幸福感是人们根据自定的标准对自身在一段时间内情感反应的评估和生活满意感的认知评价后而产生的一种积极心理体验。它由感情成分（正性情感和负性情感）和认知成分（一般生活满意感和特殊生活满意感）组成，既可以反映心理健康水平，也可以衡量生活质量和心理发展的状态。

健身运动与主观幸福感的研究是从 20 世纪 70 年代开始的，以 1974 年出现的一项健身运动与健康成年人的主观幸福感总貌关系的研究为标志。从此，运动心理学的这一领域的调查和试验研究陆续出现。国内外学者的一些相关研究表明，健身运动对主观幸福感存在积极的影响，甚至有调查结果支持健身运动与主观幸福感之间存在因果关系。

我国学者以体育舞蹈、太极拳和门球作为刺激变量，对 183 名老年人进行 17 周的试验研究。研究结果表明，参与健身运动与不参与健身运动的老年人的幸福感有显著的差异，参加健身运动的老年人的幸福感明显高于不参与者，而且在幸福的四个维度上，即正性情感、负性情感、正性体验和负性体验上，也出现了相同的结果。同时，这些结果不仅存在项目的差异，而且存在性别的差异。

三、运动改善情绪的理论假设

为什么体育运动能够促进情绪的改善，科学家们提出了各种理论假设，比如认知行为假设、社会交往假设和分心假设。

1. 认知行为假设

认知行为假设的基本前提是体育锻炼促进和产生了积极向上的思想和情感。这些思想和情感可用来抵御消极的情绪，如抑郁、焦虑和困惑等。这个理论解释和班杜拉的自我效能理论相似。不锻炼的人认为体育锻炼是一项很艰难的任务，因此当不锻炼者开始有规律地锻炼身体时，会产生一种成就感，自我效能得到提高。自我效能的增强有助于打破因抑郁、焦虑和其他消极情绪状态引起的恶性循环效应。

2. 社会交往假设

社会交往假设的基本前提是锻炼者认为朋友与同事一起锻炼所形成的社会交往是令人快乐的，并对促进心理健康具有积极影响。虽然社会交往假设部分地解释了体育锻炼的心理效应，但是它并没有提供一个可被接受的完整解释。

3. 分心假设

分心假设的基本前提是运动可以给个体提供机会，使他们能够转移对自己焦虑和挫折的注意。阿尔弗曼和斯托尔的研究以及巴尔克和摩根的研究支持这一理论假设。巴尔克和摩根发现，短暂的沉思、安静的休息和体育锻炼一样可以减轻人的焦虑感。

➡ 触类旁通

情绪管理小贴士

情绪失控的时候，很多负面情绪会影响我们的工作和生活，我们需要对这些负面情绪加以控制。对待愤怒的情绪，或是悲伤、焦急的情绪，都各自有不同的解决办法。不过，有一个总的原则：对待强烈情绪的最好办法，还是要找到疏导感情的渠道。情绪得到了适当的疏解，不再积压在心里，在平时工作生活的时候就不会总有一块石头压在心上了。此时，有很多种方式可以使用。

（1）培养陶冶性情的兴趣爱好。如琴棋书画、唱歌等。很多艺术类的活动都能给人发泄感情的空间，不在乎做得多好，关键是既有兴趣，又能抒发情感。

（2）加强身体锻炼。比如健身，打球，舞蹈，做按摩放松心情。想象着坏情绪像球一样被打出去，或者随着汗水挥洒出去，会给人一种痛快的感觉。

（3）身边一定要有三两个知心朋友，让你心情不好时能够打电话或当面向他们倾述自己的烦恼（一般在心理咨询中辅导员也会让当事人把几个名字列出来，并讨论当事人对名单中亲友的信任度）。所谓"分享的快乐是加倍的快乐，分担的痛苦是减半的痛苦"。

（4）通过记日记来理清思绪。一个必然规律是，写在纸上的越多，积压在心里的越少。并且在写日记的过程中，人可以自己对过去发生的事进行总结，并更加客观地对待。有时候在辅导过程中，心理学家还会让当事人总结出一些警句和座右铭，在关键的时候能够自我激励。

（5）给自己创造一个愉快的生活环境。比如放音乐，熏香，还有柔和的灯光等，或者将自己置身于一个令人心旷神怡的自然环境中，从生理上来舒缓紧张的神经。

除此之外，更重要的是要了解自己的情绪变化，知道什么样的生理、心理或外部因素会影响自己的情绪，在预测到自己会因为某事陷入情绪低谷时，就可以用上面说的那些方式"打预防针"，能及时告知周围的人，使他们支持和理解得更好。

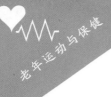

➡ 小结

老年人进入他们人生的新阶段，在这一个过程中，参加锻炼项目使他们更开心、有助于形成与其他锻炼者的社会联系、培养自豪感以及在锻炼项目中的归属感。同时，老年人的运动会产生积极的心理和生理效益，增加积极情绪，延缓因年龄增长而导致的认知衰退。

➡ 思考题

1. 老年运动对老年人的情绪有什么影响？
2. 老年运动改善情绪的理论假设有哪些？
3. 老年运动与心境的改变有什么联系？

➡ 实战强化

如果你组织老年活动，请对老年活动前后的情绪改变进行访谈对比，进行质的研究。

模块三　老年运动与人格

➡ 案例引入

山中常有千年树，世上难逢百岁人。张德奶奶慈眉善目，和蔼可亲。张奶奶是个热心肠，年轻时脾气、性格就好，从没见她跟人红过脸，最显著的特点就是爱笑。也许正是张奶奶始终保持的乐观心态，给她带来了好福气。

虽有百岁高龄，但张奶奶身板硬朗。她每天都要出门活动筋骨，自个儿拄着拐杖，到室外呼吸新鲜空气、看看风景，保持一定的运动量是老人这一生养成的好习惯。

张奶奶一生勤劳，受到了子孙儿女的孝敬和爱戴。如今，老人已经五代同堂，膝下有几十名儿孙，一家人生活其乐融融。因她是方圆几十里的老寿星，常有人来看望她，向她讨教长寿的秘诀。

请问：老年运动与老年人的人格有什么联系？

一、人格的基本概念

人格一词最早源于古希腊，原指戏剧中的面具，和我国戏剧中的脸谱一样。人格可以指一个人外在的人格品质，还可以指一个人的内在特征。人格是一个复杂的概念，在心理学中人格指构成一个人思想、情感、行为的特有模式，这种特有模式是一个人区别于另一个人的稳定而统一的心理品质。

1. 人格的特征

人格具有独特性、稳定性、统和性、功能性4个基本特征。

（1）独特性。人格是在遗传和环境的交互作用下形成的，生物遗传、生存环境、教育背景、人生经历等形成了每个人各自独特的心理特点，正如世界上没有两片相同的树叶一样，世界上也没有两个人格相同的人。

（2）稳定性。人格的稳定性是指人格在一段时期内不会有太大的变化，俗话说："江山易改，本性难移。"当然，人格具有稳定性并不代表人格就一成不变，随着生理的成熟、环境的改变，人格或多或少地会发生变化。

（3）统和性。人格由多种成分构成，它们具有内在一致性，受自我意识的调控。人格的统和性是心理健康的重要指标，当人格的各成分和谐一致时，就表现为健康；当各成分表现为失调时，就会出现适应困难，甚至人格分裂。

（4）功能性。人格会影响到一个人的生活方式，甚至决定个人的命运，是人生成败的根源之一。不同人格的人面对困难时所采取的不同方式决定了他们解决问题成功与否。

2. 人格的结构

人格是一个复杂的结构系统，主要包括气质、性格、认知风格等。

（1）气质。气质是表现一个人心理活动的强度、速度、灵活性与指向性等方面的一种稳定的心理特征。人的气质是先天形成的，受神经系统活动过程的特性所制约，每个人的神经核脑结构不可能完全一样，有些人的更利于接受、处理信息，所以对某一信息的反应就有差别。气质没有好坏之分，不具有社会道德含义，不决定一个人的成就，它只给人的言行涂上某种色彩，不决定一个人的社会价值。

以感受性、反应的敏捷性、耐受性、可塑性、情绪兴奋性、外倾性和内倾性为指标，一般把人的气质分为胆汁质、多血质、黏液质和抑郁质四种类型，各种气质类型各有其特点。

胆汁质的人精力旺盛，态度直率，容易激动暴躁。由于神经活动具有很高的兴奋性，个体在行为上表现出不平衡性。胆汁质的人工作特点带有周期性。他们能够以极大的热情去工作，克服前进中的困难；但如果对工作失去信心，也容易出现消极情绪。这类人适宜从事文学艺术工作，如作家、诗人、演员、音乐家、画家等充满激情的工作，也适宜从事军事等危险性较大的职业。

多血质的特点是感受性低而耐受性高，不随意的反应强，具有较大的可塑性和外倾性。情绪兴奋性高且外部表现明显，反应速度快且灵活，情绪丰富，工作能力较强，容易适应新的环境，但注意力不稳定，兴趣容易转移。对他们来说，不断变换工作岗位和环境，不会造成其心理压力。他们适宜的工作面较为广泛，如外交人员、管理人员、导游、节目主持人、警察等，不适宜做过细的、单调机械的工作。

黏液质的人，其神经过程具有较强的稳定性，使他们具有较强的自我克制能力，能埋头苦干，不为无关的事情分心，态度稳重，交际适度。他们的缺点是不够灵活，有一定的惰性，因而集中注意和转移注意都需要时间，不善于创新，有墨守成规的倾向。他们最适宜从事有条理的和持久性的工作，如医生、法官、会计等。

抑郁质的人表现为感受性高而耐受性低，不随意反应性低，严重内倾，情绪兴奋性高而体验深刻，反应速度慢，具有刻板性和不灵活的特点。他们工作的耐受能力差，容易感到疲劳，易产生紧张、焦虑的情绪，但情感比较细腻，做事审慎小心，观察力敏锐，善于察觉到别人不易察觉的细节。对他们来说，适宜的工作正好与胆汁质的人相反，胆汁质的人适宜的工作，他们很难承担，胆汁质的人无法胜任的工作，他们却得心应手，打字、校对、检查员、统计员、化验员、机要员、档案员是他们理想的工作。

（2）性格。性格是个体在对现实的态度及其相应的行为方式中表现出来的稳定而有核心意义的心理特征。性格是一种与社会相关最为密切的特征，在性格中包含了许多社会道德含义。性格表现一个人的品德受人生观、价值观、世界观的影响，主要是在后天的环境中形成的，是人格中最核心的差异。性格的形成还受到生物学因素的影响，脑损伤、脑病变对性格有影响，大脑额叶受损会引起一个人性格的改变。

性格与气质的关系。在日常生活中，人们对个体所表现出来的性格特征和气质特征很难区分，常常将两者混为一谈。其实，性格与气质是两种既相互联系，又有本质差别的个性心理特征。

（3）性格与气质的区别与联系。性格是个体对现实的态度及与之相适应的行为方式的总和。

1）性格与气质的区别。气质是个体心理活动在速度、强度、稳定性、指向性等方面的特点。气质是以人的高级神经活动的类型为生理基础的，而性格则以后天形成的暂时神经联系为生理基础。气质具有明显的天赋性，没有好坏之分；而性格是后天获得的，具有明显的社会性，有好坏之分。气质是生下来就有的，具有很强的稳定性；而性格则是在个体的生活实践活动中，随着个体的自我意识的发生发展而发生发展的。相对于气质而言，性格较易发生改变。

2）性格与气质的联系。气质对形成某些性格特征有重要影响。气质会影响性格的具体特征的表现形式。性格对气质有一定的制约作用。

二、运动与人格

运动是以发展身体，增进健康，增强体质，调节精神和丰富文化生活为目的的身体活动，身体锻炼是人们日常生活中必不可少的内容。对于参与运动对人格发展的影响，有证据普遍支持引力假设。具有外倾性和稳定性人格的个体倾向于参加体育运动，随着层层的竞争，筛选出最优秀的运动员，他们就是具有较高外倾性和稳定性水平的人。有纵向研究表明，成熟之前的运动参与对人格的发展有影响。该研究者观察了一群参加为期5年的游泳训练组的男孩的人格剖面图，在这期间，这群男孩表现出更外倾性、稳定性和依赖性。从教育学的角度看，除了依赖性，其他两个因素本质上都是积极的。无论是团体项目还是个人项目的运动员，都比非运动员表现出更加独立、更加客观、更少的焦虑、更具竞争力。所以，运动与人格之间是有很大联系的。老年人的运动与老年人的人格也有一定的联系。当然，这就产生了另外一个问题，这个差异产生的原因到底是运动经历导致的人格变化还是自然选择的结果。也许这个问题的答案不得而知，但是这个观点并不排除参加运动可以改进人格发展的可能性。

三、老年运动与人格

经常参加运动的人和不参加运动的人在人格上是有差异的。有调查结果显示，不运动组老人的人格特征比同龄老年人内向、孤僻、冷漠和具有较强的掩饰性。所以建议老年人多参加运动，选择适合自己的运动项目，通过运动提高老年人的抗病能力、人际关系、心理素质和改善情绪。常年在家的老年人缺乏兴趣爱好和体育锻炼，情绪状态比较差，记忆力较差，生活幸福感指数比较低。

健身气功对改变性格中的这种开放性可能与健身气功锻炼特点有关。健身气功作为中华民族传统文化的重要构成，在练功时要求练功者能够自觉服从这一客观规律，涵养道德、加强修养，使之品格高尚、胸怀坦荡，树立起健康的个人生活方式，保持愉悦的心理状态及和谐的人际关系。这种高尚情操下的平稳心态，有助于健身气功的放松和入静，也可有效地适应和调整生活中的一些变化。同时，因为练气功要求心平气和、豁达乐观，练功时也要求祛除杂念、坦荡安稳，通过入静达到自我调整，在具体功法中的许多状态，如排除杂念、止念入静、导引内气、身体放松等，都需要练功者运用丰富的想象力才能达到。这些对老年人的人格调整有一定的作用。

人格特征还可以通过锻炼方式对老年人心理健康产生间接的影响作用。外向型性格老年人更多地参与锻炼活动，它更有利于心理健康，神经质性格老年人心理健康水平偏低。老年人只要坚持参加适宜的体育锻炼，无论何种锻炼方式，对于改善老年人的认知功能，调节情绪状态，改善人格和提高生活质量等方面都有着积极的促进作用。

如果确实因为广泛地参与了健身运动而使人格发生了变化，那么，这些变化应该如何解释呢？有研究者认为可能有以下四个方面的原因。第一，与伴随着经常性的健身运动的生理变化有关。由于长时间健身的生理系统与情感的唤起有关，因此我们有理由期待经过长时间的健身运动之后，气质和心情会产生某些变化。第二，与健身运动带来的身体变化的知觉有关。体重和身体脂肪的减少、精力的提高，以及比原来更年轻的外表，往往会改变身体意象，而这又对正面的自我概念产生明显的效益。正面的自我概念或高度的自尊与心理健康密切相连，这一观点已被广泛接受。第三，与伴随健身运动承诺而来的生活方式的变化有关。人们为了有利于训练而改变他们的饮食和起居习惯以及其他的一些行为，这种现象并不鲜见。当然，生活方式的变化会对自己与别人的关系，以及别人如何看待自己产生深刻的影响。第四，与人们对变化的期待有关。人们越是认为健身运动会使人格发生变化，人格也就越可能发生变化。

➡ 触类旁通

长寿老人的生活习惯

世界上5个长寿之乡分别是中国广西巴马、新疆和田、巴基斯坦罕萨、外高加索地区以及厄瓜多尔的比尔卡班巴。那些地方百岁老人扎堆，六七十岁的人仅仅被称为"青壮年"。但机缘巧合的是，这些长寿之乡要么处于高寒地带，要么位居偏远山区，如世外桃源般的环境和清新纯净的空气，让久居都市的人们只能望而兴叹。但如皋市却地处长江中下游平原、临近工业发达地区，正因为没有太多先天优势，这里的长寿经验才更为宝贵，更值得大多数人借鉴。

家家户户都养花

大多数百岁老人劳作不停，肥胖者少；90%的百岁老人睡眠质量高，72%的百岁老人有午睡习惯；家家户户都养花。

生命在于运动，不管是什么方式的运动，即使是做家务，也能起到促进血液循环的作用。老年人只要找到自己喜欢的运动方式，长期坚持，就对身体有好处。建议老年人选择比较舒缓的运动，比如慢走、打太极拳，做家务时尽量避免下腰、深蹲等动作，尤其不要搬重物。

养花也是非常值得提倡的一个养生方法，花草既可以美化环境，还可以让人心情愉快。每天修剪一下花草，浇浇水，既运动了身体，又减少了孤独。另外，如皋老人长寿与睡眠好关系非常密切，俗话说："每天睡得好，八十不显老"，老人每天至少要睡够7h。

知足常乐是长寿方

94%的百岁老人与子女、孙子女生活在一起。大多数老人抱着知足常乐的心态："我现在的生活一天比一天好""我的情况还算不错""想想这辈子经历的大事小事，我没什么可后悔的"……

老年人生活满意度和幸福感取决于两个因素，即社会支持和家庭支持，缺一不可。应当说，大多数老人能活到百岁，其后代功不可没。他们对老人在物质上给予保障，生活上给予照料，精神上给予慰藉。多代同堂、儿孙绕膝，是老人健康长寿的重要原因。

另外，作为老人，有一个知足常乐的心态也很重要。中国老一代的观念强调"尊老"，大多数老人不愿意退居二线，什么事都要说了算，与子女的矛盾往往都在决策权上，一旦有分歧，就会有心理落差，影响情绪，从而导致抑郁。因此，对老人来说，学会"放下"非常重要。

➡ 小结

尽管老年健身运动是否能对人格产生影响，目前还有待进一步的研究来进行证实。但是，现有的许多研究表明，神经质与健身运动行为、坚持性的关系呈负相关，即长期坚持健身运动的人很少有神经质倾向，并且在参加健身运动的男女和没有参加健身运动的男女之间神经质得分也有所不同，外向性与健身运动行为方式和健身运动坚持时间成正相关。所以，邀请老年人参加自己喜欢的、适度的健身运动对身体的益处是毋庸置疑的。

➡ 思考题

1. 老年人运动和人格有什么联系？
2. 老年运动改变人格的可能解释有哪些？

➡ 实战强化

调查访谈附近几个社区长寿老年人的个性特征，进行归纳分析，总结出长寿老人具有哪些个性特征。

学习单元三　科学安排老年运动

➤ 学习目标

知识目标

能掌握老年运动的要点、老年运动量的控制、老年运动的注意事项等相关的原理和方法。

能力目标

能指导老年人如何科学、合理地根据自己的情况安排运动，同时针对老年人运动给出合理、科学的健身建议。

素质目标

培养学生爱岗敬业，细心、全面的思维，具备科学安排老年活动的能力，为老年人在运动前、运动中、运动后等各个方面提供合理的参考意见。

模块一　老年运动的要点

➤ 案例引入

中老年人的运动热情持续走高，但他们在锻炼时误区不少，因不当运动造成的"损伤"越来越多。

56岁的王阿姨3年前做了乳腺手术，人也有点胖，还有高血压。自从退休后就开始跳广场舞，近半年来更是到了痴迷的程度，每天晚上吃完饭就早早地下楼跳广场舞，每天都要跳到9点才回家。她本想通过跳广场舞降降血糖、血脂，没想到反而把膝关节跳坏了。

前不久，王阿姨感觉上下楼梯时右膝关节疼痛，后来走路时都感觉到疼痛，走路打软腿，每次蹲完厕所很难站起来，到医院检查后诊断为膝关节退行性病变并伴有内侧半月板损伤，医师称很大程度上和长时间跳广场舞有关系。

为什么跳广场舞会容易受伤？因广场舞难度越来越大，通常会设计很多身体旋转、下肢扭转的动作，这些动作对身体重心控制、下肢的力量和稳定性都有较高的要求。

动辄至少1～2h的舞蹈时间，意味着过多地连续使用关节。而且大多数广场舞都是在社区、小区或马路旁的广场上进行，这些地段，基本上是水泥地或瓷砖地，对关节起不到缓冲作用，容易损伤关节。有的人甚至穿皮鞋跳广场舞，这样更容易伤害到关节。长期的过度运动会损伤滑膜，使其发软甚至开裂、变薄，导致膝关节对压力的承受能力大大减弱。

广场舞的上肢扭动比较厉害，有韧带损伤的人也不适合跳。同时，跳广场舞前后一定要做热身、放松活动；若跳完后不做放松活动，则容易导致肌肉僵硬、变紧，容易使机体受损。

请问： 老年人在进行运动时，事前应该做哪些准备？

时下，喜欢体育锻炼的老年人越来越多。人体进入老年阶段后，随着年龄增加，各种身体功能开始下降，体育活动可以延缓人体衰老，提高生活质量。老年人参加体育活动对身体功能、心理状态和社会行为均能产生良好影响。同时，体育锻炼对老年人心脏病、高血压、血脂异常、骨质疏松、2 型糖尿病、肥胖等慢性病均有明显的防治效果。但值得注意的是，对于人体衰老这件事，体育锻炼是不能阻止的。

尽管大多数人参加的运动项目强度较小，但不正确的锻炼方法仍可导致许多疾病，特别是软组织损伤。因为老年期软组织退化较快，且损伤后不易恢复，所以老年人参加体育锻炼，除选择较小负荷的项目以外，还应量力而行、持之以恒，同时老年人锻炼身体还要遵循一定的要点和方法。

一、老年运动的低活动量

尽管运动有这样那样的作用与好处，但也不是动得越多越好，活动量越大越好。实际上，由于老年人特殊的生理状况，往往不能适应剧烈运动。德国传染病学家米勒博士指出，一个生物用完它所有的能量后，就会死亡。如一只鼩鼱一生仅 2 ～ 4 年，但在这短暂的一生中所消耗的能量按体重计算，相当于一只鹦鹉、乌龟或鳄鱼一生即 50 ～ 100 年中所消耗的能量。可见，运动过度，能量消耗越多，寿命会越短。而且肌肉工作过多会削弱机体的免疫功能，得传染病和癌症的危险性就大大增加。老年人如果追求高负荷的运动量，每天大汗淋漓，体能消耗过度，往往容易造成身体伤害。

现代研究认为，运动过度使细胞产生大量的超氧化物，可以损害免疫功能。经常运动过度可使人体长期处于紧张状态，使机体处于持续应激状态，可引起内分泌功能紊乱，进而影响免疫功能。米勒博士指出：运动不宜过度，并不意味着不能进行适度的体育锻炼，特别是 40 岁以前的年轻人，他们的免疫功能是正常的，40 岁以后的中年人免疫功能逐年下降，应提倡低度运动，即每星期从运动中消耗 8372kJ 左右的热量即可。一个人一天内爬 200 级楼梯，他的心血管系统就能得到足够的锻炼，可以防止心肌梗死和脑溢血。老年人从事运动的效果虽要比年轻人小得多，但只要适量地投入，并通过适量负荷的运动，机体的生理功能和组织状态都能得到明显的改善。因此，任何老年人，甚至是患病的老人，只要坚持适量的锻炼，对健康和长寿都是有益的。有资料报道，长期参加低运动量活动的人，比不参加任何运动或偶尔进行剧烈运动的人，死亡率可降低 2.5 倍，罹患心脑血管病、糖尿病、癌症、早发性痴呆（精神分裂症）的发病率可降低 35% 左右。

那么究竟哪些运动属于低量运动呢？运动医学家说，家务劳动、侍弄花木、提笼遛鸟、散步慢跑、打太极拳等活动，都属于低强度运动，其健身效果并不比那些大强度、挥汗如雨的剧烈运动逊色。所有的低运动量的项目都可以随时随地地进行，可以集体活动，也可以单独活动，可以静悄悄活动，也可以在音乐伴奏中活动，如散步、慢跑、跳交谊舞、大众健美操等。需要提醒的是，低能运动的心率应控制在 100 ～ 130 次 /min 之间。

散步、慢跑是一种全身运动。它不仅下肢肌肉能得到锻炼，而且在行走时摆动的上肢，可增进肩部和胸廓的活动，同时腰肌也得到了伸展，并能使全身的血液循环加速，外周血管扩张，缓解血管痉挛状态，使血压下降，还能改善肺的呼吸功能，促进消化吸收，增强胆固醇代谢，防止动脉硬化的发生。

太极拳是锻炼身体、增强体质的一种低强度运动。它的动作细腻、变化多样、柔和缓慢、连贯圆润，如能持之以恒进行锻炼，便能提高人体的高密度脂蛋白水平。这种脂蛋白具有颗粒小、密度高、可自行进出动脉壁的特点，能清除沉积在血管壁上引起动脉硬化的低密度脂蛋白，使动脉壁免遭侵袭，因而被认为是心血管的"保护神"。

目前在国外流行的体适能运动，也是一种低量运动。所谓"体适能"，是指身体的适应能力。人体心、肺、血管、肌肉等组织器官，如果任其功能逐渐衰退，日久天长就会丧失适应能力，甚至引发疾病。而体适能运动，正是为了提高人体的适应能力，使人摆脱疾病的侵扰，以充沛的体力和信心迎接工作的挑战和享受休闲的乐趣。与健康有关的体适能由以下五种要素构成，即心肺耐力适能、肌肉适能、肌耐力适能、柔软性适能和适当的体脂肪百分比。凡所有为达到这五种适能的活动，皆可称作"体适能运动"。具体而言，心肺耐力适能是指心、肺、血管、血液以致整个循环系统都能发挥功能将氧气有效地输送到身体各部；肌肉适能是指人体的每一肌群都能得到适度和均衡的发展；肌耐力适能则是指肌肉在外在阻力下反复收缩或维持固定姿势的持久能力；柔软性适能是指人体关节活动的最大范围，即身体扭转、回旋、弯腰、屈伸、伸展，并保持该姿势的能力；适当的体脂肪百分比是指人体所含脂肪的比例，它较之体重更能客观反映一个人的健康水平。

欲达到体适能的目标，需要从根本上改善习以为常的静态生活形式并投身到体适能活动中去。这种运动与我们所熟知的"运动"含义有所不同。首先，体适能运动无需复杂的技巧动作，大多简单易行。其次，体适能运动不分性别和老幼，均可按照本人体质的实际需要来进行。它的另一个特点是，体适能运动不讲竞争，重在参与，随意自然。

体适能运动所需时间短、设备简单、容易安排，运动者不会受到不安全或体力不支的困扰。体适能运动具有多方面的效果，它除带给人们运动后的舒畅和满足感外，还可增强体质、美化形体、除去疾病。有研究表明，体适能运动对心理健康也有帮助。对任何一名体适能运动者而言，持之以恒皆显得至关重要。

二、老年运动的动静结合

老年运动，特别是上了年纪的老人在运动中更应该是一种"静中求动"。一般来说，老年人不能适应较为剧烈的运动，因为它会加速体内器官的磨损和生理功能的失调，反而缩短生命的进程，所以说老年人应该崇尚静中求动、动静结合。老人遇事要分轻重缓急，有的事可适当让别人代劳，自己只要检查指导即可，不必事无巨细，亲自操劳。

如果年龄已过 70，则社交亦应减少，即使见客，形式也当简化，包括礼仪可以从简，不必"往赴筵宴，周旋揖让""老年人着衣戴帽，适体而已，非为客也，热即脱、冷即着"。尤其是庆贺吊唁之社会交际，老人易受过于兴奋或忧伤的刺激，应少参加或不参加。但并不要求老人饱食终日，无所事事，淡漠安处，而应当于"静中求动"。《老老恒言》中说："心不可无所用，非必如槁木死灰，方为养生之道。"不同一般的"动"，其动在体力方面要"轻"，在脑力方面要"专"，并且要随其喜好，不必勉强。在体力活动方面，老人可干些力所能及的事，如清扫庭院、散步以及其他社会活动。即使高寿之人，也应根据平生喜好，选定一项或几项有利于健康的活动。老人可以养花，也可以养鱼，既活动身体，又可"观鱼之乐，即乐鱼之乐即足信情，兼堪清目"。另外还可以养鸟，古人主张最好养鹤，所谓："鹤，野鸟也，性却闲静，园圃宽阔之籞。"

脑力活动方面，首推书画，练练书法，画画山水花鸟，可使老人心逸而脑聪。也可以浏览一些书籍，所谓"学不因老而废，浏览书册，正可借以遣闲，则终日盘桓不离书室"。另外，琴棋可活动肢体，且"棋可遣闲""琴能养性"，有利于益智健脑。

老人"静中求动"既符合社会教育，又符合养生教育要求，老人可为社会干一些力所能及的事，并且也解除自己的孤寂、郁闷，有益于身心健康。

三、老年运动的明确目的

运动是一个广义的概念。它包含相当广泛的内容，而对于老年人，运动一般带有明显的目的性，那就是强身健体为目的。必须针对老年人的体质状况，选择恰当的运动方式和内容，以迅速改善老年人的体质，提高老年人的健康水平。

1. 老年人运动的基本目的

一般地说，老年人由于多器官功能的退化，运动的目的在于全身性的调节。因此，在众多锻炼方法中，要掌握以下原则。

（1）以"大"为主。以"大"为主是指活动要以大关节、大肌群参与为主。因为只有大肌群运动，才对心肺功能有较大影响，才能调整新陈代谢和神经活动。有人曾观察，仅做手指、手腕活动，心率基本无法改变，但做肩、肘关节活动后心率则会增加 10～11 次/min。髋、膝关节，肩、肘关节和腰背部等都有大量肌群相附，在大关节、大肌群活动中，尤以下肢周期性活动更为合适，例如散步和慢跑。

（2）以"中"为度。对老年人来说，应以中等运动量为宜，也就是说运动的速度和强度都要适中。前者指运动不宜过快或过慢，过快运动强度常偏大；过慢会引起活动肌肉的过分紧张用力，也不适宜。速度适中的运动包括各种形式的拳、操、刀、剑等锻炼项目。控制运动强度的方法很多，最简单又能较确切反映强度的方法是检查脉搏次数。对老年人来说，若身体健康，可用常数 190 减去年龄数即为运动中允许达到的心率数。若身体健康状况不佳者，把常数改为 170 就比较安全了。

（3）多练呼吸。在运动中以腹式呼吸为宜。一般要求在自然、不用力的基础上逐步达到细缓均匀的呼吸形式。这样的呼吸有助于增加肺有效通气量，从而改善氧的供应和胸腔内的血液循环。传统医疗保健中，许多锻炼项目就是采用这样的呼吸方法。

2. 辨病择练

研究发现，健身活动对不同疾病的防治和康复，其作用大小不一。老年人一般都有这样或那样的疾病，因而在运动项目的选择上就必须注意疾病的特点，将运动与防病、治病协调起来。

锻炼对第三期高血压病的防治效果不明显，但对第二期高血压病的防治效果则稍好。这种疾病的患者可以选择那些轻松平缓的健身项目，如打太极拳等。

而糖尿病患者若把健身活动与药物治疗、饮食调养相配合，防治效果可以显著提高。选择散步、有氧体操、跳舞等项目较为适宜。

老年性骨质疏松症的发生与体质有密切的关系。人体的骨密度在青少年后期和成年前期达到最高值，若此期达不到较高水平，以后则难以达到。对于老年人防止骨质疏松，应越早越好。因此，青壮年时期的锻炼显得尤为重要。壮年时要选择以力量和速度为主的健身项目，如田径、篮球、排球、足球、举重、武术等。而进入老年，骨质疏松已形成者则应选择日光浴、慢走等运动项目。

运动对轻度肥胖的改善是非常明显的，而对中、重度肥胖的影响则较小。要减肥，必须进行长期的中、低强度的体育活动才能取得较好的效果。单纯的减肥药物、低热量的饮食及减少食物摄入量虽能在短时间内减轻一些体重，但不能维持体重，容易造成反弹。患者可以进行长距离慢跑、医

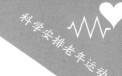

疗体操、限制性台阶运动等。

对于癌症，运动本身不能医治此病，但是经常性的体育锻炼能够提高人的自信心，提高机体的免疫力。良好的体能和心态是人体战胜病患的前提条件。临床医学已证实，体育锻炼能使结肠癌发病率降低 1.2 ～ 1.6 倍。

3. 因人而异

老年人的体质各有不同，差异很大，在选择运动项目时，更应注意体质的适应性。一般来说，脑力劳动者易患神经衰弱、高血压、心脏病、胃病、消化不良、便秘、痔疮等疾病，他们可以做一些全身性的以及增强心肺功能的活动项目，如步行、慢跑、游泳、球类、爬山、做操等活动。体力劳动者虽然肌肉、内脏和神经系统的情况要好于脑力劳动者，但他们平时的劳动往往局限于运动某些组织与器官，如农民弯腰的动作多，呼吸系统的锻炼少；纺织女工多数站着干活，易患下肢静脉曲张、腰腿痛、子宫异位等病症，而体育锻炼是要求全身肌肉、关节的运动，所以应针对不同工种的体力工作者的具体情况，强化锻炼运动较少的身体部位，使全身能够均衡地得到锻炼。

身体较胖的人，为了防止脂肪的进一步堆积，宜选择慢跑、步行、慢游泳、骑自行车或球类等运动项目。个子瘦长的人，可多进行俯卧撑或引体向上、哑铃、拉力器及器械体操等练习，以增强肌肉力量，也可以进行跑步、打球、游泳等全身性运动，以促进消化功能吸收，使体质壮实起来。体弱多病的人则宜从运动量小、缓和、安全的项目如太极拳、散步、保健体操等开始，待适应后，再进行慢跑等锻炼。

4. 怡情运动

所谓怡情运动，是指运动着眼于改善老人的精神情绪，寓健身运动于快乐之中。很多专家认为，运动本身就可以改善老年人的心境，对调节老年人的情绪具有明显的心理效应。1993 年，美国曾有人调查了两种活动方法对医治严重抑郁症住院患者的效果。一种活动方法是散步或慢跑，另一种是踢足球、打排球、练习体操等结合放松练习。第一种活动每天练习 30min，每星期 3 次，共 8 星期。第二种活动每次练习 40min，每星期 2 次，共 8 星期，并在每星期的第 3 天进行放松练习。结果显示，第一组患者在抑郁感觉和躯体症状方面显著减轻，并报告自尊心增强，身体状态明显好转；而第二组患者未报告有任何生理或心理变化。一些研究报告认为，有氧运动或不强烈的身体活动，有助于轻、中度抑郁症的治疗。目前，尽管怡情运动治疗一些心理疾病的机理尚不完全清楚，但它作为一种心理治疗手段，在国外已经开始流行起来。

对于运动的怡情作用，专家们认为至少表现在以下几方面。首先，运动可以促进积极的心境，转移注意力，如加强神经传导、内啡肽的释放等机制，促进人的良好情绪状态的产生。其次，运动还可以改善抑郁、焦虑、紧张等消极情绪，并改善睡眠。另外，老年人最怕孤独，而参加运动，就会把自己融入集体之中，增加了社会交往，使老年人的精神振奋，情绪开朗。再者，运动可以促进智力发展，提高自信，完善人格，使老年人形成积极进取、乐观向上的生活态度和坚韧、顽强的意志品质，以及增强承受挫折的能力。研究表明，运动的参加者更乐观，更富有活力，更具竞争意识，更加追求完美。而这类心态对老年人的长寿健康是极为有利的。

此外，为了达到怡情的目的，在运动项目的选择上，要注意选择老年人有兴趣的运动项目，使健身运动能真正持久地坚持下去，切不可选择增加老年人体力负担或心理负担的运动形式。老年人的活动不能坚持的根本原因，一般不是时间不够或体力不济，绝大多数是因为对某种运动失去信心或产生了厌倦情绪。

四、老年运动的原则

对老年人来说，要怎样去运动才称得上是"科学的锻炼"呢？在运动过程中要注意哪些要点和方法呢？简而言之，那就是，一要有效，二是安全。在锻炼的具体实践中，老年人一定要遵守以下五个方面的原则。

1. 循序渐进

即使是一位身体健康的中年老人，在他刚刚开始参加锻炼的时候，也要有7～10天的试探阶段，看看自己的身体是否适应所选择的锻炼项目以及运动量的大小。

刚开始锻炼，可以从散步开始。尤其是那些年龄偏大、体力一般、平时又不大锻炼的中年老人选择散步、快走较为适宜。快步走能增强体力、改善心肺功能，既安全又容易掌握运动量。

无论是散步还是采用其他的锻炼方式，运动量一定要从小到大逐渐增加，因为人的机体对运动量有个逐渐适应的过程。再则，要增强体质也不是一投身运动就会立竿见影的，还有一个不断积累的过程。

中国有句古话："欲速则不达。"凡事要按事物发展的规律来进行，锻炼身体也一样。只有循序渐进，才会有益健康。反之，盲目运动，不仅会导致疲劳，还容易造成外伤，不但不能增强体质，还会有损健康，几经挫折，原先的锻炼热情也难以保持下去了。

2. 全面发展

不同年龄的人锻炼身体的目的不尽相同。老年人参加体育活动的目的是增强体质、延缓衰老，也有的人是希望用"体育疗法"来治疗疾病，也有的人把参加体育运动看作是一种文化生活，既愉悦了身心，又接触了大自然。

据调查，在老年人参加体育锻炼的诸多动机中，"希望通过锻炼身体达到增强体质"排在首位。鉴于此，建议每位中老年人最好能选择两项锻炼项目。譬如：选择一项室内的，再选择一项室外的，不论下雨下雪都可以坚持锻炼；选择一项增强体能的，如游泳或慢跑，再选择一项室内的如乒乓球或健身操（舞）。这样，既可以增强心肺功能，提高耐力，又能够改善身体的灵敏性、协调性和平衡能力。锻炼身体比较忌讳的是只锻炼局部，不注重锻炼全身，就像有的年轻人为了体形"健美"，只注重练躯干、练四肢的"肌肉块"，而不太重视增强心肺功能的锻炼。对中老年人来说，形体是次要的，实实在在的增强体质才是至关重要的。

3. 区别对待

由于老年人的体质状况、健康水平互不相同。因此，他们参加体育运动一定要根据自己的年龄、体质及健康状况、爱好、经济收入等各方面的情况来选择锻炼的项目，合理安排运动的内容、锻炼时间和运动量。只有这样，锻炼才会既有效又安全。

锻炼身体不要一味去参照他人、模仿他人。尤其是那些体质较差或体质一般的老年人，最好选择那些相对平稳的运动项目。对那些有慢性病的老年人来说，最好能经常得到有关专家的指导。锻炼身体，运动量大小的掌握，也和其他的很多事物一样，贵在适宜。运动量小，锻炼的作用不大，只能起到娱乐或调节身心的作用；运动量过大，则有可能酿成慢性疲劳。

4. 经常锻炼

体育锻炼增强人体的体质有一个积累的过程，只有坚持不懈，持之以恒地参加体育运动，其效果才能体现出来。如果中止锻炼，时间一长，"用进废退"，原先积累的效果就会退化，甚至消失。

因此，锻炼身体一定要经常，把体育锻炼列为日常生活的一个组成部分。

每个人都难免会有生病的时候，天气也有下雨、下雪，不能外出锻炼的时候。那么，1个星期要锻炼几天才不至于影响到锻炼的效果呢？为了强身健体，最好是除了生病的日子每天都去锻炼。如果锻炼的目的主要是增强心肺功能，每周要锻炼3次以上，每次锻炼的时间也要在30min以上，在每次运动的过程中，也要让心率达到（170-年龄"）次/min。只有这样日积月累，才能取得比较明显的锻炼效果。如果老年人选择的方式是跑步或游泳，也可以隔日锻炼1次，如果是太极拳、太极剑、健美操、散步、乒乓球、羽毛球，那每周最好能锻炼5次以上。

"养身要耐心，健身要有恒心，强身要有决心"。为了能够长期坚持锻炼，在选择锻炼项目的时候，最好能选择你比较感兴趣的运动项目。有一些项目在体育馆内进行，进去锻炼要花钱，所以也要在自己的经济能力能够承受的范围内。只有这样，才能把锻炼长期坚持下去。

5. 安全可靠

任何事都有两面性，体育运动也不例外。参加体育运动一定要注意安全，如果在运动中忽略了这个问题，就有可能受伤。

老年人的运动器官都有程度不等的退行性变化，譬如肌肉开始萎缩，韧带弹性降低，骨骼中有机物所占比例减少，关节活动受损到不同程度的限制，再加上身体的协调性、平衡能力也不如年轻人，因此老年人在进行体育锻炼的时候，动作要有节奏，动作的节奏宜轻缓，要避免身体骤然前倾、后仰、低头、弯腰等动作，从而避免加重心脏负担，影响血液的重新分配，也不至于使大脑缺氧发生晕厥，也避免身体失去平衡，跌倒受伤。此外，锻炼时不要使某一个肢体的负担过重，譬如打羽毛球、打网球的握拍手，局部负担过重，易致肌肉、韧带受伤。关于运动性伤病以及运动中猝死的预防，关键是锻炼者要有预防的意识。有了预防运动性伤病的意识，又有了这方面的常识，在锻炼过程中多向专家咨询、请教，就可以在最大程度上减少甚至避免运动性伤病，包括意外事故。

➡ 触类旁通

世界卫生组织发布的有关老年人锻炼的五项指导原则

1. 应特别重视有助于心血管健康的运动

这些运动如游泳、慢跑、散步、骑车等。专家们认为，鉴于心血管疾病已成为威胁老年人的"第一杀手"，老年人有意识地锻炼心血管就显得格外重要。他们建议有条件的老年人每周都应从事3～5次、每次30～60min的不同类型运动，强度从温和至稍稍剧烈，也就是增加40%～85%的心跳频率。当然，年龄较大或体能较差的老人每次锻炼20～30min亦可，但锻炼的效果会差一些。

2. 应重视重量训练

以往的观点是老年人并不适宜从事重量训练，其实适度的重量训练对减缓骨质丧失、防止肌肉萎缩、维持各器官的正常功能均能起到积极作用。当然，老年人应选择轻量、安全的重量训练，如举小沙袋、握小杠铃、拉轻型弹簧带等，而且每次不宜时间过长，以免受伤。

3. 注意维持体能运动的"平衡"

适度的运动对老年人同样重要，但没有哪一项单一的运动适应任何人。体能运动的"平衡"应包括肌肉伸展、重量训练、弹性训练等多方面的运动。至于如何搭配，则视个人状况而定，其中最

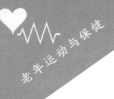

重要的考虑因素之一是年龄。

4. 高龄老人和体质衰弱者也应参与运动

传统的观念是高龄老人（一般指 80 岁以上）和体质衰弱者参加运动往往弊多利少，但新的健身观点却提倡高龄老人和体质衰弱者同样应尽可能多地参与锻炼，因为对他们来说，久坐（或久卧）不动即意味着加速老化。当然，他们应尽量选择那些不良反应较小的运动，如以慢走替代跑步，以游泳替代健身操等。

5. 关注与锻炼相关的心理因素

锻炼须持之以恒，但遗憾的是，由于体质较弱、体能较差、意志力减弱或伤痛困扰，不少老年人在锻炼时往往会产生一些负面情绪（如急躁、怕苦、怕出洋相、因达不到预定目标而沮丧等），因此会使锻炼不能起到预期的健身效果，或使老年健身者半途而废，或"三天打鱼两天晒网"。

小结

经常进行适当的锻炼，是老年人保持健康长寿的主要方法之一。锻炼虽能健身，但如锻炼方法不对，会有损健康，故应掌握科学的锻炼方法和原则。如要选择适宜的锻炼项目，要循序渐进，要持之以恒。

思考题

1. 哪些运动属于低量运动？
2. 与健康有关的体适能由哪几种要素构成？
3. 老年人为什么不能适应较为剧烈的运动？
4. 什么叫作怡情运动？

实战强化

试着阐述老年人运动要注意哪几个方面的要点，分别从这几个方面谈谈自己的理解和看法。

模块二　老年运动量的控制

案例引入

长跑、马拉松……如今在城市中越来越流行了。但是，运动不当导致受伤的人也多了。专家提醒，运动要量力而行，尤其是患有严重骨关节损伤、呼吸系统疾病、心脏疾病以及肾功能不好的患者，不适宜强度较大的运动。

一朋友在微信朋友圈内发文："今天小腿无力，10km 一圈一圈走下来的。"现在城市白领人群中，很流行戴上计步器跑步或快走，那么运动量达到多少才算合适呢？对于普通百姓，主要以心跳的频率来掌握自己的运动量。

一般来说，心跳在 70 次 /min 左右的人，跑完步之后，心跳维持在 120 次 /min 左右，就达到了一个合适的运动量。跑步后常会引起肌肉酸痛，正常情况下，休息24h，最多不超过48h，疼痛感就会有所缓解。如果疼痛非但没有缓解，反而长达一个星期，甚至于一个月，仍然疼痛难忍，则肯定是超量运动了。

此外，还要根据跑步路程的长短来进行营养和水分的补给。如果跑的距离短，可适当补充水分，如果距离达到5～10km，肌肉中的糖原、体内的水分、电解质都会大量丢失，这个时候千万不要等口渴了再补充，每20min左右就要补充80～100ml含糖类、电解质和维生素的运动饮料，以保持能量、维持体力，减少运动伤害。

至于要进行长跑、举重等强运动前，最好做1次体检，排除心脏疾病等隐患。另外，运动前一定要热身，各关节和肌肉的活动度应掌握由小到大、由弱到强的原则。年轻人可以从慢跑开始，而老年人则要从走步开始。

请问：对于运动，老年人为什么要从走步开始？

一、老年运动量

所谓运动量，也称"运动负荷"，指人体在体育活动中所承受的生理、心理负荷量以及消耗的热量，由完成练习的运动强度与持续时间，以及动作的准确性和运动项目特点等因素来决定运动量的大小。从严格意义上讲，体育锻炼对人体产生的影响并不单纯取决于运动量，而是"运动负荷"。组成"运动负荷"的主要因素是"量"和"强度"。锻炼中通过调节运动强度、运动的次数和运动时间，即可达到控制运动量的目的。

1. 运动的次数

这也是广大老年人十分关心的问题，但是目前对这一问题仍没有确切的结论。单纯从提高心肺功能（最大吸氧量）的角度来看，每星期运动应安排3～5次为宜。当然，对于一些患有慢性病的老年人每星期运动的次数还是要依据自己的身体状况而定。

2. 运动的强度

运动强度主要是反映体育锻炼对人体的刺激程度。它直接影响到锻炼的效果。控制和掌握运动强度最有效、最简单的办法就是测量心率，运动医学上称为"靶心率"。国内外运动医学专家研究认为，老年人参加体育锻炼的有效心率范围为本人最大心率值的65%～85%。老人的最大心率为：220-年龄数，则一位65岁老人参加锻炼的有效心率范围应该是：下限为（220-65）×65%=101次/min；上限为（220-65）×85%=132次/min。

3. 运动的时间

运动强度确定之后，运动的持续时间就十分关键了，它直接影响到总的运动量。老年人运动持续的时间目前没有一个统一的意见，但从多数统计资料来看，一般认为每次锻炼的持续时间应为20～60min，不能少于20min。因为有氧的锻炼至少要20min才会对心肺功能有明显的效果。但是运动时间的长短还要根据运动项目的强度、每天运动的量、每天运动的次数等因素而定，总之要因人而异。

4. 练习的内容

适合于老年人的健身形式和内容有许多种，我们可以把它分为四大类。第一类是有氧运动的耐力性项目，像散步、慢跑、有氧健身操等；第二类是伸展性运动，如中国传统的导引、印度的瑜伽，

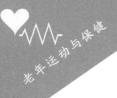

以及西方的各种伸展运动和医疗体操；第三类是力量和平衡练习，像跳绳、爬山、游泳等；第四类是呼吸运动，也可以称为"意气运动"，这是典型的东方健身手段，像太极拳运动，就是通过呼吸与意识和动作相互协调配合达到健身的目的的。老年人参加上述运动，一定要量力而行，绝不可攀比。因为同样的运动量对身体健壮的人来讲可能是小的，而对身体衰弱的人来讲，就可能是很大的。

二、老年运动量的科学掌握

老年人不适宜过度地进行锻炼，不宜盲目地、无限制地加大运动量。

如何掌握好运动量是老年人的锻炼中经常碰到的一个问题。运动量太小，起不到健身作用；运动量太大，超过了所能承受的生理限度，易造成损伤，对健康不利。因此，掌握适宜的运动量，对保证老年人锻炼的有效性和安全性具有重要作用。那么，该如何掌握呢？

（1）测脉搏的快慢可以判断运动量是否过大。大体上说，一个正常人的脉搏（心跳）次数最快是 220 次 /min 减去自己的年龄，如果是 60 岁的人，其脉搏可以高达 160 次 /min（即 220-60）。锻炼身体时要想达到的理想心跳次数就是上述最大数字的 65% ～ 85%。

（2）一个身体健康的人，也可以通过自己身体对于运动的反应来判断运动量是否合适，比如先做了广播操，然后又花 15min 的时间去跑步，做完这两项运动后身体不觉得累，就说明运动量差不多。

（3）从运动时所消耗的热量多少，也可以判断运动量是否合适。一个人每小时消耗的热量为：静坐的时候是 80cal，做操大约用 270cal，游泳 670cal。锻炼目的不同的人可选择不同的项目。一个偏胖的人想减轻体重，他就应当在力所能及的范围里选择消耗热量较多的项目，想要维持现有体重的人，只要饮食和锻炼的热量收支平稳就行了。

特别要注意的是老年人不宜空腹晨跑。近代科学研究认为，老年人空腹晨跑会发生低血糖症，更可怕的是还会诱发或加剧动脉粥样硬化及冠心病。

老年人空腹跑步时，其能量供应来自于体内脂肪的分解，脂肪酸浓度显著提高。高浓度的游离脂肪酸可能引起心律失常，导致休克而死亡。因血液中游离脂肪酸的浓度增高，还会促使肝脏合成三酰甘油，加速心脑血管疾病。因此，老年人晨跑前，应喝杯豆浆、牛奶或糖水。

三、老年运动量的原则

生命在于运动，老年人如能适当地运动，对全身的组织器官都有好处。经常运动的老年人四肢肌肉强健，肌纤维变粗，坚韧有力。不过，在运动量上，老年人需注意"酸加、痛减、麻停"的原则。

1. 酸加

老年人刚参加体育运动时，会出现肌肉酸胀的现象，这是由于肌肉中代谢产物乳酸积累过多，刺激神经末梢而引起的一种正常的生理反应，只要循序渐进，酸楚感就会逐渐减轻或消失，此时运动量可逐渐加大。

2. 痛减

有些老年人自身患有各种老年性疾病，如腰腿痛、颈椎病、肩周炎等，在运动后常出现局部疼痛并有逐渐加重感，这说明身体某一部分肌肉或肌腱有隐性炎症反应，此时运动量应减少，以免炎症扩大。

3. 麻停

在运动锻炼中，要是感到某一部分机体出现麻木不适的感觉，这是局部神经受压的征兆，也是锻炼方法不当的反应，此时应立即停止运动，查找原因，并改换方式或项目。

触类旁通

判断老年运动量是否过量的方法

老年朋友在进行体育锻炼时，往往由于控制不好运动量，造成身体的不适。因此，控制好运动量是十分重要的。老年人可以通过以下五个方面判断自己的运动量是否超量。

1. 通过心率来控制

锻炼后 0.5h 内即能恢复平静，心率、呼吸次数及情绪状态均能恢复到锻炼前的水平。以心率为例，如果运动量过大，锻炼结束后 5 ～ 10min 内，心率比锻炼前还要快 6 ～ 9 次 /10s，而且 0.5h 内不能完全恢复平静，这说明运动量过大了，应该进行调整，应多跟周围的锻炼者聊聊天，交流锻炼的体会等，以降低运动量。

2. 通过精神状态来控制

锻炼后依然精神饱满，精力充沛，没有困意，对学习、工作没有不良影响。相反，如果锻炼后精神萎靡、疲乏、头昏、目眩，则说明锻炼的运动量过大了。

3. 通过锻炼的出汗量来控制

锻炼达到刚出汗或出小汗的程度。不出汗说明运动量不够，大汗淋漓说明运动量过大。

4. 通过锻炼后的饮食来控制

一般来讲，锻炼后食欲很好，食量也有增加，而如果食欲缺乏，食量减少，说明运动量过大了。

5. 通过工作效率来控制

通过体育锻炼，老年人的体质增强，记忆力增强，学习与工作的效率提高，表明运动量恰到好处。如果身体消瘦，多病，学习与工作效率下降，则说明运动量掌握不恰当，应及时调整运动量。

小结

对于老年人来说，运动量不可过大，运动强度要适度。一般来说，老年人在健身运动中，呼吸频率以不超过 24 次 /min 为宜。60 岁以内的中老年人，运动中脉搏不超过 120 次 /min，60 岁以上的老年人，不超过 110 次 /min。运动后 3 ～ 5min，最多 10min，脉搏应恢复正常。

老年人运动切不可过量，因为运动过量会使四肢血量增加，而回心血量减少，引起短暂性脑缺血、血压下降、头晕、恶心等症状。有研究发现，运动过量者发生心肌梗死的可能性比中等运动量者高 2 ～ 4 倍，因此过度的剧烈运动并非长寿之道。

老年人如果在锻炼一段时间后，不仅不觉得轻松愉快、精力充沛，反而感到困乏越来越重，甚至产生酸痛感，这就说明运动量过大，应适当调整。

思考题

1. 锻炼中通过调节哪些方面，可达到控制运动量的目的？

2. 一名 70 岁老人参加锻炼的有效心率范围是什么？

3. 试谈老年人空腹跑步的坏处是什么？

4. 老年运动量有哪些原则？

➡️ 实战强化

阅读下面两个案例，分析案例中老人受伤或死亡的原因；给老年人参加体育锻炼提出至少一条建议。

案例一：

长沙市雨花区一老人超负荷晨练，突发疾病猝死。专家提醒，老人冬季锻炼应适度。

朱老汉每天坚持晨练。临近冬日，朱老汉冒着严寒，先做了 50 个仰卧起坐，又做了 50 个俯卧撑，最后做蹲起运动时摔倒在地，送往医院后证实已经死亡。

原因：_____

建议：_____

案例二：

62 岁的张奶奶平时酷爱体育锻炼，每天早晚都要坚持 1h 的急走训练。但有一天她下楼时突然感觉膝关节疼痛，不能伸屈，不能下蹲，持续不能缓解。之后她马上到当地的中医院进行诊治，中医院骨伤科专家诊断后告诉她，由于过度锻炼，她患了骨关节病，需住院治疗。

原因：_____

建议：_____

模块三　老年运动的注意事项

➡️ 案例引入

一周前，正在湖边晨练的王先生突然腿部抽筋，毫无准备的他倒地时小腿关节（踝关节）扭伤。他说："每天跑步前都要拉伸 10min 左右，那天因为给孩子准备早饭出来晚了，又赶时间上班，便没做准备活动，谁知道就真的抽筋了。医师说抽筋不是大问题，踝关节扭伤得修养一段时间，这下惨了，一两个月都别想跑步了。"

今年 56 岁的吴先生每天早晚都在湖边慢跑，几年下来身体素质大幅提高。几天前的一个早上，他慢跑时被一群晨练的大学生超过，人到中年的他起了好胜之心，打破平时慢跑的节奏，与年轻人追逐起来。几个小时后，吴先生突然感到右膝盖后侧疼痛，一天后发展到上下楼都十分不便的程度，医师诊断为筋腱撕裂。如今，除了必要的治疗措施外，等待他的也是至少一个月的静养。

张女士饭后在湖边遛弯儿，看到身边大步流星的"暴走一族"便心痒难耐地跟了两圈。第二天早起发现不但两侧髋骨疼痛，脚踝部也肿了起来："原想跟着玩玩，减减肥啥的，没想到倒弄伤了自己，看来锻炼要根据每个人的实际情况进行，适合别人的运动方式，不一定适合自己，这下有记性了。"

　　已近冬季，早晚锻炼的人应该增加衣物，尤其是运动后出了一身热汗，更要防止感冒的发生。孙先生说："寻思着自己常年锻炼，身体素质好，抵抗力高，没注意增加衣物，得了感冒一个多星期都没好。那天早上有点冷，锻炼完想买点早点再回家，一身热汗回家前不知不觉地散了，下午便开始打喷嚏、流鼻涕，直到今天这感冒还没好利索。"

　　跑步、健身、锻炼好处很多，除了减肥、健身，还能培养乐观开朗的个性、宽容大度的心态、不怕吃苦的意志品质，还可能结识很多朋友。运动的好处虽然不少，但不科学、盲目的运动却也容易受伤。

　　请问：老年运动、健身爱好者应该从哪些方面注意，以防自身受伤？

一、老年运动的时间安排

　　长期以来，许多老年人认为一大早起来锻炼最好，其实是不科学的。

　　因为在太阳出来之前，植物吸进氧气，呼出二氧化碳，空气一点也不新鲜，反倒污浊；此外，秋、冬、春三季，早晨 6 时左右空气污染最不易扩散，是污染的高峰期。

　　那么，什么时间锻炼最好呢？每日下午后半段和接近黄昏的时间最好。每日下午 4 时到晚 9 时，身体对外界环境相适应的"应激反应"能力达到最高水平，神经的灵活性也最好。

　　当然，选择最佳时间还需要注意最佳的条件与环境才能收到最佳的效果。诸如饥饿和饭后不宜做剧烈运动，睡前也不宜做剧烈运动。

　　在一天中不一定需要连续进行健身，间断的健身有益，每周最好锻炼 3 次，每次 30 多 min，隔日进行更好。

　　夏天夜短，本来睡眠就少的老年人也大多选择早起，清晨锻炼是多数老年人的习惯。老年人进行较长时间的有氧锻炼，清晨反而是最不合适的时段。多数老年人都会选择在早晨出门到公园锻炼，但是这个时间的选择是错误的。早晨空气中的二氧化碳浓度较高，难以呼吸到充足的氧气。且经过夜间睡眠，人体的血液黏度比较大，因此晨练尽量以活动筋骨为目的，不要进行较长时间的锻炼。老年人的有氧锻炼应尽量选择在黄昏。

　　人过壮年以后，身体就会随着年龄的增长而逐渐地衰退，身体功能也开始衰退。因此，中老年人在早晨起床后的短时间内，肌肉、四肢等运动器官还处于松弛状态，心跳和呼吸速度都很缓慢，并且新陈代谢水平也比较低，肢体反应的敏感性和动作的灵活性已经很难像年轻时那样，可以在短时间内迅速提升到需要的水平。

　　科学家的研究证明，清晨 3 时至早上 8 时是老年人心脏最容易出现病症的时期，此时的血压为全天最高，老年人此时也比较容易中风、猝死，这个时候如果进行不恰当的锻炼，很容易发生意外。此外，患有冠心病、高血压的患者要尽量避免晨练。所以，根据人体生物钟的规律，老年人锻炼身体最好选择在上午或黄昏，此时不会导致内分泌的紊乱或者器官过度运转，也可以有效地避免一些疾病的发生。

　　确切地说，老年人锻炼身体最好选择在上午 10 时左右，此时为疾病发生的低谷阶段，再加上患者早上起来后已服过药物，一些疾病已得到了有效的控制。

　　对于老年人来说，如果把锻炼安排在下午 4～6 时，则人体生物钟可以使机体处于最佳运动状态，精力充沛，锻炼的量可以增加，效果较为理想。

每日每次锻炼以 30 ~ 60min 为宜，也可根据自己的实际情况适当缩短或延长锻炼时间。

在选择锻炼时间方面，还需要注意，如果在饭前锻炼，则应在锻炼后休息 30min 以后再进食。如果在饭后进行锻炼，则应在饭后休息 1.5 ~ 2.5h 才可进行锻炼；如果在晚上锻炼，则要在临睡前 1.5 ~ 2.0h 结束锻炼。

二、老年运动的场地选择

"生命在于运动"，体育锻炼对提高中国人尤其是老年人的生活质量起到了积极作用。在基层体育活动中，老年人健身活动占 70%。随着社会的进一步发展，老年人对体育活动的需求增强，但目前很多老年人活动场地等尚不能满足广大老年人日益增长的体育健身需求。"错峰晨练，不和年轻人抢公交"等相关新闻在微博以及网络媒体上被广泛热议，进一步折射出在全民健身的大背景下，"银发健身族"健身场所和安全急需得到关注。

老年人随着年龄增大，体质退化、器官功能降低、各部分机能衰退。从生理上分析，老年人需要到公共绿地呼吸新鲜空气、晒太阳、锻炼身体、愉悦身心、增进身体健康。再者，老人们从昔日参与社会的活动中退了出来，逐渐脱离了社会，不再参与社会事务；由于退休前后的鲜明对比，老年人不可避免地产生了孤独感、失落感。在社会家庭方面，由于人们的生活节奏加快，工作紧张，人与人之间来往减少，子女忙于工作，很少有时间陪伴老人，且大多数子女不与老人同住，所以老人退休在家，尤其一些独身的老人，则更感孤独。为了更好地安度晚年，享受生活，老人们需要有一定的活动空间进行运动。

因此，要加大对老年人体育活动场所建设的投入，努力为老年人健身提供体育活动场地，改进体育设施，营造科学、文明、就近、方便的老年人健身环境。老年人在选择运动场地时可以从如下四个方面着手。

1. 合理的活动半径，适于到达

许多老年人由于行动能力的限制，不能去较远的公园，因此居民区附近的活动区域对老年人而言相当重要。据调查，对老年人来说，步行最大距离在 800m 左右，所以一些活动区域最好应临近居民区，以利于老年人方便地到达。

2. 注重周边环境，提高社区服务设施利用率

一般来说，60 ~ 75 岁的老人如不患大的疾病，生活能自理，也有独立自主的心理要求，购物、邮寄、就医、存取款等一些基本的生活活动都愿意自己进行，所以老年人运动区域最好可以临近如商店、邮局、医疗所、菜市场、储蓄网点、活动中心等地方，老人们在运动之余可进行相应的活动。

3. 安全第一，保障老年人生活质量

选择老年运动场地除应与居住区有合理的关系外，还应避开工厂、污染源、噪声源、垃圾站。由于老人行走不便，反应迟缓，所以到达运动场地不宜穿行交通繁忙的城市主次干道。

4. 足够的区域，保证老年人的需要

如前所述，现今可供老年人运动的场地面积明显不足，所以有关部门在进行活动区域系统规划时，应对活动区域所在地进行充分的调查，包括对活动区域周围居民区人口年龄结构的调查分析，

以确定相应的运动活动区域，满足老年人的要求。

三、老年运动的项目选择

老年人锻炼的运动项目不能和中青年人相同，由于年龄与生理特点的制约，老年人在运动项目的选择上要考虑以下五个方面。

1. 不宜进行速率快的运动项目

老年人心血管系统的功能衰退，心脏功能低下，动脉血管硬化，若运动速度猛增，使心率过高，血压剧增，容易出现意外的运动猝死。

2. 不宜进行对抗性强烈的运动项目

老年人平衡觉较差，反应迟钝，自我保护意识能力薄弱、骨骼脆化、韧带弹性降低，不能参加篮球、足球、手球等碰撞运动项目。

3. 不宜进行转变体位过多的运动项目

如竞技体操等，这类项目中，前俯、后仰、低头弯腰的动作多，容易发生意外事故。

4. 不宜进行负重的运动项目

如集体拔河活动或举重练习等，这些项目都伴有憋气和肌肉的高度紧张，易引起晕眩或昏倒等不良后果。

5. 选择适当的运动项目

老年人可选体操、散步、慢跑、自行车（短程慢速）、球类（乒乓球、羽毛球）、游泳、太极拳、气功、八段锦、保健按摩以及日光浴等项目。不宜做强度过大、速度过快的剧烈运动。

四、老年运动的"六要与六不要"

老年人锻炼身体需要坚持一些原则，因为老年人体质比较差，所以在运动的时候一定要注意"六要与六不要"。

1. 老年人锻炼中的"六要"

（1）要选择缓慢的锻炼形式。老年人对剧烈运动力不从心，缓慢的运动，如散步、太极拳、健身操、气功、慢跑、保健按摩等较适宜老年人锻炼。

（2）要选择合理适宜的运动量。在不同季节、不同环境下，运动量要做适当调整。一般来说，每次锻炼后感到轻松、舒畅、食欲佳、睡眠好、无头昏心悸等反应，说明运动量适度，锻炼效果好。

（3）要选择适宜的锻炼环境。应根据各人的不同情况选择锻炼环境，比如心情不畅者，宜选择到鸟语花香的公园等处活动，心火较重、心情烦躁者，宜到江河湖海边或有树木的地方活动。

（4）要坚持不懈地锻炼。无论从事何种运动，只有经年累月、坚持不懈，才会产生延缓衰老的有益作用，希望即刻奏效、一蹴而就是不现实的。

（5）要合理调整饮食结构。进行老年人锻炼，饮食搭配要合理，营养要全面，主副食要多样化，并做到用餐定时定量。不吃或少吃糕点和油炸食物，并力戒烟酒。

（6）要注意结伴锻炼。锻炼时约几位伙伴共同锻炼，既可以相互督促和勉励，又能相互照料、防止不测。

2. 老年人锻炼中的"六不要"

（1）不要制订太机械、太严格的锻炼时间和太高的目标。老年人进行锻炼，贵在参与，要求太高、太苛刻反而流于形式，不利于强身健体。

（2）老年人锻炼不要超过自身的承受能力。老年人的体能、素质、承受能力不可与青壮年相提并论，锻炼时一定要掌握好分寸，因人而异，一般以 15～30min 为宜。

（3）不要随心所欲乱练一通。任何一项运动都要讲究科学性，老年人锻炼不能自己想怎么练就怎么练。如果锻炼时动作既不准确也不科学，乱练一通，其结果往往适得其反。

（4）不要选择过于偏僻或繁华的地点进行锻炼。老年人锻炼地宜在离家较近且附近有良好通信、交通条件的地方，以便有事时能及时求助或报警。

（5）不要非去中高档活动场所。最自然、最简洁的体育运动条件，其锻炼效果往往最佳。老年人在这样的环境中锻炼，心理波动小，生理节律相对平稳。

（6）不要在思想高度紧张和情绪剧烈波动时进行锻炼。

此外，老年人还要注意，不要在饭后马上运动，以免引起胃肠道疾病或消化不良等。老年人在体育锻炼期间要保持正常的生活规律，注意营养合理，多食易消化、高蛋白、高维生素、少脂肪的食物，戒烟，少饮酒或戒酒。

➡ 触类旁通

老年人运动应注意的事项

现如今，老年人锻炼身体的积极性比较高，他们中很多人通过运动来进行保健养生。不过，老年人的关节、韧带、肌肉弹性都不如年轻人，协调性也在退化，所以，老年人在运动锻炼上，千万不能强求自己像年轻人一样，否则身体容易产生不良反应。老年人因为身体素质的原因，在选择运动方式、运动时间以及运动强度上是有很多要求的。

有的老年人在进行锻炼时长时间做蹲马步的动作，这是一定要注意避免的。因为老年人屈膝时，膝关节紧张，易受磨损，易引起关节病病程的加快。还有的老年人喜欢压腿，拉伸韧带，这种锻炼当然没问题。可是像有骨质疏松的老人，压的时候如果用力过大，就很容易受伤。另外，现在老年人经常在晚饭后到公园里跳老年广场舞，有的节奏还相当"强劲"，老年人的协调性不太好，如果刻意追求跟上音乐的节拍，动作容易走形，万一身体失去了重心，摔倒了是很危险的。锻炼毫无疑问对身体是有益的，但不注意锻炼方法和自身身体状况而盲目进行锻炼，有时反而会损害身体健康或加重已有疾病，所以老年人一定要讲究科学锻炼，应注意以下事项。

1. 晨练先饮水

人经过一夜睡眠，已从皮肤和呼吸器官散发了一部分水分，加之尿液的形成，使机体相应缺水。如果晨练前不先饮点水，因体育锻炼使呼吸节奏加快，皮肤毛孔扩张，汗腺分泌增强，引起显性或不显性出汗，可加重人体的缺水程度。因此晨练前应先饮水，有利于身心健康。饮一杯凉（温）开水、淡盐水、蜂蜜水均可。

2. 戒负重练习

老年人肌肉有所萎缩，肌肉力量也明显减退；神经系统反应较慢，协调能力差，对刺激的反应时间延长。因此老年人运动宜选择动作缓慢柔和、肌肉协调放松、全身得到活动的练习，如太极拳、步行、慢跑等都很合适。

3. 戒急于求成

活动量过大或增加快往往是老年人发生意外损伤的原因之一。老年人由于生理功能降低，对体力负荷的适应能力较差，因而在运动时应有较长的适应阶段。30 岁以上的人，年龄每增长 10 岁，对负荷的适应时间约延长 40%。因此锻炼时要循序渐进，适应一定的运动负荷后再慢慢增加活动量，切忌因操之过急而使活动量负荷过大。

4. 戒屏气使劲

平时我们的胸膜腔内压力低于大气压，称胸腔负压，这有利于静脉血液流回心脏，而屏气时胸腔内压力骤然升高，使血液回心不畅，心排血量减少，因而脑的血液供应也减少，故易头晕、目眩，严重者可发生昏厥。而屏气完毕时，血液骤然大量回心，会使心排血量骤增，血压上升，脑的血液供应也猛然增加，易发生脑血管意外。因此老年人运动时一定要注意呼吸顺畅、自然，切戒屏气使劲。

5. 戒头部位置变换

老年人不宜做低头、弯腰、仰头后侧、左右侧弯的动作，更不要做头向下的倒置动作，原因是这些动作会使血液流向头部，而老年人血管壁变硬，弹性差，易发生血管破裂，引起脑溢血。当恢复正常体位时，血液快速流向躯干和下肢，脑部发生贫血，会出现两眼发黑，站立不稳，甚至摔倒的情况。

6. 运动后注意"三忌"

一忌骤然降温（冷水浴等），因为这会引起生理功能的紊乱，导致神经系统失调，招来疾病；二忌暴饮暴食，因为这会给消化系统、循环系统、排泄系统，特别是心血管系统增加沉重的负担，且会引起抽筋、痉挛等；三忌体温烘衣，因为这种做法易着凉，会引起呼吸道、消化道的疾病，如感冒、哮喘、腹泻等，同时也不卫生。

7. 需要暂停运动的情况

（1）体温升高，如感冒、急性扁桃体炎等。

（2）各种内脏疾病的急性发作阶段。

（3）身体某一部位具有出血倾向。

（4）运动器官外伤未愈者（功能恢复者除外）。

（5）各种传染性疾病未愈者。

（6）平时经常锻炼的老年人，体内各器官的代谢和功能增强，神经灵活性和均衡性提高。一旦突然停止运动，可能会出现烦躁不安，或周身不适等不良的心理和躯体反应，"运动医学"中称之为"运动成瘾症"。有些因特殊情况需停止锻炼的，也应逐渐递减每天的运动量，以防止不良心理反应的发生。

➡ 小结

不同年龄的人，对同样运动的适应性和反应不同。如健步走对 65 岁的人来讲，可能是中等强度运动，而对 80 岁的人，则可能是大强度运动。因此，对于老年人的运动健身，要特别强调运动强度的控制。人到老年后，运动强度要逐年减小，运动时间要逐年缩短。

老年人不要选择身体接触对抗性较强的运动项目，如篮球、足球等，以避免运动损伤。在参加非身体接触对抗性运动时，如打网球、羽毛球、乒乓球时，最好不要进行激烈的比赛。即使身体状况允许，能够参加比赛，也要放松心态，不在乎输赢，以免由于比赛时情绪激动，出现意外运动伤害。

老年人要有规律地参加体育活动，每天的运动时间和每周的运动天数要保持相对稳定，不要随意改变运动习惯，更不要盲目增加运动强度和运动时间。

总而言之，老年人在养生健体方面要做到量力而行，适可而止，因地制宜，注重卫生和持之以恒。根据老年人生理特点，适合老年人锻炼的项目以动作缓慢柔和，能使全身得到活动，活动量容易调节掌握而又简便易学为原则。

➡️ 思考题

1. 老年人选择锻炼的时间是早上好还是黄昏好？
2. 在老年人运动场地的选择上，一般要着重考虑哪些问题？
3. 哪些项目是老年人运动的首选，为什么？

➡️ 实战强化

请你针对你爷爷或奶奶的身体状况，为他设计一个合理的运动方案。

学习单元四　老年体质与运动测量

▶ 学习目标

知识目标

能掌握体质的概念及主要内容；理解运动测量的身体形态、生理功能及身体素质和运动能力等具体测试项目的测试目的、方法、注意事项等内容。

能力目标

能准确地帮助老年人进行运动测量，能对测量结果进行评价，并给出合理化建议。

素质目标

培养学生科学、严谨的思维，为不同身体情况的老年人选择个性化测量方法。

模块一　体　　质

▶ 案例引入

张大爷身体强壮，形体匀称，健壮，头发盛长而黑，面色红润，肤色红黄隐隐，明润含蓄，目光有神，精采内含，唇红润，胃纳佳，四肢轻劲有力，能耐受寒热。

王大爷体型消瘦，毛发不华，面色偏黄或㿠白，肤色黄，目光少神，鼻部色淡黄，口淡，唇色少华，肢体疲乏无力，不耐寒热，纳呆。

大家看到这两位大爷都会说，张大爷体质好，王大爷体质不好。

体质究竟是什么？为什么大家会做出这样的判断？

一、体质的概念

体质这个词由来已久，我们也都耳熟能详，体质究竟是什么意思呢？

任何物质都有质量，人的身体的质量就是"体质"。人的体质是在先天遗传的基础上，加之在后天诸多因素如生活环境、营养状况、体育锻炼、疾病等的影响下，在生殖和衰老的过程中逐渐形成的既包括生理、又包括心理在内的身体的质量。"体质"是在中医理论发展过程中形成的病理生理学概念。查《辞海》无"体质"一词，但对"体""质"分别解释为："体"，指身体，"质"为性质、本质。所谓体质，就是机体因为脏腑、经络、气血、阴阳等的盛衰偏颇而形成的素质特征。体质无论好坏，在一段时间内都是相对稳定的。

二、体质基本介绍

体质是在遗传变异的基础上，人体所表现出来的形态和机能方面相对稳定的特征。具体指：

1. 身体形态

身体形态指体型、身体姿态、营养状况等。

2. 生理功能

生理功能即机体新陈代谢功能及人体各系统、器官的工作效能。

3. 身体素质和运动能力

此即身体在生活、劳动和运动中所表现出来的力量、速度、耐力、灵敏性、柔韧性等身体素质以及走、跑、跳跃、投掷、攀登、爬越、悬垂、支撑等运动能力。

4. 心理状态

心理状态包括本体感知觉能力、个性、人际关系、意志力、判断力等。

5. 适应能力

适应能力指对外界环境的适应能力以及抗寒耐暑的能力，对疾病的抵抗能力。

在进行人体测量时，常选用身体形态、生理生化功能、身体素质和运动能力等指标。本书根据老年人的身体状况和运动能力，选用部分项目，供大家参考。

➡ 触类旁通

中医学概念的体质

所谓体质，就是机体因为脏腑、经络、气血、阴阳等的盛衰偏颇而形成的素质特征。

身体的素质特征是复杂的，但根据脏腑气血阴阳的功能状态以及邪气的有无，可以分为正常体质与异常体质两大类。异常体质又可按邪正盛衰分为虚性体质、实性体质、复合性体质三类。

1. 正常体质

正常体质即身体强壮且无寒热之偏的体质。形体匀称，健壮，头发盛长而黑，面色红润，肤色红黄隐隐，明润含蓄，目光有神，精采内含，鼻色明润，嗅觉通利，口和，唇红润，胃纳佳，四肢轻劲有力，能耐受寒热，二便正常，脉象从容和缓，节律均匀，舌质淡红、润泽，苔薄白。此类型体质阴阳无明显偏颇。

2. 异常体质

（1）虚性体质。虚性体质系指脏腑亏虚，气血不足，阴阳偏衰为主要特征的体质状态，常见有以下四类。

1）气虚体质：指素体气弱少力之质。此型胖和瘦人均有，但瘦人为多。毛发不华，面色偏黄或㿠白，肤色黄，目光少神，鼻部色淡黄，口淡，唇色少华，肢体疲乏无力，不耐寒热，纳呆，大便正常或便秘，小便正常或偏多，脉象虚缓，舌淡红，边有齿印。

2）血虚体质：此指血虚之体常见的素质特征，主要可见面色萎黄或苍白，唇舌色淡，毛发枯燥，肌肤不泽，精神不振，疲乏少力，动则短气，大便常秘，脉象细弱等象。

3）阴虚体质：指阴液亏虚，失于滋润、阴虚阳亢的体质。体形瘦长，面色多偏红或颧红，肤色苍赤，巩膜红丝较多或见暗浊，两眼干涩，视物昏花，眵多，鼻中微干，或有鼻血，口燥咽干，多喜饮冷，唇红微干，手足心热，大便偏干或秘结，小便短赤，脉细弦或数，舌红少苔或无苔。

4）阳虚体质：系指素体阳气亏虚，阴寒内盛的体质状态。多见形体肥胖，面色少华、㿠白、毛发易脱落，肤色柔白，两目胞色晦暗，鼻头冷或色微青，口唇色淡红，形寒肢冷，倦怠，背部或脘部怕冷，多喜偏热食物，大便溏薄，小便清长，舌质淡胖，边有齿印，苔白。

（2）实性体质。邪气有余为实，故实性体质主要是指体内阴阳偏盛，痰、瘀等邪气内结所形成的素质特征，常见以下五种体质类型。

1）阴寒体质：系指素体阴气偏盛之质。见形体壮实，肌肉紧缩，皮肤紫黑，四体常冷，多静少动，喜热恶寒，舌质淡，脉紧实。

2）阳热体质：系指素体阳气偏盛之质。见体格较强健，面色潮红或红黑，有油光，目睛充血多目眵，口唇暗红或紫红，舌质红或暗红、质坚，舌苔薄黄或黄腻，脉紧实有力。

3）痰湿体质：指由于体内痰饮水湿潴留而形成的素质特征。体形多肥胖丰腴，面色淡黄而暗，肤色白滑，鼻部色微黑，口中黏腻不爽，四肢沉重，嗜酒茶，恣食肥甘，大便正常或不实，小便不多或微浑，脉濡或滑，苔腻。

4）瘀血体质：指经脉不畅，血瘀不行或瘀血内阻的体质状态。此型多见于瘦人。毛发易脱落，面色黧黑或面颊部见红丝赤缕，肤色偏暗滞，或见红斑、斑痕，或有肌肤甲错，眼眶暗黑，或白珠见青紫，红筋浮起，鼻部暗滞，口干，但欲漱口不欲咽，口唇淡暗或紫，脉弦或沉、细涩或结代，舌质青紫或暗，或舌边青，有点状或片状瘀点，舌下静脉曲张。

5）气郁体质：指脏腑功能失调，特别是以气机郁滞为基本状态的体质类型。以上所述体质类型是按正虚、邪实分类，但临床常见某些人群、特别是以女性为主的群体，出现以肝郁不舒、气机郁滞为特征的体质。这是在遗传变异的基础上，人体所表现出来的形态和功能方面相对稳定的特征。具体指身体形态发育水平，生理生化功能水平，身体素质和运动能力，心理状态和适应能力。

（3）复合体质。复合体质是指兼具上述两种以上不正常身体素质的体质类型。如气虚与痰湿体质混见，见于肥胖之人；气虚与瘀血体质混见；阳虚与阴寒体质混见；气郁与痰湿体质混见；气郁与阴虚体质混见等。

➡️ 小结

体质是由先天遗传和后天获得所形成的，人类个体在形态结构和功能活动方面所固有的、相对稳定的特性，与心理性格具有相关性。个体体质的不同，表现为在生理状态下对外界刺激的反应和适应上的某些差异性，以及发病过程中对某些致病因子的易感性和疾病发展的倾向性。体质的形成受先天、年龄、性别、精神状态、生活及饮食条件、地理环境、疾病、体育锻炼、社会等众多因素的影响。

➡️ 思考题

1. 什么是体质？
2. 体质的具体内容有哪些？

➡️ 实战强化

请同学们自评，看看自己属于哪种体质。

模块二　运动测量

案例引入

有一位爷爷，68 岁，身高 168cm，体重超过 75kg，这样算超重吗？

一、人体形态测量与评价

人体形态，是指人体的概观性特征，包括外形结构、体格、体型和姿势等。通过形态测量，不但可以提供研究老年人身体状况的重要数据，而且还可以为评价个体衰老状况提供不可缺少的依据。

1. 身高

身高反映人体骨骼纵向生长水平。

测量仪器：身高坐高计。

测量方法：测试时，受试者赤脚、呈立正姿势站在身高计地板上（躯干挺直，上肢自然下垂，脚跟并拢，脚尖分开约60°），脚跟、骶骨部及两肩胛间与身高计的立柱接触，头部正直，两眼平视前方，耳屏上缘与眼眶下缘最低点呈水平。身高记录以厘米为单位，保留小数点后一位，如图 4-1 所示。

注意事项：身高在一天内因受重力的作用会产生一定波动，据研究报告，一天内的身高变动在1.5cm 左右。清晨起床时最高，夜晚最低，因此上午测量身高为宜。

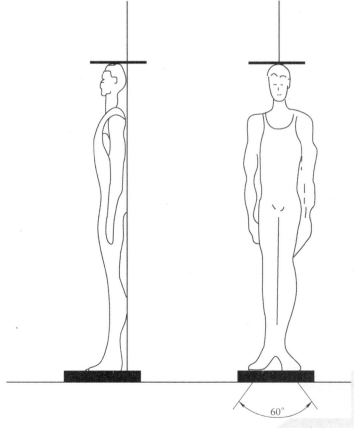

图 4-1　身高测量示意图

小贴士

老年人身高变矮的原因

众所周知，老年人随年龄的增长，逐渐出现驼背、个子变矮，并伴有腰腿痛或骨质增生。而且，越是身材高大的人，年老之后，身高下降得越明显。一般说来，80岁以上的人身高会比年轻时下降10～15cm。据日本资料介绍，以男性60岁为基础，65岁和75岁身高分别下降1.5cm和3.5cm。其原因是骨质疏松引起脊椎体压缩性骨折，椎骨被压成楔状或压得扁薄，脊椎的支撑能力下降而变弯，于是个子就矮了。老年人变矮的特点是躯干缩短明显，四肢缩短很少，所以老态龙钟主要表现是弯腰驼背。老年人肌力下降，挺胸收腹较为困难，姿势不良也会影响身高。实践证明，长期坚持体育锻炼可减少老年病的发生，推迟机体衰老的过程。早年养成良好的姿势，也有助于克服晚年的弯腰驼背。

2. 体重

体重反映人体发育程度和营养状况。

测量仪器：使用体重秤测试，精度为0.1kg。

测量方法：测试时，受试者自然站在体重秤中央，站稳后，读取数据，记录以千克为单位，保留小数点后一位，如图4-2所示。

注意事项：测试时，受试者尽量减少着装；上、下体重秤时，动作要轻缓。

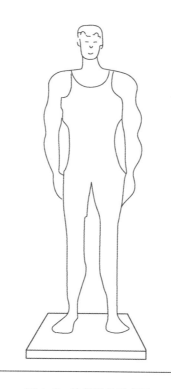

图4-2 体重测量示意图

如何计算老年人的健康体重?

拥有健康体重的老人患各种疾病的危险性小于消瘦和肥胖的老人,体重过低或过高都会影响身体健康。过度消瘦反映机体可能患有某些消耗性疾病,机体营养不良,免疫力低下,疾病易感性增加;超重或肥胖又使机体患多种慢性疾病的风险增加。研究发现,超重或肥胖者患糖尿病、高血压、高脂血症的风险是体重正常者的 2 ～ 3 倍。

老年人健康体重的判断方法与 60 岁以下的成年人相同,可根据体质指数(BMI)进行判定。

BMI 是判断健康体重的常用指标,计算方法如下:

$$体质指数(BMI)= 体重(kg)/[身高^2(m^2)]$$

BMI 在 18.5 ～ 23.9 视为健康体重,<18.5 为消瘦,≥ 24 为超重,≥ 28 为肥胖。

举例来说,如果一位身高 1.7m 的男性老人,体重为 65 kg,BMI 为 22.5,属于正常体重。

3. 腰围

腰围主要反映腹壁肌和腹部脂肪的情况,当腹壁肌肉紧张度降低或腹部脂肪堆积过多时腰围会增加。体育锻炼可以使老年人脂肪减少,腹部张力提高,因而可使腰围减小。

使用器材:带状(皮)尺。

测量方法:测试者站在受试者的右侧或对面,将带状尺水平放在髂嵴上方 3 ～ 4 横指的位置(相当于腰部最细处)测量。取一位小数记录。

测试误差:不得超过 1cm。

注意事项:注意观察带尺的位置是否呈水平位。在受试者平稳呼吸时进行测量,不得俯身或挺腰。

中老年人控制腰围延长寿命

中老年人请注意:即便不关心自己的体重,也请注意腰围,因为这与你的生命息息相关。

美国癌症协会的研究人员于 1997 ～ 2006 年跟踪研究了 10 万多人的健康状况,被调查对象中男性 4.8 万人、女性 5.6 万人,年龄均在 50 岁以上。结果发现,无论男女,无论体重,腰围大死亡风险就大。

与腰围最小的同性别者相比,腰围超过 1.2m 的男性和腰围超过 1.1m 的女性因心脏问题、癌症和呼吸道疾病等各种疾病死亡的风险增加一倍,且这一结果不受被调查对象体重的影响。

之前研究发现,腰围过粗的人更容易患炎症、心脏病和糖尿病等疾病。美国癌症协会研究人员表示,腰围粗细或许与人体内脏脂肪多少直接相关,而内脏脂肪堆积会导致疾病,因此腰围粗的人较容易患病死亡。

4. 身体姿势的测量与评价

身体姿势是指身体各部在空间的相对位置,也有学者将其定义为:姿势是指人的四肢、头、躯干的相互关系,它反映了人体的骨骼、肌肉、内脏器官、神经系统等各组织器官的力学关系。

正确的身体姿势不妨碍内脏器官的功能,可减少肌肉的疲劳,表现出人体的美感和良好的精神面貌,是人体健康状况的重要外部标志。老年期身体姿势变化较大,姿势测量就显得更为重要,它可为纠正错误姿势,培养良好的身体姿势提供客观依据。

(1)脊柱前后弯曲测量。

测量仪器:脊弯测量计。

测量方法：受试者身着短裤（或背心短裤）立于测量计底板。足跟、骶骨及背部紧靠立柱。测试者立于侧方首先观察其耳屏、肩峰、大转子三点是否在同一垂线上。然后将测量计上的小棍前推，使其密切接触受试者的身体，根据棍棒在腰曲的最大距离，以及上述三点的相互位置进行躯干背部姿势良否判断，如图4-3所示。

正常：腰曲2～3cm，耳屏、肩峰、大转子三点在同一垂线上。

驼背：腰曲小于2～3cm，头向前探，耳屏点落于肩峰与大转子点前方。

鞍背：腰曲过大，超过5cm，背及臀部后凸，耳屏点与肩峰点落于大转子点前方。

直背：缺乏生理性胸曲及腰曲，整个背部过平。

（2）脊柱侧弯测量。

1）观察法。受试者身着短裤（或游泳衣），取自然立正姿势站立。测试者立于其正后方，观察受试者两肩是否等高；两肩胛骨下角是否在同一水平面上，与脊柱的间距是否相等；脊柱各棘突是否在同一直线上并垂直于地面。根据以上几点判定脊柱是否正常或是侧弯。

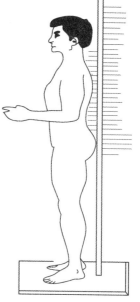

图4-3　脊弯测量示意图

2）重锤法。

测量仪器：重锤线、测量尺。

测量方法：受试者自然站立，足跟靠拢，使悬垂的重锤线通过其第七颈椎棘突。测试者立于其后，观察各棘突是否偏离垂线，然后测量偏离距离（方向分左偏离、右偏离，部位分颈、胸、腰部）来判定侧弯程度。偏离距离小于1.0cm者为正常；1.0～2.0cm者为轻度侧弯；2.1cm者以上为重度侧弯。

对判断为脊柱侧弯的受试者，令其活动身体，以确定侧弯性质。如在活动时侧弯消失，则判定为习惯性侧弯；如在活动时侧弯仍不消失，则判定为固定性侧弯，然后按照侧弯方向、部位、性质进行记录。

（3）腿部。

测量方法：受试者裸露双腿取立正姿势站立。测试者立于受试者正前方，观察并测量受试者两腿内侧、两膝及足跟之间的距离，据此来判断其属于哪种腿型。

1）直形腿。受试者两膝部、两腿内侧、足跟均可靠拢互相接触，或间距小于1.5cm，此种腿形为正常。

2）X形腿。两膝部可靠拢，但两小腿内侧及足跟不能互相接触，且间距大于1.5cm。

3）O形腿。大、小腿之间不能合拢，仅足跟可靠拢，两膝间距大于1.5cm。

（4）足弓。足弓测量是根据足底与地面接触面积的大小比例，划分正常足以及轻度、中度、重度扁平足。正常足的足印空白区与足印最窄区宽度之比为2:1，轻度扁平足为1:1，中度扁平足为1:2，重度扁平足则足印无空白区。一般可用以下方法测量。

1）简易法：脚踩滑石粉或清水立于黑板或水泥地面上，将其留下的足迹沿第一跖骨内侧与足跟内侧画一切线，根据切线内的空白区与足印实区最窄处宽度比例来判断。

2）纸印法：为了便于保存资料进行动态分析，采用纸印法测量足弓。受试者双足踏过浸以10%三氯化铁溶液的纱布或海绵，然后双足踏在预先准备好（刷过10%亚铁氰化钾溶液并已晾干）

的纸上，双足不可移动。当双足离开纸后，即留下蓝黑色足印。沿足印内缘画一切线，即第一切线，再自中趾尖点到足跟中点引第二条线，两线交叉形成夹角，然后画出该角的角平分线，即第三条线。至此，三条线将足弓分为内侧部、中间部、外侧部，根据足弓内缘落在哪个部位来判定足弓是否正常，如图4-4所示。

正常足：足弓内缘落在外侧部，如图4-4①所示。

轻度扁平足（Ⅰ度）：足弓内缘落在中间部，如图4-4②所示。

中度扁平足（Ⅱ度）：足弓内缘落在内侧部，如图4-4③所示。

重度扁平足（Ⅲ度）：足弓内缘超出内侧部，如图4-4④所示。

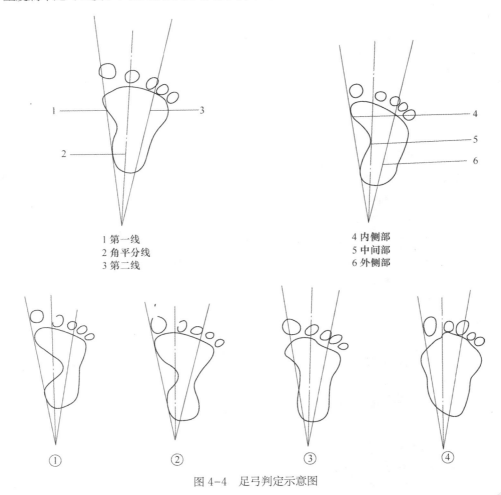

1 第一线
2 角平分线
3 第二线

4 内侧部
5 中间部
6 外侧部

① ② ③ ④

图4-4 足弓判定示意图

（5）整体姿势测量与评价。整个人体姿势的测量是通过从背面及侧面，对人体13个部位进行综合性观察给予评分的办法进行评价的。

1）场地设备。将一系列挂有锥形重物的重锤线悬挂于离屏幕0.9m处，通过锥尖投影与地面交点引一与屏幕垂直的线及与屏幕平行的短线，再由此点开始沿垂直线向后于3.0m处引一平行短线。

2）测量方法。受试者身着游泳衣（裤）面对屏幕于0.9m交点处站立，并使重锤线沿头后部与脊柱重叠，测试者立于 3.0m 交叉处，观察受试者身体各部左右偏差。

受试者再向左转体 90°，使重锤线经耳屏点、肩峰点、大转子点至外踝点，测试者从侧面观察身体各部位前后偏差程度。

3）评价。根据评分标准（图 4-5），与正确姿势相符者得 5 分，稍有偏差得 3 分，有明显差异得 1 分，最后将 13 个成绩相加作为整体姿势评价总分（其中足弓为单独测量）。身体姿势测量评价标准见表 4-1。

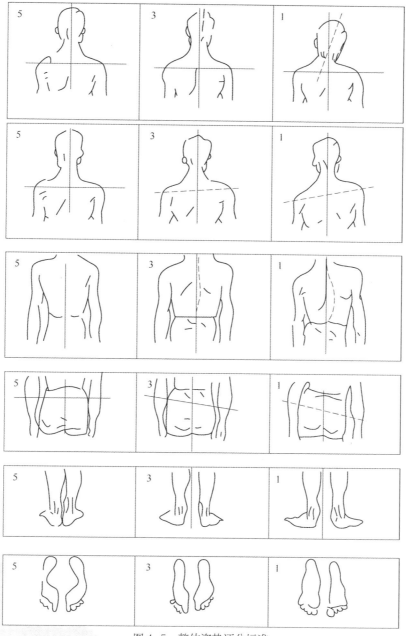

图 4-5　整体姿势评分标准

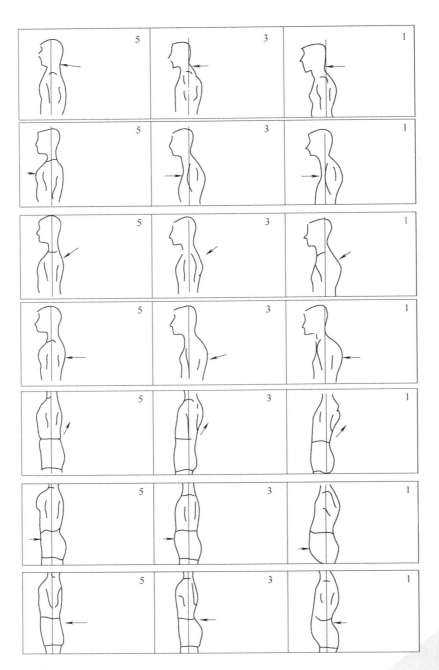

图 4-5　整体姿势评分标准（续）

表 4-1　身体姿势测量评价标准

姿势评价总分	百 分 位 数	成　　绩
－	99	10
65	98	9
63	93	8
61	84	7
59	69	6
57	50	5
53～55	31	4
49～51	16	3
43～47	7	2
39～41	2	1
13～37	1	0

二、身体功能测量与评价

身体功能是人的整体及组成的各系统、器官所表现的生命活动。测量这些功能的目的是阐明其功能规律、特点及其影响因素。身体功能的测量，应选用简便易行、并能客观地反映老年人身体功能水平及运动前后水平的指标，对所获取的各种生理功能信息给予客观评价。

1. 循环系统功能测量与评价

循环系统是由心脏和血管组成的闭锁管道，其功能反映一个人的生长发育水平、体质状况等。体育运动中常用的测量与评价指标是心率和血压。因其测量方法简单易行，又能较客观地反映循环系统功能水平，是运动实践中了解运动强度、运动量对人体的影响，以及评价老年人运动水平和运动后恢复状况的重要指标。对循环功能做客观的评价，应注意安静状态和运动负荷状态下的不同反映。

（1）安静心率的测量方法与评价。心脏搏动所产生的压力变化使主动脉血管壁发生振动，沿着动脉血管壁向外周传播称为脉搏。在单位时间内心脏搏动的次数称为心率，一般以 b/min 表示。

1）动脉触诊法。

测量仪器：机械秒表或台钟计时。秒表每分钟误差不得超过 0.2s。

测量部位：颈动脉、颞动脉、肱动脉和桡动脉。常用部位是桡动脉。运动后桡动脉搏动过快难以触诊时，可测量颈动脉。

测量方法：受试者测量前及测量时不得承受运动负荷，在心情平稳的情况下，取坐位姿势。测试人员以示指、中指和环指的指腹轻压受试者手腕桡动脉处，测量 10s 或 30s 的脉搏数，然后换算为 1min 的脉搏次数，记录单位为 b/min。

2）听诊法。

测量仪器：听诊器，计时秒表。

测量部位：心前区。

测量方法：将听头放于心尖部，清晰地听到心脏搏动的声音，记录 10s 或 30s 的心脏搏动次数，然后换算成 1min 心率并记录。

首先应明确所谓的"安静状态"是相对而言的，一般指身体处于相对安静状态下测得的数据。安静时心理活动状态不同（如紧张、激动、平静等），都会对心率产生直接的影响。这是在测量及评价安静状态心率时必须考虑的因素。

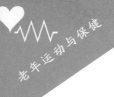

安静时的心率评价，一般用平均值或中位数评价群体，用正常值范围（判断心动过缓或心动过速）评价个体。

根据专家研究，成年人的正常心率应为 60～80b/min；60b/min 以下为心动过缓，110b/min 以上为心动过速。对于心率在 80～110b/min 者，应做具体分析，必要时可做深入的跟踪测量，以得出客观的测试结果，不可轻易做结论。

（2）安静时血压的测量与评价。

测量仪器：水银血压计或电子血压计、听诊器、袖带（分别为 5cm、7cm、9cm、12cm 宽）。测量前，应检查血压计的水银柱是否在零位。若水银柱面高于或低于零位时，应予以校正，并认真观察水银柱有无气泡，若有气泡应及时排除。根据受试者上臂长度选用不同宽度的袖带。袖带以覆盖受试者上臂 1/2～2/3 为宜。

测量方法：令受试者坐于测试者的右侧，右臂自然前伸，平放于桌面上。血压计置于零位，应与受试者心脏和右臂袖带处于同一水平面，平整地捆扎袖带，松紧适度，使肘部暴露，将听诊器放于肱动脉上。然后拧紧螺栓，打气入袋，使水银柱上升，直到听不到肱动脉搏动声，打气再升高 20～30mmHg，然后打开螺栓缓慢放气，每次下降 2～4mmHg 为宜，放气至第 1 次听到搏动声时，水银柱的高度即为收缩压。继续放气，搏动突然从洪亮声变为模糊声时，水银柱的高度为舒张压，以毫米汞柱（mmHg）或帕（kPa，10mmHg=1.33kPa）为单位记录测量结果。力求一次测准，实在听不清，可测量第二次。

测量要求：血压高低，明显受运动和心理活动的影响。因此，测量安静状态的血压时，要让受试者尽量保持心情平静，测量前不应有激烈的身体运动。

由于影响血压变化的因素较多，评价时必须进行综合分析，评价的方法、指标主要有血压正常的范围：收缩压为 90～140mmHg（12.0～18.6kPa），舒张压为 60～90mmHg（8.0～12.0kPa）。男性一般略高于女性，见表 4-2。

表 4-2　血压范围评价

收缩压/舒张压/mmHg	评　价
＞140/90	高血压
140/90	高血压临界值
＜90/60	低血压

（3）采用负荷手段对循环功能进行测量与评价——30s 20 次蹲起。

测量仪器：秒表、节拍器或事先录制好的录音带及收录两用机。

方法与要求：令受试者静坐 3～5min，测量 10s 的稳定脉率，再换算成 1min 的脉率并记录，然后按口令（节拍器或录音节奏）做 30s 20 次蹲起动作。蹲起动作由直立姿势开始，两足自然开立与肩同宽，两臂自然下垂。下蹲时必须全蹲，而且足跟不许离地，同时两臂前摆成前平举，起立时还原，最后一个蹲起动作一结束，即取坐位。连续测量恢复期 1～3min 的前 10s 脉率，共测 3 次，再把它换算成 1min 脉率并记录。

评定：由于定量负荷的运动量不大，脉率变化不甚显著，恢复期也较短。负荷后的即刻脉率比安静脉率增加 70% 以上，3min 内不能恢复到安静水平者，其心血管功能适应能力较差。

2. 呼吸系统功能测量与评价

呼吸系统的主要功能是与外界进行气体交换，排出二氧化碳、吸入氧气。人体需氧量取决于身体生理状态，运动强度增大时需氧量相应地发生改变，安静时每分钟需氧量为 200～300ml，剧烈运动时每分钟需氧量可以增加 20 倍以上。人的摄氧能力有一定限度，一般用最大摄氧量衡量。

安静状态呼吸功能的测量与评价如下。

1）肺活量的测量与评价。肺活量是指肺的静态气量，与呼吸深度有关，指不受时间限制的肺充气或排气的容量。肺活量主要提示呼吸功能的潜力，反映人体肺的容积和扩张能力。

测量仪器：单浮筒式肺活量计（0～7000ml），测量前应备好水，严格掌握标准水线，尽量保持水温和室温一致。校正仪器，使浮筒刻度在零位，仪器误差不超过 200ml。

测量方法：受试者面对肺活量计取站立姿势，将浮筒刻度调到零位后，受试者预先做 1～2 次扩胸或深呼吸的准备，然后手握吹气嘴，做最大吸气、尽量补吸气后，对准口嘴做最大呼气。呼气应均匀，直至不能再呼气时为止。待浮筒平稳后，读数并记录。每人测量 3 次，取最佳值（单位为 ml），如图 4-6 所示。

注意事项：呼气不可过猛，防止漏气；不得二次吸气；肺活量计口嘴应严格消毒。

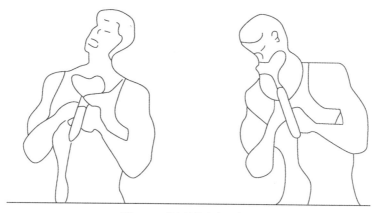

图 4-6　肺活量测试示意图

2）时间肺活量。以最大吸气后在一定时间内尽快能呼出的气量为时间肺活量。一般在前 3s 尽力呼出的气体量，已占肺活量的 97%～99%。因此，常用前 3s（第 1s、第 2s、第 3s）所呼出的气体量占肺活量的百分比来进行计算和分析。时间肺活量是一项对测定呼吸功能有效的动态指标。

测量仪器：用改良式肺活量计或肺功量计，其他同肺活量测试要求。

测量方法：受试者取站立位，口含与肺功量计相通的橡皮口嘴、夹上鼻夹。打开记纹鼓，鼓速为 100mm/min。做平静呼吸数次，然后令受试者做最大吸气后屏住气，加快鼓速为 1500mm/min。然后令受试者尽力最快地一口气呼出，根据标记在记录纸上的时间肺活量曲线，即可计算出第 1s、第 2s、第 3s 呼出的气量。

3）最大通气量的测量。最大通气量指 15s 内以尽可能快的频率做深呼吸时所能呼出的气体总量，将所得值乘以 4 为 1min 的最大通气量。

测量仪器：肺功量计、鼻夹。

测量方法：方法基本同时间肺活量的测定方法，先令受试者较快且深地呼吸，稍做练习，受试者自己认为已经适应了呼吸频率和呼吸深度后，再正式测定。根据曲线高度，将 15s 内呼出的气体总量乘以 4，为每分钟的肺最大通气量。

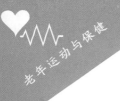

最大通气量越大，说明一个人的呼吸系统潜在的功能越强。

3. 运动感觉功能的测量与评价

各种感觉能力的发展是运动功能形成的重要因素，具有较高的肌肉运动和平衡的差别感受性，可促进动作技能的掌握，正确地形成有力的感觉，改变提高绝对阈限和差别的能力，加快对各种感觉的适应能力，以便最大限度地发挥人体知觉选择性的能动作用。

（1）上肢定位测量。

使用器材：固定在墙壁上的一个以厘米为单位、50cm 长的垂直标尺，蒙眼布，记录表。

测量方法：受试者蒙眼、单臂下垂，另一侧臂掌心向下前举，以中指尖不触及标尺为准，记录中指尖所指标尺的高度。然后，令受试者前臂抬高 30cm，重复练习数次后，蒙住双眼凭自我感觉重复上述动作 3 次，记录以厘米为单位的每次差值（即臂上抬时中指指尖所指的实际高度与 30cm 的差值），并计算均值。均值越小表明上肢位置感觉功能越好，如图 4-7 所示。

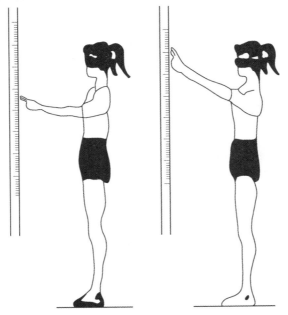

图 4-7　上肢定位测量

（2）量感觉功能的测量。

使用仪器：两个重量相等的量杯、砝码数个、蒙眼布。

测量方法：将受试者蒙住双眼，将两个重量相同的量杯（R）同时分别放在受试者的两个手掌中，令其将量杯抬举 3 次，使受试者感觉两手中量杯重量相等后，在此基础重量上用水或砝码不断增加或减少任一量杯中的重量，同时询问受试者的感受，直至得到最小的 ΔR 值。记录下 R 和 ΔR 的数值，代入公式计算重量感觉的相对辨别阈值。在减少重量时，不能使量杯中的重量少于 30g。增加或减少重量应反复测量，排除猜测的因素才能得到准确的 ΔR 值。

计算方法：重量感觉功能可以用重量感觉的相对辨别阈值来衡量，公式如下

$$重量感觉相对辨别阈值 = \frac{\Delta R}{R}$$

（注：ΔR 为辨别感觉差异所需刺激的最小变量，R 为基本刺激强度。）

（3）用力感觉功能的测量。

使用仪器：有发声装置的握力计。

测量方法：先测量受试者有力手的最大握力，将发声器放置于 1/2 最大握力处，不让受试者看到。受试者用有力手握到出现声音为止，并记住这时的力气大小。然后受试者再握 1 次，不给声信号，令受试者用力感觉与上次力气相等时停止用力，记录测量结果。用同样的方法再重复测量 1 次并记录结果。

计算方法：$$用力感平均误差 = \frac{\left|2X_1 - 最大力\right| + \left|2X_2 - 最大力\right|}{4 \times 最大用力}$$

（注：X_1、X_2 分别为第 1 次和第 2 次复制用力时的结果，单位为 kg。误差的相对值越小，用力感觉功能水平越高。）

（4）反应时测验。反应时过长，有患阿尔茨海默病的可能，老年人尤其需要测量该项目。

1）足反应时测验。测量足对视觉刺激的反应速度。

测量仪器及器材：计时尺、桌子及平坦墙壁。

测量方法：受试者赤足坐于桌面上，脚跟距墙 5cm，脚前掌距墙约 2.5cm。测试者将计时尺贴在墙面，使尺的零点对准大脚趾上级，嘱其目视醒目区。当尺下落时迅速用足把尺压在墙上。共测 20 次，如图 4-8 所示。

评价：记录大脚指的度数（s）为测验成绩，除去 20 次中最好和最差的各 5 次成绩，只取中间 10 次的平均成绩。

注意事项：同手反应时测验。

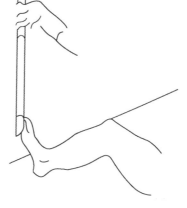

图 4-8　足反应时测验

2）选择反应时。反映人体神经与肌肉系统的协调性和快速反应能力。

测量仪器：使用反应时测试仪测试。

测量方法：测试时，受试者中指按住"启动键"，等待信号发出，当任意信号键发出信号时（声、光同时出发），以最快速度去按该键；信号消失后，中指再次按住"启动键"，等待下一个信号发出，共有 5 次信号。受试者完成第 5 次信号应答后，所有信号键会同时发出光和声，表示测试结束。测试两次，取最好成绩，记录以 s 为单位，保留小数点后两位，如图 4-9 所示。

注意事项：测试时，受试者不得用力拍击信号键。

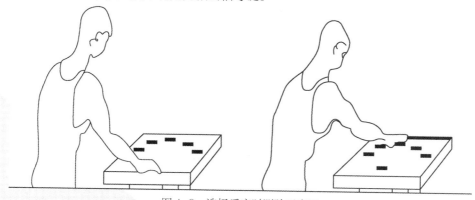

图 4-9　选择反应时测验示意图

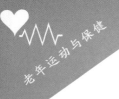

三、身体素质测量与评价

1. 力量素质的测定与评价——握力

力量是肌肉紧张或收缩时所表现的一种功能能力，通常以肌肉收缩时所做的功或功率来表示。力量（肌力）是保证人体完成各种简单或复杂运动的主要素质。

力量分为静力性力量（肌肉等长收缩时所产生的力量）及动力性力量（肌肉等张收缩时所产生的力量），即以肌肉快速收缩的形式所表现的动力性力量，亦称"爆发力"；肌肉持续工作的能力，称肌耐力。静力性力量、爆发力及肌耐力，均为力量素质的测定内容。握力反映人体前臂和手部肌肉力量。

测量仪器：握力计。

测量方法与要求：测试时，受试者转动握力计的握距调节钮，调至适宜握距，然后用有力手持握力计，身体直立，两脚自然分开（同肩宽），两臂自然下垂。开始测试时，用最大力紧握上、下两个握柄。测试两次，取最大值，记录以千克为单位，保留小数点后一位，如图 4-10 所示。

注意事项：用力时，禁止摆臂、下蹲或使握力计接触身体；如果受试者分不出有力手，则双手各测试两次。

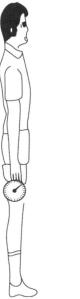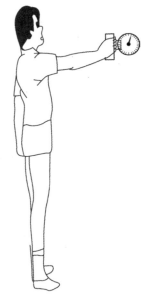

图 4-10　握力测定示意图

小贴士

肌肉力量越大身体越健康

日常生活中某些行动能力，如手的握力、走路速度、从椅子上站起的敏捷度、单腿平衡的能力等，都是身体健康的指示器，在这些方面能力越强的人，往往更能长寿。实际上，这些能力的指标并不复杂，我们在家就可以对自己的肌肉力量水平进行测试。

人老，肌肉先老

俗话说"人老腿先老"，腿老在哪儿呢？其实是腿部的肌肉衰退了。人体 70% 的肌肉在下半身，30 岁以后将逐年流失，到 70 岁人体的肌肉衰减大约 40%。与脂肪相比，肌肉具有更高的代谢率，由于肌肉量减少，人体新陈代谢也随着下降，约每 10 年下降 5%。保有一定量的肌肉可以促进代谢，减少与代谢紊乱有关的慢性病，如动脉粥样硬化、血脂异常、糖尿病等的患病风险。肌肉能强壮骨骼和关节，缺少肌肉力量，会增加关节变形、关节退行性改变、腰间盘膨出或脱出等问题的发生风险。男性年轻时肌肉质量和力量好，雄激素睾酮非常高，到了中年如果不锻炼，肌肉减少，雄激素水平也下降，会带来一系列的生理和心理问题。肌肉含量较充足的人，衰老的速度也较慢，会比同龄的缺乏肌肉的人更年轻一些。

肌肉锻炼是生命中的重要环节

在我们传统的锻炼方式中，注重对心肺功能的锻炼，但是对肌肉的锻炼还没有得到大家足够的重视。从现有的研究来看，影响健康的因素中，心肺功能与肌肉力量同样重要。我们来看几个研究结果：

握力越高越长寿

2010 年英国医学研究委员会的研究人员考察了 33 项研究，这些研究涵盖了数以万计的人，他们当中的大多数都年逾60，其中有14项研究考察的是力量，研究人员发现那些握力最强的人通常比握力弱的人活得更长。握力最弱者在跟踪调查期间的死亡风险比握力最强者高67%。成年男性的握力在40kg左右，女性的握力在27kg左右，但握力常随身体功能的衰老而减弱。因此，握力可反映出身体的健康状况。研究表明，握力每增加1kg，死亡的风险会减少约3%。

肌肉力量越大越健康

走路快慢是老年人身体健康的一个重要标志。对1万多名老人健康资料的分析显示，走路最慢者在跟踪调查期间的死亡风险几乎是走路最快者的3倍。那些从椅子上站起来耗时最长的人和很快就能从椅子上站起来的人相比，死亡率几乎翻了一倍。瑞典等国的研究人员历时24年，追踪了瑞典近百万男性的健康状况，发现肌肉力量大的人患心血管疾病早逝的概率会降低20%～35%，青少年时期较强壮的人的自杀概率会降低20%～30%，他们患精神病和情绪失调的可能性也会降低65%。这表明身体健康，其心理可能也会更加健康。这一研究成果发表在2012年11月21日的《英国医学杂志》上。

从上面的研究来看，要想健康长寿，必须维护好我们的肌肉质量，保持肌肉力量，因此肌肉锻炼应该成为生命当中重要的环节。

2. 柔韧素质的测定与评价

柔韧性是指人体完成动作时关节、肌肉、肌腱和韧带的伸展能力。柔韧素质的好坏，取决于关节的骨结构和关节周围软组织的体积大小，韧带、肌腱、肌肉及皮肤的伸展性。体育锻炼能提高关节的灵活性，改善关节周围软组织的功能以及肌肉、韧带、肌腱的伸展性。

柔韧素质的提高对增强身体的适应能力，更好地发挥力量、速度、灵敏性等素质，提高技能和技术，以及防止运动创伤都有积极的作用。

（1）坐位体前屈。反映人体柔韧性。

测量仪器：使用坐位体前屈测试仪测试。

测量方法与要求：测试时，受试者坐在垫上，双腿伸直，脚跟并拢，脚尖自然分开，全脚掌蹬在测试仪平板上；然后掌心向下，双臂并拢平伸，上体前屈，用双手中指指尖推动游标平滑前移，直至不能移动为止。测试两次，取最大值，记录以厘米为单位，保留小数点后一位，如图4-11所示。

注意事项：测试前，受试者应做准备活动，以防肌肉拉伤；测试时，膝关节不得弯曲，不得有突然前振的动作；记录时，正确填好正负号。

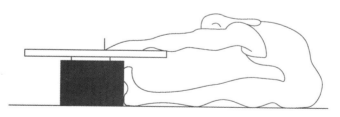

图4-11　坐位体前屈测试示意图

（2）悬肩测验。测量两手尽量窄握时肩旋转的能力。

使用器材：皮尺或者带有刻度的小木棍。

测量方法：受试者直立，两脚分开与肩同宽，两臂伸直，双手于胸前握皮尺（或小木棍），一手虎口固定于皮尺（或小木棍）的零点位置，另一手（活动手）取适当距离握住皮尺（或小木棍）。然后两臂伸直，由胸前向上、向后旋转过头（如遇阻力，活动手可向外滑动，加大两手间距离），

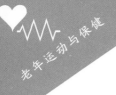

再直臂向前旋转至开始位置。以厘米为单位，记录两手拇指间的距离。

注意事项：测验前应充分做好肩部准备活动，以防受伤。向后或向前旋肩时任一臂均不得弯曲。

（3）关节运动幅度的测量。关节运动幅度测量可用关节测角器直接测量立位体前屈或俯卧背伸时的髋关节的角度。

关节测角器由半圆形的量角器、固定臂与活动臂三个主要部件构成，活动臂的顶端连接指针，指针可以度量活动臂移动的角度。

如测某关节的运动幅度，首先要根据骨性标志确定临近肢体上的关节夹角的测量轴线及关节转动轴的位置，然后将测角器的铰接轴固定于关节转动轴，并使测角器的两个臂与轴线重叠成一条直线，当肢体的一端以关节轴为中心转动时，指针所示角度即为该关节的运动幅度。一般情况下，可令受试者先做以关节中心为一端的肢体转动，而后用上述方法测量转动角度，如图 4-12 所示。四大关节运动幅度的测量方法见表 4-3。

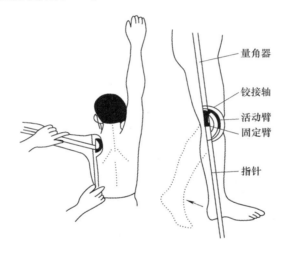

图 4-12　关节运动幅度测量示意图

表 4-3　四大关节运动幅度的测量方法

部位	运动方位	正常幅度	测试姿势	运动始点	固定臂位置	活动臂位置	铰接轴位置
肩关节	屈	110° ～120°	立位或坐位，背贴墙壁，两臂自然下垂，肘关节伸直，前臂放松	肩关节处于解剖学位置	沿腋中线	沿肱骨外侧中线	肩峰
	伸	25° ～30°	同上，但胸部贴壁				
	外展	90°	同上，但上举一侧上肢	肩关节处于解剖学位置	与脊柱平行	沿肱骨正中线	肱骨头
	内收	90°	同上，但允许稍屈肩关节				
	旋内	30° ～40°	仰卧	上臂外展 90° 置于床上，肘关节屈 90°，前臂处于旋内、旋外的中间位，并与床面垂直	置于床面水平位	鹰嘴与尺骨茎突连接上	鹰嘴
	旋外	30° ～40°					

（续）

部位	运动方位	正常幅度	测试姿势	运动始点	固定臂位置	活动臂位置	铰接轴位置
肘关节	屈	140°～150°	立位或坐位	上肢处于功能位（上臂处于解剖学位置，前臂处于内、外旋的中间位置）	沿肱骨中线	沿前臂背侧中线	肱骨外上髁
	伸	140°～150°					
	旋内	120°～140°	坐位	肘关节紧贴躯干屈90°，掌心面向内侧	与肱骨长轴平行	掌侧桡骨茎突连线上	腕部内侧缘
	旋外	120°～140°				前侧桡骨茎突连线上	
髋关节	屈	120°～150°	仰卧，下背部靠床面，对侧髋关节伸直，以固定骨盆	髋关节处于解剖学位置，测量时屈膝关节	置于腋中线，与躯干长轴平行	置于大腿外侧中线，指向外侧髁	大转子
	伸	10°～15°	俯卧，对侧髋关节屈，以固定骨盆	髋关节处于解剖学位置，测量时伸膝关节		置于大腿前方，指向髂骨	髂前上棘
	外展	25°～30°	仰卧	髋关节处于解剖学位置	左右髂前上棘连线	置于大腿前方，指向髂骨	髂前上棘
	内收	25°～30°	仰卧，助手扶持对侧下肢微屈				
	旋内	40°～70°	仰卧，足跟刚好越过床沿，下肢伸直	髋关节处于解剖学位置	与桌面垂直，指向地面	指向第二趾骨	足跟中央
	旋外	60°～80°					
膝关节	屈	130°～170°	直立位	膝关节处于伸直位	平行于股骨外侧髁与大转子的连线	平行于胫骨外侧髁与外踝的连线	股骨外侧髁
	伸	130°～170°					

3. 平衡能力的测定与评价

平衡是维持身体姿势的能力，特别是在较小的支撑面上控制身体重心的能力。平衡能力不仅与运动技能密切相关，而且平衡能力本身也是一种技巧。从静力学观点分析，支撑面越小，重心越高，维持平衡就越困难。然而，人体自身的其他功能状态，如中枢神经、前庭分析器、本体感受器及视觉分析器的功能能力，对维持身体平衡起着不可忽视的重要作用。因此，人体的平衡能力是上述各种功能能力的综合反映。

平衡能力无论在日常生活中还是在体育活动中，对于完成简单或复杂的动作都是不可缺少的重要功能能力。

（1）单足支撑站立（鹤立）测验。反映人体平衡能力。

测量器材：秒表。

测量方法：测试时，受试者自然站立，闭眼，当听到"开始"口令后，抬起任意一只脚，同时测试员开表计时。当受试者支持脚移动或抬起脚着地时，测试员停表。测试两次，取最好成绩，记录以秒为单位，保留小数点后一位，小数点后第二位数按"非零进一"的原则进位，如10.11s记录为10.2s，如图4-13所示。

注意事项：测试时，注意安全保护。

（2）踩木测验。

器材：长30cm，高、宽各3cm的方木条数块及秒表。

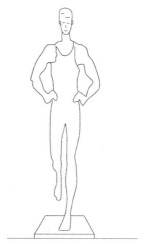

图4-13 单脚站立测试示意图

测量方法：分为两种，即足长轴与方木条长轴垂直交叉呈十字的十字踩木测验，和足长轴与方木条长轴平行的纵向踩木测验。左右两足各测 3 次，记录单足站在方木条上维持身体平衡的时间。

评分标准：累计两种测验各 6 次的时间，即为测验成绩。

➡️ 触类旁通

老年人身体姿势关乎长寿

老年人随着年龄的增加，组织逐渐脱水，弹性减低；骨质疏松，强度及韧性差，负重的下肢弯曲；椎间盘发生退行性改变，脊柱弯曲度增加，韧带等弹性结缔组织发生退行性变化和纤维化；肌肉逐渐萎缩。这些变化引起老年人身高、体重下降及身体姿势改变。因此，老年人注意保持正确的身体姿势是很重要的。

老年人站立时，躯体应自然、平稳、端正，即上肢自然下垂，挺胸收腹，上身不要左右倾斜，以使两下肢均匀受力。使用手杖的老年人站立时，重心应在两下肢，不要弓背向前。

老年人坐时，通常有端坐、靠坐和盘坐，老年人可根据习惯和健康状况而选择。不正确的坐姿可引起脊柱弯曲、局部不适和肌肉劳损，是造成腰痛和畸形的重要原因。坐的时间不宜过长，否则会因肌肉和韧带过度牵拉而引起疲劳。

老年人入座时，应注意动作轻缓、平稳，姿势要保持上身正直、使躯干两侧肌肉平衡受力；两上肢要放松，两手合拢放在腿上，或取其自然而习惯的姿势；下肢自然屈曲，双脚并拢。不要含胸弓背，也不要养成架"二郎腿"的习惯，否则会影响下肢血液循环，造成腿和脚的麻木。

经常伏案或久坐工作的老年人，应注意适量的全身体育活动，坐一段时间后，应起来走动一下，调节肌肉和韧带的负担。此外，要注意避免猛坐速立。

老年人卧时，侧卧比俯卧和仰卧更合理。经过对 2000 多位老人的调查，60% ～ 75% 的老人睡眠时，习惯右侧卧。这样可以减轻对心脏的压迫，有益于胃肠蠕动。当然，无论采取哪种姿势都不可能保持一夜不变，但应以右侧卧为主。俯卧和仰卧会明显影响呼吸，应尽量避免。老年人睡棕床或硬板床以加厚软垫为宜。枕头要松软些，高度以侧卧时头部与躯干保持同一水平为准，不然，可能会引起腰痛或颈肩痛。

老年人走路时，姿势要端正、平稳、自然，上身要挺直，两臂自然摆动，步幅适中，走起来均匀有力。行走时，腹肌有节律地收缩、膈肌上下运动的加强，会使肺活量增加，肺功能加强。适度的行走，还能促进血液循环，帮助消化，调节神经系统的功能。

俗话说"人老腿先老"，这也是被科学研究所证实的。腿部力量的下降是最先开始的，因此在这里推荐一套简单的、在生活中就能够开展的力量训练方法，利用椅子进行力量训练，侧重下肢力量锻炼，同时辅以部分上肢力量锻炼的内容，如图 4-14 所示。

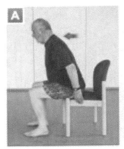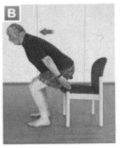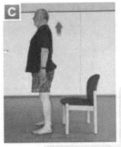

图 4-14　简单实用的"椅子力量训练"法

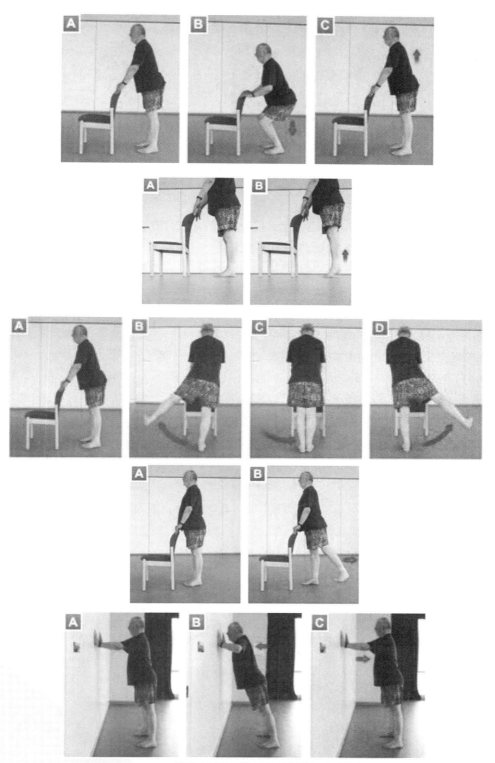

图 4-14　简单实用的"椅子力量训练"法（续）

老年体质与运动测量

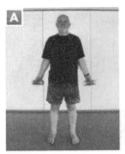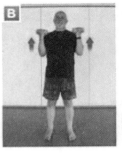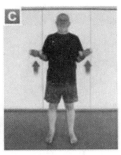

图 4-14　简单实用的"椅子力量训练"法（续）

选择硬质的，没扶手和轮子的椅子，椅子高度能够使老年人坐上去正好使脚平放在地面上，大腿和小腿互相垂直。推荐老年人就用这样一把椅子准备开始进行力量训练。训练总共分 7 个部分，包括：起立坐下；模拟深蹲；提踵（提脚跟）；髋外展；向后伸腿；扶墙俯卧撑；屈臂弯举。

这套练习每周至少训练两次，每项训练内容完成 2 ～ 3 组，随着能力提高逐渐增加各个动作的完成次数。

（1）起立坐下。发展腿部力量，动作重复 10 次 / 组。

1）坐在椅子边缘，双脚放在地面与肩同宽，身体微前倾。

2）双眼注视前方，腿部用力，手臂放松，慢慢从椅子上站起来。

3）向下坐之前保持身体直立，然后臀部慢慢开始靠近椅子。

（2）模拟深蹲。发展腿部和臀部力量，动作重复 10 次 / 组。

1）手扶椅背，双脚与肩同宽站立。

2）尽量弯曲双腿下蹲，膝盖保持正直，不要外翻（两个膝盖朝外张）或者内扣（两个膝盖向内夹），下蹲过程，小腿可以略向前倾，注意保持膝盖在地面的投影不要超过脚趾。

3）臀部用力慢慢站起来。

（3）提踵（提脚跟）。发展小腿肌肉力量，动作重复 10 次 / 组，如需增加难度，可以撤掉椅子。

1）手扶椅背，双脚与肩同宽站立。

2）逐渐提起脚后跟，尽力向高提，动作应该尽量慢和有所控制。提到最高点处，停顿 1s，然后缓慢落下脚后跟，重复完成动作。

（4）髋外展。发展臀部深层肌肉力量，每侧动作重复 10 次 / 组。

1）手扶椅背，双脚与肩同宽站立。

2）尽可能自然地让左腿向外侧伸展，同时保持背部和骨盆的正直，不要偏向右侧。

3）返回到起始姿势。

4）右腿按照左腿一样的要求向外侧伸展。

（5）向后伸腿。发展臀部力量，每侧动作重复 10 次 / 组。

1）手扶椅背，双脚与肩同宽站立。

2）直腿尽力向后伸，直到感觉不能再向后伸为止，不要弯腰，保持身体直立。保持 5s，回到原位，然后换腿。

（6）扶墙俯卧撑。发展上肢力量，动作重复10次/组。

1）站立在与墙的距离稍大于上肢长度的位置。双手与肩同宽，扶在胸口高度的墙壁上，手指朝向上方。

2）保持背部挺直，逐渐弯曲双臂，上身向墙靠拢，缩小身体与墙壁间的距离。

3）慢慢还原到起始姿势。

（7）屈臂弯举。发展上肢力量，可以站着练习，也可以坐在椅子上完成这项练习，器材可以选用小哑铃或者装沙子的矿泉水瓶。每侧完成3组，每组10次。

1）手持重物，双脚与肩同宽站立。

2）双臂放在身体两侧，然后慢慢屈臂，使重物能够碰到肩膀。

3）慢慢伸直手臂，放下重物。

➡️ 小结

本模块主要介绍了人体形态（身高、体重、腰围、身体姿势），身体功能（循环系统功能、呼吸系统功能、运动感觉功能），身体素质（力量素质、柔韧素质、平衡能力）等项目的测量和评价方法。

➡️ 思考题

1. 最常见的身高体重测量中，测量方法和注意事项是什么？
2. 如何测量选择反应时？

➡️ 实战强化

自选5个指标，对10个老年人的体质状况进行测量。

模块三 国民体质测定标准（老年人部分）

➡️ 案例引入

黄奶奶，测试时年龄为61岁5个月，身高155cm，体重50kg，肺活量1229ml，握力15.1kg，坐位体前屈8.6cm，选择反应时1.14s，闭眼单脚站立5.1s。

请你算算黄奶奶的得分，并给出等级。

一、适用对象的分组与测试指标

1. 分组和年龄范围

《国民体质测定标准》（老年人部分）的使用对象为60～69周岁的中国老年人，按年龄、性

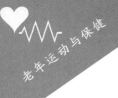

别分组，每 5 岁为一组，男女共计 4 个组别。

2. 年龄计算方法

测试时已过当年生日者：年龄 = 测试年 – 出生年

测试时未过当年生日者：年龄 = 测试年 – 出生年 –1

二、测试内容

测试内容包括身体形态、功能和素质三类，见表 4-4。

表 4-4　测试内容

类　别	测　试　内　容
形态	身高
	体重
功能	肺活量
素质	握力
	坐位体前屈
	选择反应时
	闭眼单脚站立

三、评定方法与标准

1. 评定方法与标准

采用单项评分和综合评级进行评定。

单项评分包括身高与体重评分标准和其他单项指标评分标准，采用 5 分制。

综合评级是根据受试者各单项得分之和确定，共分 4 个等级：一级（优秀）、二级（良好）、三级（合格）、四级（不合格）。任何一项指标无分者，不进行综合评级，见表 4-5。

表 4-5　综合评级标准

等　级	得　分
一级（优秀）	>23 分
二级（良好）	21 ～ 23 分
三级（合格）	15 ～ 20 分
四级（不合格）	<15 分

2. 身高与体重评分标准

60 ～ 69 岁老年男女身高与体重评分标准见表 4-6 和表 4-7。

表 4-6　60～69 岁老年人身高与体重评分标准（男）

身高段 /cm	体重 /kg				
	1分	3分	5分	3分	1分
140.0～140.9	<33.9	33.9～35.6	37.5～53.2	53.3～56.9	>56.9
141.0～141.9	<34.5	34.5～36.3	36.4～53.9	54.0～57.4	>57.4
142.0～142.9	<35.1	35.1～37.1	37.2～54.5	54.6～58.0	>58.0
143.0～143.9	<35.7	35.7～37.9	38.0～55.1	55.2～58.6	>58.6
144.0～144.9	<36.3	36.3～38.7	38.8～55.8	55.9～59.3	>59.3
145.0～145.9	<36.9	36.9～39.5	39.6～56.4	56.5～60.0	>60.0
146.0～146.9	<37.5	37.5～40.3	40.4～57.0	57.1～60.6	>60.6
147.0～147.9	<38.1	38.1～41.1	41.2～57.6	57.7～61.2	>61.2
148.0～148.9	<38.8	38.8～41.9	42.0～58.2	58.3～61.9	>61.9
149.0～149.9	<39.5	39.5～42.7	42.8～58.8	58.9～62.5	>62.5
150.0～150.9	<40.1	40.1～43.5	43.6～59.4	59.5～63.4	>63.4
151.0～151.9	<40.7	40.7～44.2	44.3～60.1	60.2～64.0	>64.0
152.0～152.9	<41.3	41.3～44.9	45.0～60.6	60.7～64.8	>64.8
153.0～153.9	<41.9	41.9～45.6	45.7～61.2	61.3～65.7	>65.7
154.0～154.9	<42.5	42.5～46.4	46.5～61.8	61.9～66.7	>66.7
155.0～155.9	<43.1	43.1～47.2	47.3～62.5	62.6～67.6	>67.6
156.0～156.9	<43.7	43.7～48.1	48.2～63.3	63.4～68.6	>68.6
157.0～157.9	<44.3	44.3～49.0	49.1～64.1	64.2～69.6	>69.6
158.0～158.9	<44.9	44.9～49.9	50.0～64.9	65.0～70.4	>70.4
159.0～159.9	<45.5	45.5～50.7	50.8～65.7	65.8～71.3	>71.3
160.0～160.9	<46.2	46.2～51.6	51.7～66.6	66.7～72.0	>72.0
161.0～161.9	<46.9	46.9～52.7	52.8～67.4	67.5～72.9	>72.9
162.0～162.9	<47.6	47.6～53.7	53.8～68.3	68.4～73.7	>73.7
163.0～163.9	<48.4	48.4～54.8	54.9～69.2	69.3～74.6	>74.6
164.0～164.9	<49.5	49.5～55.7	55.8～70.0	70.1～75.6	>75.6
165.0～165.9	<50.4	50.4～56.7	56.8～71.0	71.1～76.6	>76.6
166.0～166.9	<51.2	51.2～57.6	57.7～72.2	72.3～77.6	>77.6
167.0～167.9	<52.0	52.0～58.4	58.5～73.3	73.4～78.6	>78.6
168.0～168.9	<52.8	52.8～59.2	59.3～73.9	74.0～79.7	>79.7
169.0～169.9	<53.6	53.6～60.1	60.2～75.5	75.6～80.7	>80.7
170.0～170.9	<54.4	54.4～60.9	61.0～76.5	76.6～81.8	>81.8
171.0～171.9	<55.1	55.1～61.7	61.8～77.5	77.6～82.8	>82.8
172.0～172.9	<55.7	55.7～62.4	62.5～78.5	78.6～83.8	>83.8
173.0～173.9	<56.4	56.4～63.1	63.2～79.5	79.6～84.7	>84.7
174.0～174.9	<57.1	57.1～63.8	63.9～80.4	80.5～85.7	>85.7
175.0～175.9	<57.9	57.9～64.6	64.7～81.5	81.6～86.7	>86.7
176.0～176.9	<58.7	58.7～65.4	65.5～82.4	82.5～87.6	>87.6
177.0～177.9	<59.4	59.4～66.2	66.3～83.3	83.4～88.6	>88.6
178.0～178.9	<60.1	60.1～67.1	67.2～84.3	84.4～89.5	>89.5
179.0～179.9	<60.7	60.7～68.0	68.1～85.2	85.3～90.5	>90.5
180.0～180.9	<61.4	61.4～68.7	68.8～86.1	86.2～91.3	>91.3
181.0～181.9	<62.1	62.1～69.5	69.6～87.0	87.1～92.1	>92.1
182.0～182.9	<62.8	62.8～70.3	70.4～88.0	88.1～92.9	>92.9
183.0～183.9	<63.5	63.5～71.2	71.3～88.9	89.0～93.6	>93.6
184.0～184.9	<64.1	64.1～72.1	72.2～89.9	90.0～94.4	>94.4
184.0～185.9	<64.7	64.7～72.9	73.0～90.8	90.9～95.3	>95.3
186.0～186.9	<65.3	65.3～73.6	73.7～91.8	91.9～96.1	>96.1
187.0～187.9	<66.0	66.0～74.4	74.5～92.7	92.8～96.8	>96.8

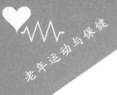

表 4-7　60 ～ 69 岁老年人身高与体重评分标准（女）

身高段 /cm	体重 /kg				
	1分	3分	5分	3分	1分
135.0 ～ 135.9	<32.4	32.4 ～ 34.6	34.7 ～ 52.4	52.5 ～ 55.3	>55.3
136.0 ～ 136.9	<33.0	33.0 ～ 35.2	35.3 ～ 52.9	53.0 ～ 55.9	>55.9
137.0 ～ 137.9	<33.6	33.6 ～ 35.8	35.9 ～ 53.5	53.6 ～ 56.6	>56.6
138.0 ～ 138.9	<34.3	34.3 ～ 36.4	36.5 ～ 54.1	54.2 ～ 57.2	>57.2
139.0 ～ 139.9	<34.9	34.9 ～ 37.1	37.2 ～ 54.7	54.8 ～ 58.0	>58.0
140.0 ～ 140.9	<35.4	35.4 ～ 38.1	38.2 ～ 55.4	55.5 ～ 58.8	>58.8
141.0 ～ 141.9	<36.0	36.0 ～ 38.6	38.7 ～ 56.1	56.2 ～ 59.5	>59.5
142.0 ～ 142.9	<36.6	36.6 ～ 39.7	39.8 ～ 56.7	56.8 ～ 60.1	>60.1
143.0 ～ 143.9	<37.2	37.2 ～ 40.4	40.5 ～ 57.3	57.4 ～ 60.7	>60.7
144.0 ～ 144.9	<37.8	37.8 ～ 41.2	41.3 ～ 58.0	58.1 ～ 61.3	>61.3
145.0 ～ 145.9	<38.4	38.4 ～ 42.0	42.1 ～ 58.6	58.7 ～ 61.9	>61.9
146.0 ～ 146.9	<39.0	39.0 ～ 42.8	42.9 ～ 59.1	59.2 ～ 62.5	>62.5
147.0 ～ 147.9	<39.6	39.6 ～ 43.6	43.7 ～ 59.8	59.9 ～ 63.2	>63.2
148.0 ～ 148.9	<40.3	40.3 ～ 44.4	44.5 ～ 60.4	60.5 ～ 63.9	>63.9
149.0 ～ 149.9	<41.0	41.0 ～ 45.2	45.3 ～ 61.0	61.2 ～ 64.5	>64.5
150.0 ～ 150.9	<41.6	41.6 ～ 46.0	46.1 ～ 61.6	61.7 ～ 65.2	>65.2
151.0 ～ 151.9	<42.5	42.5 ～ 46.7	46.8 ～ 62.3	62.4 ～ 65.9	>65.9
152.0 ～ 152.9	<42.8	42.8 ～ 47.4	47.5 ～ 62.8	62.9 ～ 66.8	>66.8
153.0 ～ 153.9	<43.4	43.4 ～ 48.1	48.2 ～ 63.4	63.5 ～ 67.7	>67.7
154.0 ～ 154.9	<44.0	44.0 ～ 48.9	49.0 ～ 64.0	64.1 ～ 68.7	>68.7
155.0 ～ 155.9	<44.6	44.6 ～ 49.7	49.8 ～ 64.7	64.8 ～ 69.7	>69.7
156.0 ～ 156.9	<45.2	45.2 ～ 50.6	50.7 ～ 65.5	65.6 ～ 70.6	>70.6
157.0 ～ 157.9	<45.8	45.8 ～ 51.5	51.6 ～ 66.3	66.4 ～ 71.5	>71.5
158.0 ～ 158.9	<46.4	46.4 ～ 52.4	52.5 ～ 67.1	67.2 ～ 72.3	>72.3
159.0 ～ 159.9	<47.0	47.0 ～ 53.3	53.4 ～ 67.9	68.0 ～ 73.3	>73.3
160.0 ～ 160.9	<47.6	47.6 ～ 54.2	54.3 ～ 68.8	68.9 ～ 74.1	>74.1
161.0 ～ 161.9	<48.3	48.3 ～ 55.1	55.2 ～ 69.6	69.7 ～ 74.9	>74.9
162.0 ～ 162.9	<49.1	49.1 ～ 56.1	54.2 ～ 70.5	70.6 ～ 75.8	>75.8
163.0 ～ 163.9	<49.9	49.9 ～ 57.0	57.1 ～ 71.4	71.5 ～ 76.7	>76.7
164.0 ～ 164.9	<50.9	50.9 ～ 57.9	58.0 ～ 72.2	72.3 ～ 77.6	>77.6
165.0 ～ 165.9	<51.7	51.7 ～ 58.8	58.9 ～ 73.2	73.3 ～ 78.6	>78.6
166.0 ～ 166.9	<52.6	52.6 ～ 59.9	60.0 ～ 74.4	74.5 ～ 79.6	>79.6
167.0 ～ 167.9	<53.4	53.4 ～ 60.8	60.9 ～ 75.5	75.6 ～ 80.6	>80.6
168.0 ～ 168.9	<54.2	54.2 ～ 61.6	61.7 ～ 76.6	76.7 ～ 81.7	>81.7
169.0 ～ 169.9	<55.0	55.0 ～ 62.5	62.6 ～ 77.7	77.8 ～ 82.7	>82.7
170.0 ～ 170.9	<55.8	55.8 ～ 63.3	63.4 ～ 78.7	78.8 ～ 83.3	>83.8
171.0 ～ 171.9	<56.5	56.5 ～ 64.1	64.2 ～ 79.7	79.8 ～ 84.8	>84.8
172.0 ～ 172.9	<57.2	57.2 ～ 64.8	64.9 ～ 80.7	80.8 ～ 85.8	>85.8
173.0 ～ 173.9	<57.9	57.9 ～ 65.6	65.7 ～ 81.7	81.8 ～ 86.7	>86.7
174.0 ～ 174.9	<58.6	58.6 ～ 66.2	66.3 ～ 82.7	82.8 ～ 87.7	>87.7
175.0 ～ 175.9	<59.4	59.4 ～ 67.0	67.1 ～ 83.7	83.8 ～ 88.6	>88.6
176.0 ～ 176.9	<60.2	60.2 ～ 67.8	67.9 ～ 84.6	84.7 ～ 89.6	>89.6
177.0 ～ 177.9	<61.0	61.0 ～ 68.6	68.7 ～ 85.5	85.6 ～ 90.7	>90.7
178.0 ～ 178.9	<61.7	61.7 ～ 69.5	69.6 ～ 86.5	86.6 ～ 91.6	>91.6
179.0 ～ 179.9	<62.4	62.4 ～ 70.3	70.4 ～ 87.5	87.6 ～ 92.5	>92.5
180.0 ～ 180.9	<63.1	63.1 ～ 71.0	71.1 ～ 88.3	88.4 ～ 93.4	>93.4

3. 其他单项指标评分标准

其他单项指标评分标准见表4-8和表4-9。

表4-8 60～64岁老年人其他单项指标评分标准

测试指标	1分	2分	3分	4分	5分
男					
肺活量 /ml	1400～1827	1828～2425	2426～2939	2940～3499	>3499
握力 /kg	21.5～26.9	27.0～34.4	34.5～40.4	40.5～47.5	>47.5
坐位体前屈 /cm	−12.6～7.8	−7.7～0.9	1.0～6.7	6.8～13.1	>13.1
选择反应时间 /s	1.40～1.01	1.00～0.77	0.76～0.63	0.62～0.51	<0.51
闭眼单脚站立 /s	1～3	4～6	7～14	15～48	>48
女					
肺活量 /ml	955～1219	1200～1684	1685～2069	2070～2552	>2552
握力 /kg	1.49～17.1	17.2～21.4	21.5～25.5	25.6～30.4	>30.4
坐位体前屈 /cm	−0.75～2.0	−1.9～5.2	5.3～11.3	11.4～17.7	>17.7
选择反应时间 /s	1.46～1.14	1.13～0.84	0.83～0.67	0.66～0.55	<0.55
闭眼单脚站立 /s	1～2	3～5	6～12	13～40	>40

表4-9 65～69岁老年人其他单项指标评分标准

测试指标	1分	2分	3分	4分	5分
男					
肺活量 /ml	1255～1660	1661～2229	2230～2749	2750～3334	>3334
握力 /kg	21.0～24.9	25.0～32.0	32.1～38.1	38.2～44.8	>44.8
坐位体前屈 /cm	−13.6～9.4	−9.3～1.6	−1.5～4.6	4.7～11.7	>11.7
选择反应时间 /s	1.45～1.11	1.10～0.81	0.80～0.66	0.65～0.54	<0.54
闭眼单脚站立 /s	1～2	3～5	6～12	13～40	>40
女					
肺活量 /ml	895～1104	1105～1559	1560～1964	1965～2454	>2454
握力 /kg	13.8～16.2	16.3～20.3	20.4～24.3	24.4～29.7	>29.7
坐位体前屈 /cm	−8.2～3.1	−3.0～4.0	4.1～10.0	10.1～16.4	>16.4
选择反应时间 /s	1.63～1.22	1.21～0.89	0.88～0.69	0.68～0.57	<0.57
闭眼单脚站立 /s	1～2	3～4	5～10	11～35	>35

➡ 触类旁通

中老年人如何锻炼柔韧性

随着年龄的增长，中老年人连接骨与骨的关节囊、韧带、肌腱等会逐渐发生变性、老化，柔韧性会变得越来越差，从而导致中老年人易患颈椎间盘突出症、腰椎间盘突出症、肩周炎、腰腿痛等疾病，危害身心健康的同时给工作生活带来诸多不便。

运动医学研究表明，柔韧性是重要的身体素质之一。中老年人经常锻炼柔韧性，不仅能增强身体素质，而且在日常活动中动作灵活，很少得上述运动系统疾病，肩、膝、腰等关节的扭伤也很少发生。

锻炼柔韧性的方法有很多，下面介绍几种适合中老年人的练习方法。

（1）压腕：两手交叉掌心向外，做压指压腕的动作，充分向前、向上伸展或有节奏振压。

（2）压肩：面对把杆，上体前俯，并做下振压肩动作。也可两人面对站立，互相扶按肩部，做身体前屈的振动压肩动作。

（3）压腰：直角坐在垫上，两腿伸直，挺胸，塌腰，并向前折体，两手尽量伸向前方，使胸部贴近腿部，持续一定的时间。

（4）压腿：面对把杆或高物，左腿提起，脚跟放在把杆上，两腿伸直，立腰，收髋，上体前屈，向前向下压振，左右腿交替进行。

（5）压踝：跪在垫上，臀部压在踝关节处，向下振压。还可进行脚外侧走，脚尖走，脚跟走和脚内侧走，牵拉踝。

要使中老年人锻炼柔韧性时更科学、有效，还应注意以下几点。

（1）要循序渐进，不要太使劲，被牵拉的肌肉韧带有轻微不适感即可，不能急于求成。

（2）伸展时不要屏住呼吸，伸展动作要缓慢，可采用伸展—放松—再伸展的方法。

（3）健身活动前或后都可以锻炼柔韧性，健身前做有助于热身、防止受伤，健身后做有助于放松肌肉、消除疲劳。

提高平衡能力小招式

（1）金鸡独立。睁眼或闭眼，双手叉腰，一腿弯曲，另一腿站立尽可能长的时间。也可以两腿轮流做单腿跳跃，以增强腿部力量。每天早晚各跳 10min（每次跳 20 个，两次之间休息 30s）。

（2）"不倒翁"练习。挺直站立，前后晃动身体，脚尖与脚跟循环着地以锻炼下肢肌肉，达到控制重心的目的。

（3）坐立练习。站在椅子前反复缓慢起立坐下，练习时可以将一个纸盘放在头顶上，尽量保持其不掉下，以增强平衡性。

（4）沿直线行走。画一条直线，向前迈步时，把前脚的脚后跟紧贴后脚的脚趾前进，步行的轨迹尽量和直线重合。在向前行走 10 ～ 20 步后，把身子转过来按照同样的方式走回去。行走时，可以将一个纸盘放在头顶上，尽量保持其不掉下，以增强平衡性。

（5）侧身走。俗称"蟹步"，顾名思义，就是像螃蟹一样横着走。

（6）倒着走。找一块平坦的空地作为练习场所，倒着走并尽量保持直线。

小结

体质是人类生产和生活的物质基础，党和政府历来十分重视并不断采取有效措施增强人民体质，其中一项重要举措就是建立并实行国民体质测定制度。

2000 年国家体育总局会同 10 个有关部门对 3 ～ 69 岁的国民进行了首次全国性体质监测，获取了 20 世纪末我国国民体质状况资料。此后，国家体育总局组织专家利用这些翔实的数据，在《中国成年人体质测定标准》的基础上，制定了《国民体质测定标准》（以下简称《标准》）。

制定并实行《标准》是运用科学的方法对国民个体的形态、机能和身体素质等进行测试与评定，科学指导全民健身活动的开展，发挥体育对增强人民体质的积极作用的有效手段；是落实《中华人民共和国体育法》和《全民健身计划纲要》，构建面向大众的体育服务体系的一项重要工作；是在新的历史时期，贯彻党的体育方针，坚持体育为人民服务根本宗旨的具体体现。

本模块主要阐述了在全国性体质监测中所选用的测试指标、测试方法及评定标准等内容。

➡ 思考题

1. 刘爷爷，测试时还差 3 个月满 66 岁，他的年龄该如何计算？
2. 孙爷爷，测试时 62 岁零 4 个月，他的年龄该如何计算？
3. 丁奶奶，68 岁，身高 152cm，体重 56.6kg，肺活量为 886ml，握力为 13.9 kg，坐位体前屈为 2cm，选择反应时为 1.32s，闭眼单脚站立 2.6s。请你算算丁奶奶的得分，并给出等级。

➡ 实战强化

对上一模块中实战强化所测量的 10 位老年人的体质状况进行综合评级。

学习单元五　传统运动保健

学习目标

知识目标

能掌握老年人太极拳、八段锦、五禽戏、易筋经等传统运动保健项目的保健功效、方法和要领。

能力目标

能指导老年人进行传统运动保健实践，给出合理、科学的健身建议。

素质目标

培养学生爱岗敬业，细心、全面的思维，具备进行老年传统健身活动项目指导的能力，成为一名合格的老年服务工作者。

模块一　太　极　拳

案例引入

　　伴着古筝弹奏的《春江花月夜》，10余万人集中打太极拳的壮观场面在焦作上演。2015年10月18日，作为太极拳根祖地的焦作将实现这一壮举，并挑战吉尼斯世界纪录。

　　10月20日是联合国教科文组织《保护和促进文化表现形式多样性公约》颁布实施10周年纪念日，由焦作市加快太极拳文化产业发展工作领导小组倡议发起的"共享太极　共享健康"大型纪念活动，定于10月18日在国内外30多个城市同时举行。届时，全球10万余名太极拳爱好者将集中演练，百万名太极拳爱好者分散演练，并将挑战吉尼斯世界纪录。这一天，集中演练的时间是10时～10时40分，分散演练的时间是6～18时。

　　据了解，除了太极故乡焦作之外，国内将有20个城市参与集中演练，分别是北京、上海、广州、杭州等；国外也将有15～20个城市参与集中演练活动，包括韩国首尔、美国纽约、英国伦敦等城市。

　　请问：你觉得太极这项运动为什么会遍布全世界？练习太极拳对老年人可能有哪些健身效果呢？

一、太极拳保健功效

　　在练习太极拳的过程中，要求练习者巧搭鹊桥，叩、漱、吞、咽，目的就是产生唾液，保精益气。中医学认为：津即咽下，在心化血，在肝明目，在脾养神，在肾益精，自然百骸调畅，诸病不生。

　　1. 打太极拳对神经系统的影响

　　生理学家通过对神经的研究认识到中枢神经系统对人体的重要作用，它是调节与支配所有神经与器官的枢纽。人类依靠神经系统的活动，以适应外界环境并改造外界环境。人体依靠神经系统活动，使体内各个系统与器官的功能活动，按照需要统一起来。任何一种锻炼方法，对全身来说都有很好的保健作用，也是对大脑的良好训练。这就是太极拳运动的优越之处。

2. 打太极拳对心脏、血管系统及呼吸系统的影响

在中枢神经活动支配下发生的，就太极拳的动作组成来说，包括各肌肉群和关节的活动，同时也包括有节律的呼吸运动，特别是横膈运动。因为它能加强血液及淋巴的循环，是一种用来消除体内瘀血的良好方法。

3. 打太极拳对骨骼、肌肉、关节活动的影响

太极拳运动对这些部位的影响是突出的，以脊柱为例，练拳时要求含胸、拔背、松腰。"腰脊为第一主宰"意思是打太极拳与腰脊部位活动的密切关系。经常练太极拳无论对脊柱的形态和组织结构都有良好的作用，能防止畸形和老年背驼。

4. 打太极拳对体内物质代谢的影响

有关方面从两组老人骨骼及动脉硬化发生率研究资料的差异得出，打太极拳对脂类、蛋白质以及无机盐中钙、磷的代谢影响是良好的。通过锻炼前后的检查发现，经过 5～6 个月锻炼后，血中蛋白质的含量增加，胆固醇的含量却明显减少，而且动脉硬化的症状也大大减轻。这些都说明打太极拳对体内物质代谢的较好影响。

5. 打太极拳对消化系统的影响

由于太极拳运动对神经系统活动能力的提高，从而改善了其他系统的功能活动。因此，它可以预防并治疗某些因神经系统功能紊乱而产生的消化系统疾病（运动、分泌、吸收的紊乱），因呼吸运动对胃肠道起着机械刺激的作用，也能改善消化道的血液循环，因而起到促进消化的作用。它能预防便秘，对老年人来说更为重要。

二、太极拳的招式

1. 起势

（1）身体自然并步直立，左脚轻轻提起，向左开步，与肩部同宽，脚尖向前；两臂自然下垂，两手放在大腿外侧；眼向前平视。

（2）两臂慢慢向前平举，两手高与肩平，与肩同宽，手心向下。

（3）上体保持正直，两腿屈膝下蹲；同时两掌轻轻下按，两肘下垂与两膝相对，眼平视前方，如图5-1所示。

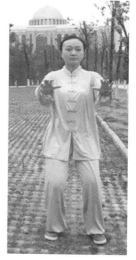

图5-1 起势

2. 左右野马分鬃

（1）上体微向右转，身体重心移至右腿上；同时右臂收在胸前平屈，手心向下。左手经体前向右下划弧放在右手下，手心向上，两手心相对成抱球状，左脚随即收到右脚内侧，脚尖点地；眼看右手。

（2）上体微向左转，左脚向左前方迈出，右脚跟后蹬，右腿自然伸直成左弓步；同时上体继续向左转，左、右手随转体分别慢慢向左上、右下方分开，左手高与眼平，肘微屈，右手下落在右胯旁，肘微屈，手心向下，指尖向前；眼看左手，如图5-2所示。

（3）上体慢慢后坐，身体重心移至右腿，左脚尖翘起，微向外撇（45°～60°），随后脚掌慢慢踏实，左腿慢慢前弓，身体左转，

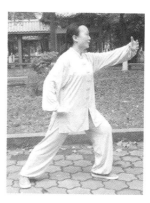

图5-2 左右野马分鬃

身体重心再移至左腿，同时左手翻转向下，左臂收在胸前平屈，右手向左划弧放在左手下，两手心相对成抱球状，右脚随即收封左腿内侧，脚尖点地；眼看左手。

（4）右腿向右前方迈出，腿自然伸直成右弓步，同时上体右转，左、右手随转体分别慢慢向左下、右上分开，右手高与眼平，肘微屈；左手落在左胯旁，肘亦微屈，手心向下，指尖向前；眼看右手。

（5）与（3）同，唯左右相反。

（6）与（4）同，唯左右相反。

3. 白鹤亮翅

（1）上体微向左转，左手翻掌向下，左臂平屈胸前，右手向左上划弧，手心转向上，与左手成抱球状；眼看左手。

（2）右脚跟进半步，上体后坐，身体重心移至右腿，上体先向右转，面向右前方，眼看右手；然后左脚稍向前移，脚尖点地成左虚步；同时上体再微向左转，面向前方，两手随转体慢慢向右上、左下分开，右手上提停于右额前，手心向左后方，左手落于左胯前，手心向下，指尖向前；眼平视前方，如图5-3所示。

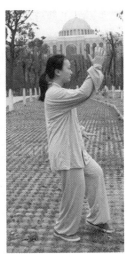

图5-3　白鹤亮翅

4. 左右搂膝拗步

（1）右手从体前下落，由下向后上方划弧至右肩外侧，肘微屈，手与耳同高，手心斜向上，左手由左下向上、向右划弧至右胸前，手心斜向下；同时上体先微向左再向右转。左脚收至右脚内侧，脚尖点地；眼看右手，如图5-4所示。

（2）上体左转，左脚向前（偏左）迈出成左弓步，同时右手屈回由耳侧向前推出，高与鼻尖平，左手向下由左膝前搂过落于左胯旁，指尖向前；眼看右手手指。

（3）右腿慢慢屈膝，上体后坐，身体重心移至右腿，左脚尖翘起微向外撇，随后脚掌慢慢踏实，左腿前弓，身体左转，身体重心移至左腿；右脚收到左腿内侧，脚尖点地，同时左手向外翻掌由左后向上划弧至左肩外侧，肘微屈，手与耳同高，手心斜向上，右手随转体向上、向左下划弧落于左胸前，手心斜向下；眼看左手。

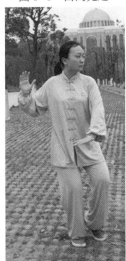

图5-4　左右搂膝拗步

（4）与（2）同，唯左右相反。

（5）与（3）同，唯左右相反。

5. 手挥琵琶

右脚跟进半步，上体后坐，身体重心转至右腿上，上体半面向右转，左脚略提起稍向前移，变成左虚步，脚跟着地，脚尖翘起，膝部微屈；同时左手由左下向上挑举，高与鼻尖平，掌心向右，臂微屈；右手收回放在左臂肘部里侧，掌心向左；眼看左手示指，如图5-5所示。

6. 左右倒卷肱

（1）上体右转，右手翻掌（手心向上）经腹前由下向后上方划弧

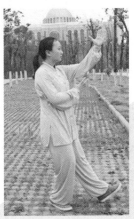

图5-5　手挥琵琶

平举，臂微屈，左手随即翻掌向上；眼的视线随着向右转体先向右看，再转向前方看左手。

（2）右臂屈肘折向前，右手由耳侧向前推出，手心向前，左臂屈肘后撤，手心向上，撤至左肋外侧；同时左腿轻轻提起向后（偏左）退一步，脚掌先着地，然后全脚慢慢踏实，身体重心移到左腿上成右虚步，右脚随转体以脚掌为轴扭正；眼看右手，如图 5-6 所示。

（3）上体微向左转，同时左手随转体向后上方划弧平举，手心向上，右手随即翻掌，掌心向上；眼随转体先向左看，再转向前方看右手。

（4）与（2）同，唯左右相反。

（5）与（3）同，唯左右相反。

（6）与（2）同。

（7）与（3）同。

（8）与（2）同，唯左右相反。

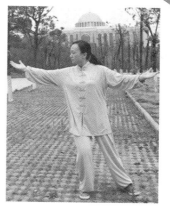

图 5-6　左右倒卷肱

7. 左揽雀尾

（1）上体微向右转，同时右手随转体向后上方划弧平举，手心向上；左手放松，手心向下；眼看左手。

（2）身体继续向右转，左手自然下落，逐渐翻掌经腹前划弧至右肋前，手心向上；右臂屈肘，手心转向下，收至右胸前，两手相对成抱球状；同时身体重心落在右腿上，左脚收到右脚内侧，脚尖点地；眼看右手。

（3）上体微向左转，左脚向左前方迈出，上体继续向左转，右腿自然蹬直，左腿屈膝成左弓步；同时左臂向左前方伸出，高与肩平，手心向后，右手向右下落放于右胯旁，手心向下，指尖向前；眼看左前臂。

（4）身体微向左转，左手随即伸翻掌向下，右手翻掌向上，经腹前向上，向前伸至左前臂下方；然后两手下捋，即上体向右转，两手经腹前向右后上方划弧，直至右手手心向上，高与肩齐，左臂平屈于胸前，手心向后；同时身体重心移至右腿，眼看右手。

（5）上体微向左转，右臂屈肘折回，右手附于左手腕里侧，上体继续向左转，双手同时向前慢慢挤出，左手心向右，右手心向前，左前臂要保持半圆；同时身体重心逐渐前移变成左弓步；眼看左手腕部，如图 5-7 所示。

图 5-7　左揽雀尾

（6）左手翻掌，手心向下，右手经左手腕上方向前、向右伸出，高与左手齐，手心向下，两手左右分开，宽与肩同；然后右腿屈膝，上体慢慢后坐，身体重心移至右腿上，左脚尖翘起；同时两手屈肘回收至腹前，手心均向前下方；眼向前平视。

（7）上式不停，身体重心慢慢前移；同时两手向前、向上按出，掌心向前；左腿前弓成左弓步；眼平视前方。

8. 右揽雀尾

（1）上体后坐并向右转，身体重心移至右腿，左脚尖里扣；右手向右平行划弧至右侧，然后由右下经腹前向左上划弧至左肋前，手心向上；左臂平屈胸前，左手掌向下与右手成抱球状；同时身体重心再移至左腿上，右脚收至左脚内侧，脚尖点地，眼看左手。

（2）同"左揽雀尾"（3），唯左右相反。

（3）同"左揽雀尾"（4），唯左右相反。

（4）同"左揽雀尾"（5），唯左右相反，如图5-8所示。

（5）同"左揽雀尾"（6），唯左右相反。

（6）同"左揽雀尾"（7），唯左右相反。

9. 单鞭

（1）上体后坐，身体重心逐渐移至左腿上，右脚尖里扣；同时上体左转，两手向左划弧，直至右臂平举，伸于身体左侧，手心向左，右手经腹前运转至左肋前，手心向后上方；眼看左手。

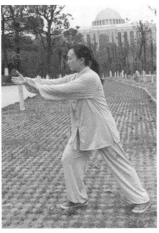

图5-8　右揽雀尾

（2）身体重心再渐渐移至右腿上，上体右转，左脚向右脚靠拢，脚尖点地；同时右手向右上方划弧，至右斜前方时变勾手，臂略高于肩。左手向下经腹前向右上划弧停于右肩前，手心向里；眼看左手。

（3）上体微向左转，左脚向左前侧迈出，右脚跟后蹬成左弓步，在身体重心移向左腿的同时，左掌随上体继续左转，慢慢翻转向前推出，手心向前，手指与眼齐平，臂微屈；眼看左手，如图5-9所示。

10. 云手

（1）身体重心移至右腿上，身体渐向右转，左脚尖里扣；左手经腹前向右上划弧至右肩前，手心斜向后，右手变掌，手心向右前；眼看左手。

（2）上体慢慢左转，身体重心随之逐渐左移，左手由脸前向左侧运转，手心渐转向左方；右手由右下经腹前向左上划弧至左肩前，手心斜向后，同时右脚靠近左脚成小开立步，眼看右手，如图5-10所示。

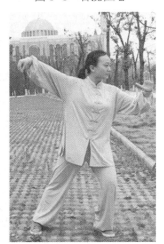

图5-9　单鞭

（3）上体再向右转，同时左手经腹前向右上划弧至右肩前，手心斜向后，右手向右划弧，手心翻转向右；左腿随之向左横跨一步；眼看左手。

（4）与本式动作（2）同。

（5）与本式动作（3）同。

（6）与本式动作（2）同。

11. 单鞭

（1）上体向右转，右手随之向右划弧，至右侧方时变成勾手；左手经腹前向右上划弧至右肩前，手心向内；身体重心落在右腿上，左脚尖点地；眼看左手。

（2）上体微向左转，左脚向左前侧迈出，右脚跟后蹬成左弓步，在身体重心移向左腿的同时，上体继续左转，左掌慢慢翻转向前推出成"单鞭"式，如图5-11所示。

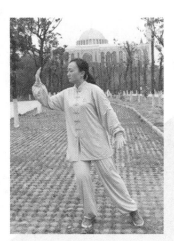

图5-10　云手

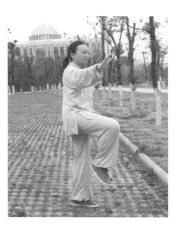

12. 高探马

（1）右脚跟进半步，身体重心逐渐后移至右腿上，右手变成掌，两手心翻转向上两肘微屈；同时身体微向右转，左脚跟渐渐离地；眼视左前方。

（2）上体微向左转，面向前方，右掌经右耳旁向前推出，手心向前，手指与眼同高，左手收至左侧腰前，手心向上；同时左脚微向前移。脚尖点地成左虚步；眼看右手，如图5-12所示。

13. 右蹬脚

（1）左手手心向上，前伸至右手腕背面，两手相互交叉，随即向两侧分开并向下划弧，手心斜向下；同时左脚提起向左前侧进步，身体重心前移，右腿自然蹬直，成左弓步，眼看前方。

（2）两手由外圈向里圈划弧，两手交叉合抱于胸前，右手在外，手心均向后；同时右脚向左脚靠拢，脚尖点地；眼平视右前方。

（3）两臂左右划弧分开平举，肘微屈，手心均向外；同时右腿屈膝提起，右脚向右前方慢慢蹬出；眼看右手，如图5-13所示。

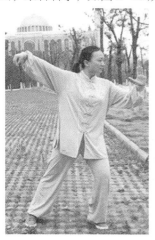

图 5-11 单鞭

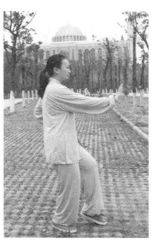

图 5-12 高探马

图 5-13 右蹬脚

14. 双峰贯耳

（1）右腿收回，屈膝平举，左手由后向上、向前下落至体前，两手心均翻转向上，两手同时向下划弧分落于右膝盖两侧；眼看前方。

（2）右脚向右前方落下，身体重心渐渐前移，成右弓步，面向右前方；同时两手下落，慢慢变拳，分别从两侧向上、向前划弧至面部前方，两拳拳峰相对，拳眼都斜向内下，高与耳齐；眼看右拳，如图5-14所示。

15. 转身左蹬脚

（1）左腿屈膝后坐，身体重心移至左腿，上体左转，右脚尖里扣；同时两拳变掌，由上向左右划弧并分开平举，手心向前；眼看左手。

（2）身体重心再移至右腿，左脚收到右脚内侧，脚尖点地；同时两手由外圈向里圈划弧合抱于胸前，左手在外、手心均向后；眼平视左方。

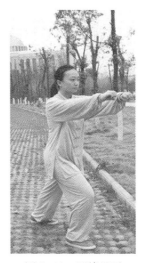

图 5-14 双峰贯耳

（3）两臂左右划弧分开平举，肘微屈，手心均向外；同时左腿屈膝提起，左脚向左前方向慢慢蹬出；眼看左手，如图5-15所示。

16．左下势独立

（1）左腿收回平屈，上体右转；右掌变成勾手，左掌向上、向右划弧下落，立于右肩前，掌心斜向后；眼看右手。

（2）右腿慢慢屈膝下蹲，左腿由内向左侧伸出，成左仆步；左手下落，向左下顺左腿内侧向前穿出；眼看左手，如图5-16所示。

（3）身体重心前移，以左脚跟为轴，脚尖尽量向外撇，左腿前弓，右腿后蹬，右脚尖里扣，上体微向左转并向前起身；同时左臂继续向前伸出，掌心向右，右勾手下落，勾尖向上；眼看左手。

（4）右腿慢慢提起平屈，成左独立势；同时右手变掌，并由后下方顺右腿外侧向前弧形摆出，屈臂立于右腿上方，肘与膝相对，手心向左，左手落于右胯旁，手心向下，指尖向前，眼看右手。

17．右下势独立

（1）右脚下落于左脚前，脚掌着地；然后左脚以前掌为轴转动，身体随之左转；同时左手向后平举变成勾手，右掌随着转体向左侧划弧，立于左肩前，掌心斜向后；眼看左手。

（2）同"左下势独立"（2），唯左右相反，如图5-17所示。

（3）同"左下势独立"（3），唯左右相反。

（4）同"左下势独立"（4），唯左右相反。

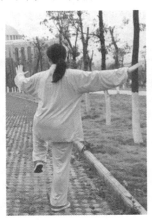
图5-15　转身左蹬脚

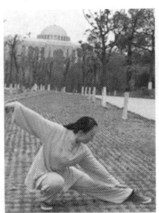
图5-16　左下势独立

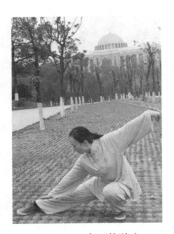
图5-17　右下势独立

18．左右穿梭

（1）身体微向左转，左脚向前落地，脚尖外撇，右脚跟离地，两腿屈膝成半坐盘式；同时两手在胸前成抱球状（左上右下）；然后右脚收到左脚的内侧，脚尖点地；眼看左前臂。

（2）身体右转，右脚向右前方迈出，屈膝弓腿，右弓步，同时右手由脸前向上举并翻掌停在右额前，手心斜向上；左手先向左下再经体前向前推出，高与鼻尖平，手心向前；眼看左手，如图5-18所示。

（3）身体重心略向后移，右脚尖稍向外撇，随即身体重心再移至右腿，左脚跟进停于右脚内侧，脚尖点地；同时两手在右胸前成抱球状（右上左下）；眼看右前臂。

（4）与（2）同，唯左右相反。

19. 海底针

右脚向前跟进半步，身体重心移至右腿，左脚稍向前移，脚尖点地，成左虚步；同时身体稍向右转，右手下落经体前向后、向上提抽至肩上耳旁，再随身体左转，由右耳旁斜向前下方插出，掌心向左，指尖斜向下；与此同时，左手向前、向下划弧落于左胯旁，手心向下，指尖向前；眼看前下方，如图5-19所示。

20. 闪通臂

上体稍向右转，左脚向前迈出，屈膝成左弓步；同时右手由体前上提，屈臂上举，停于右额前上方，掌心翻转斜向上，拇指朝下；左手上提经胸前向前推出，高与鼻尖平，掌心向前；眼看左手，如图5-20所示。

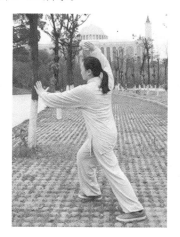
图 5-18　左右穿梭

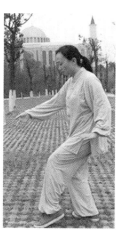
图 5-19　海底针

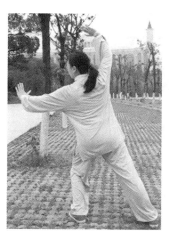
图 5-20　闪通臂

21. 转身搬拦锤

（1）上体后坐，身体重心移至右腿上，左脚尖里扣，身体向右后转，然后身体重心再移至左腿上；与此同时，右掌变拳随着转体向右、向下经腹前划弧至左肋旁，拳心向下；左掌上举于头前，掌心斜向上；眼看前方。

（2）向右转体，右拳经胸前向前翻转撇出，拳心向上；左手落于左胯旁，掌心向下，指尖向前；同时右脚收回后即向前迈出，脚尖外撇；眼看右拳。

（3）身体重心移至右腿上，左脚向前迈一步；左手经左侧向前上方划弧拦出，掌心向前下方；右拳向右划弧收到右腰旁，拳心向上；眼看左手，如图5-21所示。

（4）左腿前弓成左弓步，同时右拳向前打出，拳眼向上，高与胸平，左手附于右前臂里侧；眼看右拳。

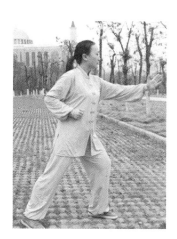
图 5-21　转身搬拦锤

22. 如封似闭

（1）左手由右腕下向前伸出，右拳变掌，两手手心逐渐翻转向上并慢慢分开回收；同时身体后坐，左脚尖翘起，身体重心移至右腿；眼看前方，如图5-22所示。

（2）两手在胸前翻掌，向下经腹前再向上、向前推出，腕与肩平，手心向前；同时左腿前弓成左弓步，眼看前方。

23. 十字手

（1）屈膝后坐，身体重心移至右腿，左脚尖里扣，向右转体；右手随着转体动作向右平摆划弧，与左手成两臂侧平举，掌心向前，肘部微屈；同时右脚尖随着转体稍向外撇，成右侧弓步；眼看右手。

（2）身体重心慢慢移至左腿，右脚尖里扣，随即向左收回，两脚距离与肩同宽，两腿逐渐蹬直成开立步；同时两手向下经腹前向上划弧，腕部交叉环抱于胸前，两臂撑圆，腕高与肩平，成十字手，手心均向后；眼看前方，如图 5-23 所示。

24. 收势

两手向外翻掌，手心向下，如图 5-24 所示，两臂慢慢下落停于身体两侧；目视前方。

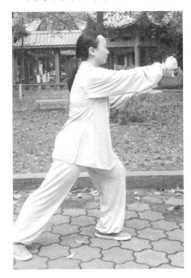
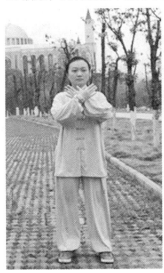
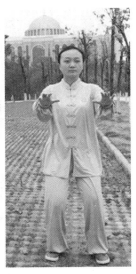

图 5-22　如封似闭　　　　　图 5-23　十字手　　　　　图 5-24　收势

三、太极拳的动作要领

1. 虚领顶劲

头颈似向上提升，并保持正直，要松而不僵，可转动。

2. 含胸拔背、沉肩垂肘

胸要含，不能挺，肩不能耸而要沉，肘不能抬而要下垂，全身要自然放松。

3. 手眼相应

以腰为轴，移步似猫行。

4. 虚实分清

打拳时必须上下呼应，融为一体，要求动作出于意、发于腰、动于手，眼随手转，两下肢弓步和虚步分清而交替，练到腿上有劲，轻移慢放，没有声音。

5. 动中求静，动静结合

肢体动而脑子静，思想要集中于打拳。

6. 式式均匀，连绵不断

每一式的动作快慢均匀，而各式之间又是连绵不断，全身各部位肌肉舒松协调而紧密衔接。

7. 呼吸均匀协调

打太极拳要求有意地运用腹式呼吸，加大呼吸深度，从而改善呼吸功能和血液循环。

8. 循序渐进

练习太极拳是一个循序渐进的过程，需要持之以恒。同时，在练习时应多加观摩，相互学习交流，相信经过认真的练习和不断的努力的人，都可以收到强身健体的效果。

触类旁通

太 极 扇

太极扇属于太极拳中器械的一种，太极扇的创编目的主要是为了锻炼身体。太极扇是一种风格独特的武术健身项目，它融合了太极拳与其他武术、舞蹈的动作，太极与扇的挥舞动作结合之下，刚柔并济、可攻可守，充满了飘逸潇洒的美感与武术的阳刚威仪，是同时具有观赏性及艺术性的健身运动。它包括以下几种。

1. 陈式太极扇

这是在陈式太极拳的基础上创编的一套具有独特风格的武术健身项目，它突出了陈式太极拳传统特点，内容丰富、结构合理，通过穿插蹬腿、摆莲、翻腰、跳跃，集中了陈式太极拳典型动作。该套路缠绕折叠、松活弹抖、扇势多变、造型优美，极具健身性、观赏性和艺术性。

2. 杨式太极扇

这是一种深受大众尤其是女性喜爱的太极健身项目。它集太极拳基本功、扇法基本功、武术技击基本功和舞台造型基本功于一体，不仅动作优美流畅，造型典雅大方，而且富有浓郁的现代气息，经常习练，可以起到祛病健身、延年益寿、陶冶情操的功效。杨式太极扇动作紧凑，节序清晰，中正雅致，舒展大方，动作速度舒缓适中，动作劲力式式贯劲，劲力内含。练法上，它强调每式以起承开合贯串，严格遵循太极原理的要求，适合大众学练和养生健身的需要，符合竞赛的规范化要求。

3. 莲花太极扇

含单扇和双扇两个套路。这两套扇是宗老师为喜迎澳门回归而创编的，因而有"回归扇"的美称。两个套路均以杨式太极拳架为基础，采用了传统的民间扇术技术，整套动作舒展大方、刚柔相济，扇面时开时合，武舞共融，潇洒飘逸，富有情趣，深受广大太极拳爱好者的喜爱。在1999年澳门回归的庆典中，1 200名太极拳友集体表演的莲花太极单扇，气势宏伟，盛况空前，成为整个庆祝活动中的重头戏，澳门人至今引以为豪。

小结

中国古老的太极拳，既是武术又是文化，既是健身术又是护身术。它既练内（心）又练外（体），精、气、神兼顾；既有养生健身价值又有艺术欣赏价值，因而受到越来越多人的欢迎。太极拳非常重视加大人体下部运动量，大大有利于避免上盛下虚的"时代病"。太极拳不仅强调肢体放松，而且练拳全过程都要求精神放松，使大脑抑制与兴奋相结合，从而有利于心态平衡。所以，针对当今生活方式，练习太极拳是一条非常可靠的身心健康之路。只要天天练太极拳，就可以使你持久地保持身心健康。

太极拳不仅是中国特有的民族体育运动项目，还是一项世界性的运动项目，欧美、东南亚、日本等国家和地区，都有太极拳的运动。纵观太极拳开展与研究现状，我们不难发现，开展太极拳活动的人群基本上集中在中老年人，尤其是老年人群体。所以增强中老年人体质、促进中老年人健康长寿，是我们的责任。

➤ 思考题

1. 练习太极拳时，对身心有哪些要求？
2. 太极拳对增进人体健康有什么作用？

➤ 实战强化

如果请您为老年人教授二十四式太极拳中云手这一式动作，你将如何教授？

模块二　八　段　锦

➤ 案例引入

跟随着优美的音乐，老年人的动作时而如太极拳般舒缓轻柔、时而如武术般强劲有力。我们在公园里、广场上时常能看到这样的健身队伍，他们托臂、沉肩、屈膝、弯腰……前面几个动作还好说，可到了"两手攀足固肾腰"的环节，在旁边观看的人怎么也够不到自己的脚面，一旁50多岁的练习者们却能轻松完成。

有习练的老年人说，自从练了八段锦，自己的高血压不仅得到了控制，而且天天感觉通体舒畅、不容易感冒，睡眠质量也有了很大的提高。下雨、下雪没办法出门，大家就在家里练习。八段锦已成为我们生活中不可缺少的一部分。

请问： 练习八段锦的好处是什么？

中老年人如何练习这项保健运动？

一、八段锦保健功效

中医藏象学说中的一个重要理论是五脏的生理活动与精神情志密切相关，人的感觉器官分属于五脏，只有不断接受五脏精气的灌注才能维持正常的感知觉，而感知觉是产生情志活动的必要条件，这就是"人有五脏化五气，以生喜怒悲忧恐"以及"七情，人之常性，动之则先自脏腑郁发，外形于肢体，为内所因也"的道理，五脏生理功能正常则情志发生正常。在练习八段锦的过程中，要求练习者巧搭鹊桥，叩、漱、吞、咽，目的就是产生唾液，保精益气。中医学认为，津即咽下，在心化血，在肝明目，在脾养神，在肾益精，自然百骸调畅，诸病不生。

有严重心脑血管病、重症高血压、哮喘发作期、妇女妊娠期及术后患者不宜进行此项运动。

1. 能够改善中老年人呼吸系统功能

这个可以从八段锦整套动作的编排中找到答案。第一式"两手托天理三焦"、第二式"左右开弓似射雕"和第六式"两手攀足固肾腰"这三个动作,均要求在完成过程中,不断加大呼吸幅度与呼吸深度,从而使膈肌上下运动幅度大大增加,使呼吸肌肉群得到充分锻炼,而膈肌是人体最重要的呼吸肌,对它的有效锻炼可以增加胸腔体积,从而提高肺活量。

2. 能够提高中老年人的生存质量

八段锦动作具有柔和缓慢、圆活连贯、松紧结合、动静相兼、神形相合、气寓其中的特点,长期练习可以平衡阴阳、疏通经络、分解黏滞、滑利关节、活血化瘀、强筋壮骨、增强体质,这些功效可以从现代生命科学的角度进行解释。八段锦运动强度适中,是典型的中等强度的有氧运动。作为锻炼者,每天进行 1h 的练习,虽然运动强度不高,但长时间的运动可以消耗体内及皮下多余的脂肪,改善身体成分,还可以增加肌肉力量。从八段锦动作结构本身来看,其第二式"左右开弓似射雕"和第五式"摇头摆尾去心火"等均要求马步站立,这对发展下肢肌肉力量有非常好的作用,同时由于许多动作中都要求手指用力抓握,可以充分锻炼前臂及手部的肌肉群,如第七式"攒拳怒目增气力"等。

3. 能够提高中老年人的身体健康水平

长期有规律地进行八段锦锻炼,可以降低体脂百分比和血脂,降低血压和心率,使其维持在正常水平,增强心肺功能;可以降低交感神经张力,增强迷走神经张力,有助于降低发生心脑血管疾病的危险性。同时,坚持八段锦锻炼还可以提高练习者的运动素质,缓解焦虑,改善心境,提高中老年人的生存质量。另外,长期坚持八段锦锻炼可以增强中老年人清除自由基的功能,改善性激素水平,缓解智能生理年龄的衰退,具有一定的延缓衰老功效。因此,八段锦是中老年人养生保健、延年益寿的一种有效手段。

二、八段锦的招式

八段锦共计八式,其预备式为:两膝微屈开立,约与肩同宽;两臂前屈,两掌捧于腹前,指尖相对,掌心向内;全身放松,目视前方。

1. 两手托天理三焦

(1)立正,两臂自然下垂,眼看前方,上手十指交叉。

(2)两臂慢慢自左右侧向上高举过头,十指交叉翻掌,掌心向上,两足跟提起,离地一寸(1 寸 =1/30m);两肘用力挺直,两掌用力上托,抬头看手,维持这种姿势片刻,如图 5-25所示;头回正,目视前方,两手十指分开,两臂从左右两侧慢慢降下,还原到预备姿势。

2. 左右开弓似射雕

(1)立正,两脚脚尖并拢。

（2）左脚向左踏出一步，两腿弯曲成骑马势，上身挺直，两臂于胸前十字交叉，左臂在外、右臂在内，手指张开，头向左转，眼看左手；左手示指向上翘起，拇指伸直与示指成八字撑开，左手慢慢向左推出，左臂伸直，同时右手握拳，屈臂用力向右平拉，作拉弓状，肘尖向侧挺，两眼注视左手示指，如图5-26所示；左拳五指张开，从左侧收回到胸前，同时右拳五指张开，头向右转，眼看右手，恢复到立正姿势。

（3）右式动作与左式动作相同，方向相反。

3．调理脾胃须单举

（1）站直，双臂屈于胸前，掌心向上，指尖相对。

（2）先举右手翻掌上托，左手翻掌向下压，上托下压吸气而还原时呼气，如图5-27所示。

（3）左式动作与右式动作相同，方向相反。

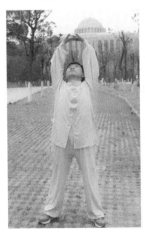 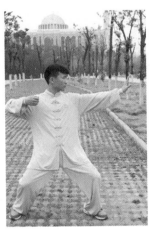 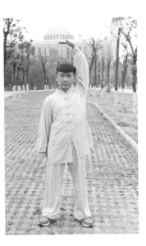

图5-25　两手托天理三焦　　　图5-26　左右开弓似射雕　　　图5-27　调理脾胃须单举

4．五劳七伤往后瞧

（1）开腿直立，两臂伸直下垂，掌心向后，指尖向下，目视前方。

（2）两臂充分外旋，掌心向外；头慢慢向左后转，目视左后方，如图5-28所示；两臂内旋，目视前方，复原。

（3）右式动作与左式动作相同，方向相反。

5．摇头摆尾去心火

（1）开步直立，比肩略宽。

（2）两掌内旋上托至头顶，微屈肘，掌心向上，指尖相对；目视前方。两腿慢慢屈膝半蹲成马步；两掌向外侧下落，扶按于膝上，肘微屈，拇指侧向后，如图5-29所示，上身先向右弧形摆动，随之俯身；目视右脚；上身由右向前、向左、向后弧形摇动；目视右脚；上身右移成马步，目视前方。

（3）右式动作与左式动作相同，方向相反。

6．两手攀足固肾腰

（1）开步直立，与肩同宽。

（2）两臂向前、向上举至头顶，掌心向前；目视前方。两臂外旋至掌心相对，屈肘，两掌下按于胸前，掌心向下，指尖相对；目视前方；两臂外旋，两掌顺腋下后插，掌心向内，沿后背两侧向下摩运至臀部；上身慢慢前屈弯腰，两掌随之沿腿后向下摩运，至脚面抓握片刻；抬头，目视前下方，如图5-30所示。

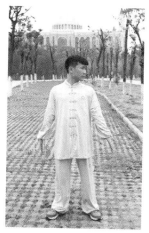

图5-28　五劳七伤往后瞧

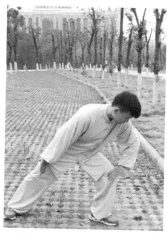

图5-29　摇头摆尾去心火

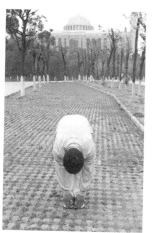

图5-30　两手攀足固肾腰

7. 攒拳怒目增气力

（1）直立，平视前方。

（2）左脚向左开步，两腿缓慢屈膝下蹲成马步；两拳握固，抱于腰侧，拳心向上；目视前方；左拳向前缓慢用力击出，拳眼朝上，与肩同高；瞪目怒视前方，如图5-31所示；左拳变掌，环绕成掌心向上后，抓握成拳，再缓慢收抱于腰侧；目视前方。

（3）右式动作与左式动作相同，方向相反。

8. 背后七颠百病消

（1）并步直立，两掌自然垂于体侧；目视前方。

（2）两脚跟尽量上提，头用力上顶，然后两脚跟下落，轻振地面，如图5-32所示。

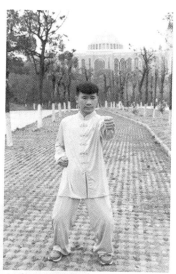

图5-31　攒拳怒目增气力

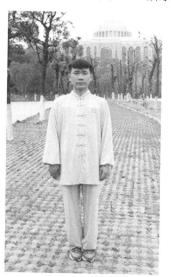

图5-32　背后七颠百病消

三、八段锦的动作要领

预备式：头向上顶，下颌微收，舌顶上颚，嘴唇轻闭，沉肩坠肘，腋下虚掩，胸部宽松，腹部松沉，收髋敛臀，上体中正。

两手托天理三焦：两掌上托要舒胸展体，略有停顿，保持身拉，两掌下落，松腰成宽，沉臂坠肘，松腕竖指，上体通正。

左右开弓似射雕：侧拉之手五指要并拢，躯挺，肩臂放平，八字掌侧撑与沉肩对肘，屈腕竖指，掌心含空。

调理脾胃须单举：舒胸展体，拔长腰脊，两肩松沉，上撑下按，力在掌根。

五劳七伤往后瞧：头向上顶，肩向下沉，转头不转体，悬臂，两肩后张。

摇头摆尾去心火：马步下蹲，要收髋敛臀，上体中正，摇转时，脊颈与尾闾对拉伸长，速度应柔和缓慢、圆活连贯。

两手攀足固肾腰：两掌向下摩运要适当用力，至足背时，松腰沉肩，两膝挺直，向上起身时，手臂要主动上举，带动上体立起。

攒拳怒目增气力：冲拳时怒目圆睁，脚趾抓地，拧腰瞬间，力达全面，马步的高低，可根据自己腿部的力量灵活掌握，回收时要旋腕，五指用力抓握。

背后七颠百病消：上提时要脚趾抓地，脚跟尽力抬起，两脚并拢，百会穴上顶，略有停顿，掌握好平衡，脚跟下落时要轻轻下振，同时松肩舒臂，周身放松。

收势：两掌内外劳宫相结于丹田，周身放松，气沉丹田，收功时要注意，体态安神，举止稳重，做一下整理活动，如锉手、摩面、浴面，可做肢体放松动作。

▶▶ 触类旁通

十 二 段 锦

"十二段锦"又称"文八段锦"，清代被河南嵩山少林寺僧作为主要练功内容之一，此后逐渐被广大练功者采用，作为内功锻炼功法之一。十二段锦是由十二节动作组合而成的健身运动方法。十二段锦适合于患慢性、虚弱性疾病者的调摄，有助于神经衰弱、慢性气管炎、食管炎、慢性胃炎、冠心病、肺气肿、溃疡病、胃下垂、腰肌劳损、慢性肾炎、肾虚腰痛等患者的康复，也可根据局部疾病重点选练数节，如耳鸣、耳聋可选练第一、二、三节，心火旺者可选练第一、四、七节，五劳七伤可选练第一、九节，腰背疾病可选练第一、十节。

十二段锦又称"坐式八段锦"，是中国古代养生方法的杰出代表，受到明、清众多医学家、养生家的大力推崇。它吸收了中国传统文化的精华，将医疗、运动、养生有机地结合起来，以提高生存质量、完善生命状态为基本目标，提倡通过自我的运动、锻炼，来达到身、心的和谐统一。十二段锦的养生思想，系统反映了中国传统养生道法自然、内外兼修的锻炼原则，尤其是对于放松身心有良好作用。

十二段锦由十二段动作组成，动静结合。其中，静功锻炼内容包括入静、冥想等，动功锻炼内容包括坐式运用及自我按摩。练习时呼吸、导引、意念相互配合，动作柔和、自然、顺畅，形神兼

传统运动保健

备。全套动作简单、明了，易学易练，适合不同年龄的人锻炼，长期坚持锻炼可有效增进身体健康，达到防病强身的作用。

十二段锦口诀

闭目冥心坐，握固静思神。叩齿三十六，两手抱昆仑。左右鸣天鼓，二十四度闻。微摆摇天柱，赤龙搅水津。鼓漱三十六，神水满口匀。一口分三咽，龙行虎自奔。闭气搓手热，背摩后精门。尽此一口气，想火烧脐轮。左右辘轳转，两脚放舒伸。叉手双虚托，低头攀足顿。以候神水至，再漱再吞津。如此三度毕，神水九次吞。咽下汩汩响，百脉自调匀。河车搬运毕，想发火烧身。金块十二段，子后午前行。勤行无间断，万疾化为尘。

小结

在练习八段锦的过程中，要求练习者巧搭鹊桥，叩、漱、吞、咽，目的就是产生唾液，保精益气。中医学认为：津即咽下，在心化血，在肝明目，在脾养神，在肾益精，自然百骸调畅，诸病不生。它能够改善中老年人呼吸系统功能、提高中老年人的生存质量、提高中老年人的身体健康水平等。长时间、系统地参加健身气功——八段锦功法锻炼，可以改善中老年人群的身体成分，有助于塑造中老年人群健康、匀称、优美的体型。

思考题

1. 练习八段锦中出现的症状有哪些？
2. 八段锦可以治疗哪些病？
3. 应该如何控制练习八段锦的时间？

实战强化

你如何说服邻居家的老人跟你一起练习八段锦？

模块三　五　禽　戏

案例引入

67岁的王奶奶练习了十多年的五禽戏，她的身体比原来好了不少。她说，猿戏缓解了高血压，鸟戏让她走出了腿疼的困扰……

五禽戏，是通过模仿虎、鹿、熊、猿、鸟（鹤）五种动物的动作，以达到保健强身目的的一种气功功法。五禽戏是中国古代名医华佗在前人的基础上创造的，又称华佗五禽戏。这位奶奶每天上午10时和晚7时都会在小区空地，把五禽戏的各个动作分解，之后再连贯地做上一遍，居民们则按照王奶奶的讲解跟着练习。

王奶奶练习五禽戏是有原因的。2003年，刚退休的王奶奶在家帮女儿带孩子。"我想给孩子洗

109

个澡，就用左手抱孩子，右手拿着暖瓶就往大盆里倒水。"王奶奶说，当时不知道怎么回事，腰一闪就倒在地上了，幸亏她及时护住了孩子，但是王奶奶患上了严重的腰椎间盘突出症。

此外，王奶奶还患有高血压，高压在 140mmHg 左右。为缓解不安情绪，王奶奶一有时间就到公园散步。她看到公园里教五禽戏的师父都 80 多岁了，身体还那么好，就跟着学了起来。王奶奶说，练习两年五禽戏，她没有吃药，高压却由原来的 140mmHg 降到了 110mmHg。

请问：练习五禽戏有什么作用和效果？

中老年人练习五禽戏能收获什么？

一、五禽戏的保健功效

常练五禽戏可活动腰肢关节，壮腰健肾，疏肝健脾，补益心肺，从而达到祛病延年的目的。五禽戏可广泛用于人群的健身和保健，对神经衰弱、消化不良、高血压、冠心病、高脂血症、卒中后遗症、肌肉萎缩以及中老年人常见的病症如失眠、多梦、头晕、头痛等都有较好的康复和保健作用。

虎戏主肝，练习虎戏时模仿虎的动作要有虎威，形似猛虎扑食，威生于爪，要力达指尖；神发于目，要虎视眈眈。爪甲与目皆属肝，用力气血所至，可以起到舒筋、养肝、明目的作用；加上做虎举与虎扑的动作时身体舒展，两臂向上拔伸，身体两侧得到锻炼，这正是肝胆经循行部位，使得肝经循行部位气血通畅，经常练习自然使肝气舒畅，肝系疾病与不适得到缓解。

小贴士

年老体弱者，或者患有严重高血压、青光眼，严重心脑血管病、急性疾病，严重器质性疾病的患者及孕妇不宜进行此项运动。

鹿戏主肾，鹿抵时腰部左右扭动，尾闾运转，腰为肾之腑，通过腰部的活动锻炼，可以刺激肾，起到壮腰强肾的作用；鹿奔时胸向内含，脊柱向后凸，形成竖弓，通过脊柱的运动使得命门开合，强壮督脉。肾藏精，督脉主一身之阳气，肾与督脉功能得到改善可以调节生殖系统。

熊戏主脾，熊运时身体以腰为轴运转，使得中焦气血通畅，对脾胃起到挤压按摩的作用；熊晃时，身体左右晃动，疏肝理气，亦有健脾和胃之功。脾胃主运化水谷，其功能改善不仅可以增强消化系统功能，还可以为身体提供充足的营养物质。经常练习熊戏，可使不思饮食，腹胀腹痛，便泄便秘等症状得到缓解。

猿戏主心，猿提时手臂夹于胸前，收腋，手臂内侧有心经循行，通过练习猿提动作可以使心经血脉通畅；猿摘时对心经循行部位也有较好的锻炼作用，加之上肢大幅度的运动，可以对胸廓起到挤压按摩作用，这些对心脏泵血功能都有好处。心主血脉，常练猿戏，可以改善心悸、心慌、失眠多梦、盗汗、肢冷等症状。

鸟戏主肺，鸟戏主要是上肢的升降开合运动，这些动作不仅可以牵拉肺经，起到疏通肺经气血的作用，还可以通过胸廓的开合直接调整肺的潮汐量，促进肺的吐故纳新，提升肺的呼吸力。肺主气，司呼吸，主治节，通条水道，常练鸟戏，可以增强人体呼吸功能，胸闷气短、鼻塞流涕等症状可以得到缓解。

二、五禽戏的招式

1. 预备式

（1）两脚并拢，自然伸直；两手自然垂于体侧；胸腹放松，头项正直，下颌微收，舌抵上腭；目视前方。

（2）左脚向左平开一步，稍宽于肩，两膝微屈，松静站立；调息数次，意守丹田。为防止向左开步前身体摇晃，可在开步前两膝先微屈，开步时身体重心先落于右脚，左脚提起后再缓缓向左移动，左脚掌先着地，使重心保持平稳。

（3）肘微屈，两臂在体前向上、向前平托，与胸同高。

（4）两肘下垂外展，两掌向内翻转，并缓缓下按于腹前；目视前方。重复动作（3）（4）两遍后，两手自然垂于体侧。

最后，还要注意两臂上提下按时，意在两掌劳宫穴（掌中央第二、三掌骨间，握拳中指尖所点处），动作要柔和、均匀、连贯。此外，动作还可配合呼吸，两臂上提时吸气、下按时呼气。

2. 虎戏

（1）虎举。

1）两手掌心向下，撑开弯曲成虎爪状；目视两掌。

2）两手外旋，弯曲握拳，缓慢上提；至肩时，十指撑开，举至头上方成虎爪状；目视两掌，如图 5-33 所示。

3）两掌外旋握拳，掌心相对；目视两拳。

4）两拳下拉至肩，变掌下按；下落至腹，十指撑开；目视两掌。

（2）虎扑。

1）两手握空拳，提至肩前上方。

2）两手向上、向前划弧，弯曲成虎爪状；上体前俯，挺胸塌腰；目视前方。

3）两腿下蹲，收腹含胸；两手向下划弧至两膝侧；目视前下方；两腿伸膝，松髋、挺腹、后仰；两掌握空拳，提至胸侧，目视前上方。

4）左腿屈膝提起，两手上举；左脚向前迈一步，脚跟着地，右腿下蹲；上体前倾，两拳成虎爪状向前，向下扑至膝前两侧；目视前下方，如图 5-34 所示；上体抬起，左脚收回，开步站立；两手下落于体侧；目视前方。

5）右式动作与左式动作相同，左右相反。

6）两掌举至胸，两臂屈肘，两掌内合下按，自然垂于体侧；目视前方。

3. 鹿戏

（1）鹿抵。

1）两腿微屈，左脚经右脚内侧向左前方迈步，脚跟着地；身体稍右转；握空拳右摆；目视拳。

2）左腿屈膝，脚尖踏实；右腿蹬实；身体左转，两掌成鹿角状，向上、向左、向后划弧，指尖朝后，左臂弯曲平伸，肘抵靠左腰；右拳举至头，向左后方伸抵，指尖朝后；目视右脚跟，如图 5-35 所示；身体右转，左脚收回，开步站立；两手向上、右、下划弧，握空拳落于体前；目视前下方。

3）右式动作与左式动作相同，左右相反。

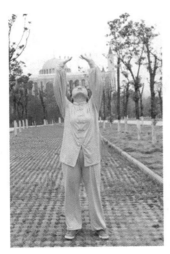

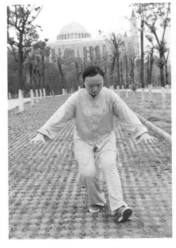

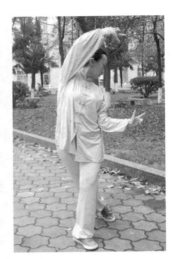

图 5-33　虎举　　　　　　　　图 5-34　虎扑　　　　　　　　图 5-35　鹿抵

（2）鹿奔。

1）左脚跨前一步，屈膝，右腿伸直成左弓步；握空拳向上、向前划弧至体前，屈腕，与肩同高、同宽；目视前方，如图 5-36 所示。

2）重心后移，左膝伸直，脚掌着地；右腿屈膝；低头，弓背，收腹；两臂内旋，两掌前伸，拳成鹿角状。

3）上体抬起；右腿伸直，左腿屈膝，成左弓步；两臂外旋，握空拳，高与肩平；目视前方。

4）左脚收回，开步直立；两拳变掌，落于体侧；目视前方。

5）右式动作与左式动作相同，左右相反。

6）两掌举至胸；屈肘，两掌内合下按，自然垂于体前；目视前方。

4．熊戏

（1）熊运。

1）两手自然下垂于体侧，手握空拳，大拇指压在示指指端，余四指弯曲、并拢，虎口撑圆，呈"熊掌"状。

2）虎口相对，目视两拳；以腰、腹为轴，上身做顺时针方向摇转。

3）同时两掌以肚脐为中心，在腹部顺时针方向划弧。

4）目随上体摇转而环视，然后上体逆时针方向摇转，两掌逆时针方向划弧，如图 5-37 所示，重复数次。

（2）熊晃。

1）身体重心右移，左髋向上收提，牵动左脚离地，左膝微屈，两手成"熊掌"状。

2）重心前移，左脚向左前方顺势落地，脚尖朝前，全脚着地踏实，右腿伸直。

3）身体以腰为轴右转，带动左臂向前摆动，右臂向后摆动，左掌摆至左膝前上方，右掌摆至体后；目视左前方，如图 5-38 所示。

4）重心后坐，右腿屈膝，左腿伸直，身体左转，带动两臂前、后划弧摆动，右掌摆至左膝前上方，左掌摆至体后；重心前移，左腿屈膝，右腿伸直，身体右转，左掌摆至左膝前上方，

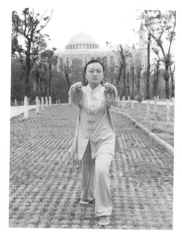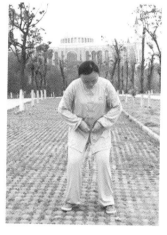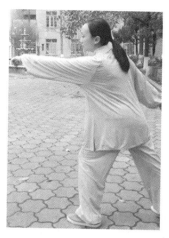

右掌摆至体后。

5）右式动作与左式动作相同，左右相反。

6）两掌举至胸；屈肘，两掌内合下按，自然垂于体前；目视前方。

| 图 5-36　鹿奔 | 图 5-37　熊运 | 图 5-38　熊晃 |

5. 猿戏

（1）猿提。练习猿提，具有增强神经－肌肉反应的灵敏性，增加大胸腔体积，改善脑部供血，增加腿部力量以及提高平衡能力等特定的生理功效。

1）两掌在体前、手指伸直分开，再屈腕撮拢捏紧成"猿钩"，速度稍快些。

2）两掌上提至胸，两肩上耸，收腹提肛；同时脚跟提起，头向左转；目随头动，视身体左侧，如图 5-39 所示。注意：耸肩、缩胸、屈肘、提腕一定要充分。

3）头转正，两肩下沉，松腹落肛，脚跟着地；"猿钩"变掌，掌心向下；目视前方。

4）两掌沿体前下按落于体侧；目视前方。

5）右式动作与左式动作相同，左右相反。

（2）猿摘。

1）左脚向左后方退步，脚尖点地，右腿屈膝；左臂屈肘，左掌成"猿钩"收至左腰侧；右掌向前方摆起，掌心向下。

2）左脚踏实，屈膝下蹲，右脚收至左脚内侧，脚尖点地，成右丁步；右掌向下经腹前向左上方划弧至头左侧；目随右掌动，再转头注视右前上方。

3）右掌内旋，掌心向下，沿体侧下按至左髋侧；目视右掌；右脚向右前方迈出一大步，左腿蹬伸；右腿伸直，左脚脚尖点地；右掌经体前向右上方划弧，举至右上侧变"猿钩"；左掌向前、向上伸举，屈腕撮钩，成采摘势；目视左掌，如图 5-40 所示。

4）左掌由"猿钩"变为"握固"；右手变掌，落于体前，虎口朝前；左腿下蹲，右脚收至左脚内侧，脚尖点地，成右丁步；左臂屈肘收至左耳旁，掌成托桃状；右掌经体前向左划弧至左肘下捧托；目视左掌。

5）右式动作与左式动作相同，左右相反。

6）两掌举至胸；屈肘，两掌内合下按，自然垂于体前；目视前方。

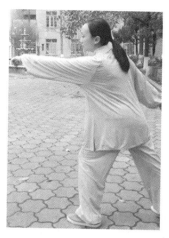

6. 鸟戏

（1）鸟伸。

1）两腿微屈下蹲，两掌在腹前相叠。

2）两掌举至头上方，指尖向前；身体微前倾，提肩，缩颈，挺胸，塌腰；目视前下方，如图5-41所示。

3）两腿微屈下蹲；两掌相叠下按至腹前；目视两掌。

4）右腿蹬直，左腿伸直向后抬起；两掌分开成"鸟翅"，摆向体侧后方；抬头，伸颈，挺胸，塌腰；目视前方。

5）右式动作与左式动作相同，左右相反。

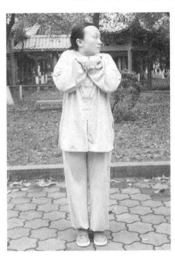

图5-39 猿提

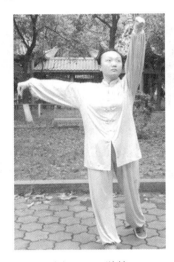

图5-40 猿摘

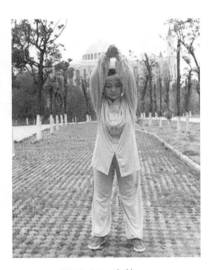

图5-41 鸟伸

（2）鸟飞。接上式，两腿微屈；两掌成鸟翅状，合于腹前，目视前下方。

1）右脚伸直，左腿屈膝提起，小腿下垂；两掌成展翅状，在体侧平举向上；目视前方；如图5-42所示。

2）左脚落至右脚旁，脚尖着地，两腿微屈；两掌合于腹前；目视前下方。

3）右脚伸直，左脚屈膝提起，小腿下垂；两掌举至头顶上方；目视前方。

4）左脚落至右脚旁，脚掌着地，两腿微屈；两掌合于腹前；目视前下方。

5）右式动作与左式动作相同，左右相反。

6）两掌举至胸；屈肘，两掌内合下按，自然垂于体前；目视前方。

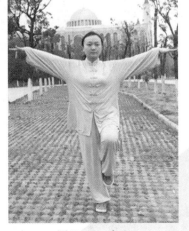

图5-42 鸟飞

7. 收势

五禽戏的最后一步就是收势——引气归元。所谓引气归元，即让气息逐渐平和，意将练功时所得体内、外之气导引归入丹田，起到和气血、通经脉、理脏腑的功效。其具体方法如下。

（1）两掌经体侧上举至头顶上方，掌心向下。

（2）两掌指尖相对，沿体前缓慢下按至腹前；目视前方。

重复动作（1）（2）两遍。

（3）两手缓慢在体前划平弧，掌心相对，高与脐平；目视前方。

（4）两手在腹前合拢，虎口交叉，叠掌；眼微闭静养，均匀呼吸，意守丹田。

（5）数分钟后，两眼慢慢睁开，两手合掌，在胸前搓擦至热。

（6）两掌向后沿头顶、耳后、胸前下落，自然垂于体侧；目视前方。

（7）左脚提起向右脚并拢，前脚掌先着地，随之全脚踏实，恢复成预备势；目视前方。

三、五禽戏的动作要领

预备式：两脚分开，松静站立，两臂自然下垂，目视前方，调匀呼吸，意守丹田起式调息：配合呼吸，两手上提吸气，两手下按时呼气，两手上提至与胸同高，掌心向上，曲肘内合，转掌心向下按至腹前，速度均匀、柔和、连贯，排除杂念，宁心安神。

虎戏：练习虎戏时，要表现出虎的威猛气势，虎视眈眈。虎戏由虎举和虎扑两个动作组成。

虎举：两手上举时要充分向上拔长身体，提胸收腹如托举重物，下落含胸松腹如下拉双环，气沉丹田。两手上举时吸入清气，下按时呼出浊气，可以提高呼吸功能；曲指握拳能增加循环功能。

虎扑：两手前伸时，上体前俯，下按时膝部先前顶，再髋部前送，身体后仰，形成躯干的蠕动，虎扑要注意手形的变化，上提时握空拳前伸，下按时变虎爪，上提时再变空拳，下扑时又成虎爪，速度由慢到快，劲力由柔转刚。

做虎扑动作注意下扑时配合快速呼气，以气催力，力贯指尖。虎扑使脊柱形成了伸展折叠，锻炼了脊柱各关节的柔韧性和伸展度，具有舒通经络，活跃气血的作用。虎戏结束，两手侧前上提，内合下按做1次调息。

鹿戏：鹿戏的手形是鹿角，中指、环指弯曲，其余三指伸直张开。练习鹿戏时，要模仿鹿轻盈安闲、自由奔放的神态。鹿戏由鹿抵和鹿奔两个动作组成。

鹿抵：练习时以腰部转动来带动上下肢动作，配合协调，先练习上肢动作，握空拳，两臂向右侧摆起，与肩等高时拳变鹿角，随身体左转，两手向身体左后方伸出；再练习下肢动作，两腿微曲，重心右移，左脚提起向左前方着地，屈膝，右腿蹬直，左脚收回。

➤ 触类旁通

六 字 诀

六字诀，即六字诀养生法，是我国古代流传下来的一种养生方法，为吐纳法。它的最大特点是：强化人体内部的组织功能，通过呼吸导引，充分诱发和调动脏腑的潜在能力来抵抗疾病的侵袭，防止随着人的年龄的增长而出现的过早衰老。

六字诀是一种吐纳法。它通过呬、呵、呼、嘘、吹、嘻六个字的不同发音口型，唇齿喉舌的不同用力，来牵动不同的脏腑经络气血的运行。

预备式：两足开立，与肩同宽，头正颈直，含胸拔背，松腰松胯，双膝微屈，全身放松，呼吸自然。

1. 嘘字功平肝气

嘘（xū）。口型为两唇微合，有横绷之力，舌尖向前并向内微缩，上下齿有微缝。

呼气念嘘字，足大趾轻轻点地，两手自小腹前缓缓抬起，手背相对，经胁肋至与肩平，两臂如鸟张翼向上、向左右分开，手心斜向上；两眼反观内照，随呼气之势尽力瞪圆；屈臂两手经面前、胸腹前缓缓下落，垂于体侧，再做第2次吐字。如此动作，六次为一遍，做1次调息。

嘘气功治目疾、肝肿大、胸胁胀闷、食欲不振、两目干涩、头目眩晕等症。

2. 呵字功补心气

呵（hē）。口型为半张，舌顶下齿，舌面下压。

呼气念呵字，足大趾轻轻点地；两手掌心向里由小腹前抬起，经体前到至胸部两乳中间位置向外翻掌，上托至眼部；呼气尽吸气时，翻转掌心向面，经面前、胸腹缓缓下落，垂于体侧，再行第二次吐字。如此动作，六次为一遍，做1次调息。

呵气功治心悸、心绞痛、失眠、健忘、盗汗、口舌糜烂、舌强语言塞等心经疾患。

3. 呼字功培脾气

呼（hū）。口型为撮口如管状，舌向上微卷，用力前伸。

念呼字时，足大趾轻轻点地，两手自小腹前抬起，掌心朝上，至脐部，左手外旋上托至头顶，同时右手内旋下按至小腹前；呼气尽吸气时，左臂内旋变为掌心向里，从面前下落，同时右臂回旋掌心向里上穿，两手在胸前交叉，左手在外，右手在里，两手内旋下按至腹前，自然垂于体侧。再以同样要领，右手上托，左手下按，做第2次吐字。如此交替，6次为1遍，做1次调息。

呼字功治腹胀、腹泻、四肢疲乏，食欲不振，肌肉萎缩、皮肤水肿等脾经疾患。

4. 呬字功补肺气

呬（sī）。口型为开唇叩齿，舌微顶下齿后。

呼气念呬字，两手从小腹前抬起，逐渐转掌心向上，至两乳平，两臂外旋，翻转掌心向外成立掌，指尖对喉，然后左右展臂宽胸推掌，如鸟张翼。呼气尽，随吸气之势两臂自然下落垂于体侧，重复六次，调息。

5. 吹字功补肾气

吹（chuī）。口型为撮口，唇出音。

呼气读吹字，足五趾抓地，足心空起，两臂自体侧提起，绕长强、肾俞向前划弧并经体前抬至锁骨平，两臂撑圆如抱球，两手指尖相对；身体下蹲，两臂随之下落，呼气尽时两手落于膝盖上部；随吸气之势慢慢站起，两臂自然下落垂于身体两侧。共做六次，调息。

吹字功可治腰膝酸软、盗汗、遗精、阳痿、早泄、子宫虚寒等肾经疾患。

6. 嘻字功理三焦

嘻（xī）。口型为两唇微启，舌稍后缩，舌尖向下，有喜笑自得之貌。

呼气念嘻字，足四、五趾点地，两手自体侧抬起如捧物状，过腹至两乳平，两臂外旋翻转掌心向外，并向头部托举，两掌心转向上，指尖相对。吸气时五指分开，由头部循身体两侧缓缓落下并以意引气至足四趾端。重复六次，调息。

嘻字功治由三焦不畅而引起的眩晕、耳鸣、喉痛、胸腹胀闷、小便不利等疾患。

➡ 小结

　　五禽戏锻炼要做到：全身放松，意守丹田，呼吸均匀，形神合一。练熊戏时要在沉稳之中寓有轻灵，将其剽悍之性表现出来；练虎戏时要表现出威武勇猛的神态，柔中有刚，刚中有柔；练猿戏时要仿效猿敏捷灵活之性；练鹿戏时要体现其静谧恬然之态；练鸟戏时要表现其展翅凌云之势，方可融形神为一体。常练五禽之戏，可活动腰肢关节，壮腰健肾，疏肝健脾，补益心肺，从而达到祛病延年的目的。

➡ 思考题

　　1. 八段锦可以治疗哪些病？

　　2. 练习五禽戏有什么好处？

　　3. 练习五禽戏应该注意什么问题？

➡ 实战强化

　　请你在班级中试着向同学们做 1 次五禽戏的健身功效的宣讲。

学习单元六　现代运动保健

知识目标

能掌握老年人步行、日光浴、钓鱼、手指操等现代运动保健项目的保健功效、方法和要领。

能力目标

能指导老年人进行现代运动保健实践，给出合理、科学的健身建议。

素质目标

培养学生爱岗敬业，细心、全面的思维，具备进行老年活动指导的能力，成为一名合格的老年服务工作者。

模块一　步　行

➡ 案例引入

2015年3月4日，厦门市万名老年人新春健步行活动在环岛路举行。

一年一度的万名老年人新春健步行活动已经进入第十届，活动从最初的一万人参加发展到现在近三万人参加，从一个活动现场发展到一个主会场、多个分会场。在今年的元宵节前后，厦门市有近三万名老年人在市、区体育部门和老体协以及市教育系统老体协的组织下，分别在主会场和七个分会场举行健步行活动。

新春健步行活动已成为厦门市老年人健身活动的品牌，越来越多的老年朋友参与其中。2014年，国务院把全民健身提升为国家战略，厦门市以此为契机，以省老体协倡导的"献爱老心，架康乐桥"的老体协精神为宗旨，持续为广大老年人献爱心、架金桥。

请问：你觉得步行这项运动为什么受到如此重视？步行对老年人可能有哪些健身效果呢？

步行是世界卫生组织推荐给全世界老年人的锻炼项目。

步行是一种最自然、最简便，又最廉价的的锻炼方法。这种锻炼随时随地都可以进行，可使整个身心得到调节，尤其适合于年老体弱、身体肥胖和慢性病患者的康复锻炼。

一、步行的保健功效

佛罗里达州的"狼医师"的故事也许能给人们一些启发。森林中鹿与狼共存，狼常侵犯鹿，人们憎恨狼，就请来猎人把狼消灭，想使鹿群繁荣兴旺。不料事与愿违。从此鹿无忧无虑饱食终日，悠闲自在，结果鹿群日渐肥胖，胆石症、冠心病发病增多，因病死亡加快，几年后几乎被自然淘汰。为挽救鹿群，人们又引狼入森林，狼追鹿跑，生存竞争，鹿群在生存竞争中，在自然选择中日益强壮。

步行之所以健身，是由于不拘形式、从容悠闲的步行，通过四肢、躯干的协调动作，可使全身肌肉、关节、筋骨都得到适度的运动，加之轻松愉快的情绪，使人周身气血畅达，给人以轻松愉快、悠闲自得的感觉，有助于缓解神经系统的紧张，减缓白天紧张情绪所带来的身心疲劳。同时，饭后步行还有利于食物的消化和吸收。

1. 步行能增强下肢力量

"人老腿先老"，腿脚灵便对于老年人至关重要。年纪越长，骨质流失越多，骨头里面变干变脆，就容易骨折或腰痛。步行时下肢承担着全身的重量，在户外可以接触更多的紫外线，有助于延缓骨质疏松症的发生。通过步行，对下肢肌肉、关节进行锻炼，还可防止肌肉萎缩，保持关节的灵活性。持续地走，朝每天一万步的目标迈进，能有效增强下肢力量。

小贴士

谚　语

走走跑跑筋骨好，蹦蹦跳跳疾病消。

天天都走路，不用进药铺。

急行无好步，缓走当歇气。

饭后百步走，活到九十九。

百练走为先。

2. 步行能增强心肺功能

当人快步行走时，心跳会加快，心脏收缩会增强，就使得心输出到全身的血量增加，全身的血流速度加快；下肢肌肉一舒一缩，促进下肢血液向上回流心脏，有利于全身血液循环；当人快步疾行时，呼吸也会比平时加深加快，从而可以增加肺通气量。据报道，一周步行 3h 以上，可降低 35% ～ 40% 的罹患心脏病风险；每天走 30min，可维持心肺功能的健康状况，还可降低血压。

小贴士

腿部衰老的报警信号

腿脚没有原先灵便了

做点事觉得腰酸腿疼

不知不觉中走路变慢

双腿一侧发凉

抽筋次数增多

两腿肿胀

腿部出现静脉曲张

髋膝关节疼痛

美国伊科诺伊大学的研究人员从平时不参加体育运动的 65 ～ 75 岁的老年人中，随机挑出 124 名，把他们分成两个组。第一组是步行组，每周安排他们步行 3 次，一开始每次走 15min，

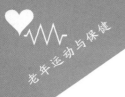

之后逐渐增加为每次走 45min；另一组不安排走路，而是安排每周 3 次，1h/ 次的肌肉伸展练习。6 个月以后，研究人员对两个组的老年人进行测试，发现步行组的老年人心肺功能，尤其是吸氧量较那些不走路、只进行肌肉伸展练习的老年人有显著的提高。

步行不仅仅是适用于中老年人和体弱者的一种健身和养生的方法，也是一些心血管病患者康复医疗的手段之一。许多心脏病患者就通过采用步行作为体育疗法的手段，走向了健康之路。

3. 步行能使大脑放松

中国古代的一句格言："步行出智慧。"不由得使人联想到三国时代，魏文帝曹丕经常借故生端想杀害其弟曹植，曹植在性命攸关的千钧一刻，也正是来回踱了七步，才激发出才思，写出了"煮豆燃豆萁，豆在釜中泣，本是同根生，相煎何太急"的千古名句。德国大诗人歌德也曾经说过："我的最宝贵的思维及最好的表达方式，都是在散步时萌发的。"法国思想家卢梭也曾经说过："散步能促进我的思维。人的身体必须不断运动，只有这样，人的脑力也才会开动起来。"步行可以提高智者抽象思维的能力，也能打开诗人艺术想象力的闸门，让他们的形象思维活跃起来。

轻快的步行可以缓解神经、肌肉的紧张。美国学者怀特说："轻快的步行（至有疲倦感）如同其他形式的运动一样，是治疗情绪紧张的一副'解毒剂'，并能改善人们的一般健康。"步行可以让紧张的大脑得到放松，可以缓解情绪、松弛精神，因而是一种积极的休息方式。

步行时，下肢的肌肉有节律地收缩和放松，可以使大脑皮质的兴奋和抑制趋于平衡，有助于消除压力，更容易入眠。有人观察到，步行 15min 胜过服用 400ml 的眠尔通。服眠尔通在 0.5h 后起作用，1h 后达到高潮，而步行却会立即见效，而且维持的时间长，无不良反应。

4. 步行可以控制体重

步行是中老年人消除肥胖、控制体重的有效又易行的好方法。一个人平时走路，每分钟每公斤体重大约消耗 0.04kcal 的热量；如果快步走，每分钟每公斤体重就要消耗 0.07kcal 热量。因此，一个 60kg 体重的人，如果用 4km/h 的中等速度步行 75min，就可以消耗掉约 2 004kcal 的热量。如果再配合控制饮食，减少摄入的热量，就可以有效地降低体重。因此，对那些想控制体重的中老年人，最简便的方法就是以步代车，每天用中等速度步行 1h 以上。

小贴士

"暴走妈妈"用行走感动全中国

如果说 2009 年"感动中国"的十大人物中谁最令我感动，我一定会选择割肝救子的"暴走妈妈"陈玉蓉。为救治患有肝病的儿子，55 岁的她通过暴走减肥的方式治疗自己的脂肪肝，一位平凡的母亲用"暴走"诠释了母爱的伟大。

陈玉蓉有一个儿子叫叶海斌。海斌在 13 岁那年，被查出得了一种先天性疾病——肝豆状核病变。得了这种病的人，肝脏无法排泄体内产生的铜，铜长期淤积，就会影响中枢神经、体内脏器，最终导致死亡。

看着孩子就这样一天天长大，陈玉蓉心急如焚。2005 年，叶海斌病情突然恶化，开始大口大口地吐血，他的肝严重硬化，需要做移植手术，否则会有生命危险。但是 30 多万元的异体移植费用，对全家人来说，无疑是一个天文数字。经过血型比对，陈玉蓉和儿子的血型是匹配的。但是在手术之前，医师告诉陈玉蓉这个手术还不能做，因为陈玉蓉的肝穿结果显示，她患有重度脂肪肝，脂肪变肝细胞占 50% ～ 60%。

这种情况，一般不适宜做肝移植。

陈玉蓉非常着急，就问医师有什么办法。医师说，要救孩子，可以先试试减肥，才有可能减去脂肪肝。由于医师叮嘱她不能乱吃药，也不能剧烈运动，最后她选择了走路。

每天早上不到 5 时，陈玉蓉就从家里出发，一走就是 5km；晚上，陈玉蓉一吃完晚饭就出门开始快步走，一走又是 5km。不管是烈日炎炎还是风吹雨打，她都坚持不懈地去走。在此期间，陈玉蓉还有意控制自己的饮食，每顿饭只吃半个拳头大的饭团，平时只吃水煮的青菜，没有油水。她心中的目标只有一个：救儿子！为儿子走出一个合格的肝！

就这样，历经了 211 天后，陈玉蓉暴走了 2 100 多 km，相当于从北京走到广州的路程。医师发现此时陈玉蓉的体重从 68kg 降到了 60kg，重度脂肪肝也完全消失了。医师连称"简直是个奇迹"，真是一场生命的马拉松。

在 2009 年年底，陈玉蓉成功地割肝救子。她的事迹感动了全中国，并当选为当年的"感动中国"十大人物之一。

美国加州曾经对一群曾经用过调整饮食来减肥又未能奏效的胖人采用步行减肥。医师要求他们在一年的时间里每天至少步行 30min，风雨无阻。1 年以后，按这项计划做的人都减轻了几公斤的体重，有的人甚至减去了 10kg，而且减去的是脂肪，下肢肌肉还变得更加强健了。

5. 步行有助于体内糖代谢正常化

造成中老年人罹患糖尿病的原因多半是饮食过量、运动不足等，而限制饮食量、减少积蓄在体内的糖分，再用运动把存在于肌肉内当作能源使用的葡萄糖大量消耗掉，就可降低血糖值。现代医学证实，步行能提高机体代谢率，以 3km/h 的速度步行 1.5h，代谢率增加 50%；步行速度快一倍时，新陈代谢速度增加 4 倍，糖的代谢也随之改善。糖尿病患者经一天的徒步旅行，血糖可降低 60mg。一天轻快步行 1h，对 2 型糖尿病有 50% 的预防效果。

二、步行的方法

1. 量速步行法

此方法适用于不会拳术及其他专门运动的老年人，分为慢速和中速两种，慢速 60～70 步/min，中速 90～100 步/min，依体质情况选择，每次 30～60min，每日 2 次。

2. 定程步行法

在小坡度的路上步行，每次 2～3km，早晚各 1 次，体质较好的中老年人可用这个方法，而且还可以再增加一点距离。

3. 摆臂步行法

体质较好者及患有肩关节痛或呼吸系统慢性病的中老年人，可采用摆臂步行法。即在中速步行法过程中，两臂用力前后摆动，能增进肩关节和胸廓的活动量。

4. 摩腹步行法

在慢速步行的过程中，用手轻轻按摩腹部（顺时针方向和逆时针方向交替数十次）可促进胃肠蠕动，增进消化，适用于有慢性消化系统疾病或习惯性便秘的中老年人。

5. 普通步行法

速度为 60～90 步/min，每次 20～40min。此法适合有冠心病、高血压、脑溢血后遗症和呼吸系统疾病的老年人。

6. 快速步行法

速度为 90～120 步/min，30～60 次/min。此法适合身体健康的老年人和慢性关节炎、肠胃病、高血压恢复期的患者。

7. 反臂背向步行法

此方法即行走时把两手的手背放在后腰命门穴，缓步背向行走 50 步，然后再向前走 100 步，这样一后一前反复 5～10 次。这种步行适合患有老年轻微痴呆症、神经疾病的人。

8. 双向步行

步行时两手背放于肾俞穴，缓步倒退 50 步后再向前行 100 步，反复 5～10 次，此种步行适宜健康中老年人。

9. 扭体步行

边左右扭动身体边步行，同时可以活动腰腿。

10. 走跑交替

走跑交替是在快步走的基础上，快走与慢跑交替进行，它可以作为从步行到慢跑锻炼方式的过渡，走跑交替也比较容易掌握运动量。

三、步行的要领

1. 步行的身体姿势

"健康是走出来的。"这句至理名言日益被老年人理解和实行。但是，不少老年人没有注意步行的方法，只是低着头、弯着腰、背着手往前走。其实步行同其他体育活动一样，也有一套方法和要领。粗看起来步行就是走路，很简单，细看学问还不少。如果活动的方法科学、合乎规律，就会收到事半功倍的效果。

步行时要注意调整身体，使步行的姿势端正。步行的时候，要抬头、挺胸、收腹，两臂前后自然摆动；眼睛要看前方远处的山、树、屋等目标，并注意由远而近、由近而远地调整视力；头部可以缓慢地左右转动，活动颈部；行走的时候注意用大脚趾、脚后跟的内侧有力着地。这不仅对端正姿势有好处，而且对舒筋活络、防治静脉曲张、小腿抽筋有一定作用。

老年人走路双腿都分开了，这对保持身体平衡、防止摔跤有一定作用。但是双腿之间距离大了，支撑人的骨骼承受力就会下降，不仅看起来不精神，还会显得人变矮了，老态龙钟，而且容易驼背，使腰椎间盘突出。如果身体条件允许，行走的时候尽量把双腿之间的距离缩小。这样不仅使自己觉得人长高了，更精神了，而且还能起到按摩前列腺的作用。

2. 步行的心理状态

步行时，要使心境处于宁静、喜悦的状态，丢掉一切烦恼和苦闷，轻松愉快地、专心致志地步行。为了做到这一点，可以边走边欣赏风景，看看蓝天、白云、绿树、红花，可以想象树上的鸟儿在为我歌唱；也可以转移注意力，想想自己的心、肺、肝、肠、胃等器官，使它们放松、自然蠕动；还可以用手指梳梳头发，促进头部血液微循环，感到舒适、兴奋。

3. 步行的呼吸调节

一边走一边调整呼吸，把体内的二氧化碳等废气从口内慢慢吐出来，把新鲜空气徐徐吸进去，不断进行"吐故纳新"。呼吸要注意轻慢深细，不要憋气，不要拼命用力，保持自然、均匀。

4. 步行的着装穿戴

步行最好穿运动鞋，衣服裤子要宽松合体，脚有炎症、感染或水肿者应积极治疗，不宜长时间行走。

5. 步行的时间地点

作为健身手段，步行的形式不同，锻炼的效果也不一样。如果按 3 ~ 4km/h 的速度散步，每次走 45 ~ 60min，每周至少应步行 3 次。如果想通过步行达到增强心肺功能或减肥的目的，步行的速度要达到 5km/h，步频达到 90 ~ 120 步 /min，每次的时间达到 20min 以上，最好 30 ~ 60min。但刚刚开始步行时，可以循序渐进，如刚开始每天 10min，然后 20min、30min……慢慢增加，最后再根据自己身体的承受情况进行调整。因为轻微的运动对身体的刺激不够，不能达到运动效果。所以，只要不生病，最好每天都步行，每次尽可能走得快一些，时间长一些。

最好选择车少、树多且空气新鲜的地方，或选择公园、运动场等场地宽敞、路障较少的地方。最好不要在公路边，尤其是车流量高峰期锻炼，因为运动时人体吸入的空气是平时的数倍；如果下雨、大雾等气候恶劣时，最好不要外出。

➡ 触类旁通

倒　行

倒行是一种不自然活动方式，人们在日常生活中，用力角度和活动部位总是朝前倾斜的，如向前行走、跑跳及坐卧等。

倒退走改变了人们习惯的行走方式，其突出特点是使平时运动中很少用到的部位得到锻炼，如足踝、小腿跟腱、膝关节、腹股沟、背下部的关节和肌肉群等部位，这就使健身效果更好、更全面。倒退走对于腰背部肌肉的锻炼作用更大。倒行时，腰背部肌肉与平常不一样地收缩和松弛，使腰部血液循环、组织新陈代谢得到改善。长期坚持倒行，对于腰肌劳损、姿势性驼背有治疗作用，对提高脊柱关节和四肢关节功能也有益。按中医理论，腰为肾之府，强腰即是利肾。而肾又是先天之本，利肾即是益寿。

轻松自如地向前走，不需判别方向，掌握平衡，而倒行要时刻注意运动方向，注意掌握平衡。经常锻炼自然而然地锻炼主管平衡作用的小脑，为了维护身体的平衡，上下肢及全身都协调配合，全力以赴，专心致志，从而增加和提高身体的灵活性和协调平衡能力，也有利于增强注意力和记忆力。

倒行要注意选择平坦的场地，在人少的时候进行。身体虚弱者，可减少倒行的距离。

有人说，每天倒行 100 步，其健身功能将比得上前行 1 万步。因此，倒行是一种既简便功效又大的健身运动，练习时动作频率慢，体力消耗较小，特别适合中老年人。若锻炼后再做一会儿倒行运动，便能使身体得到自然恢复，心情愉快，全身轻松。

赤　足　走

历代小说中都有赤足樵夫在崎岖山间小路上奔走如飞的记载。中医学认为赤足走路可起到按摩足部的作用，达到疏通经络、通畅血气的健身目的。"足底反射"学说认为，足底有许多与内脏器官相联系的敏感区，赤足走路可通过刺激这些敏感区达到调节神经系统和内脏功能的作用，不仅锻炼了腿脚、增强了内脏功能，也使头脑变得清醒。

米库林院士 1977 年提出了一些抗衰老的新方法，其中一个重要的方法是土地接触法。地球带有大量负电荷，而地球周围有一个电离层，它由正离子组成。在地球和电离层之间存在电场，一切生物都适应了这个环境。米库林认为，生活的现代化使人类脱离了负电荷，在我们身体里积累了过多的正电荷，这使人变得体弱多病。解决这个问题的方法很简单，米库林建议将一根金属线一端固定在暖气片上，另一端拴在脚上。他自己一直坚持这样做，他不仅活到了90岁，而且在高龄时仍保持了旺盛的精力。

数千年前，我们的先辈本能地认识到这一点，他们几乎天天赤脚走路，接触土地。但是从人们穿上了鞋子开始，就破坏了人体电能的平衡。静电对人体造成危害。正是因为我们脱离了大地才会感到腿脚酸痛，穿胶鞋和化学合成底的鞋特别有害，包括旅游鞋。

医学专家认为，人们要保持健康的身体，最好每天赤着脚在草地或沙滩上，步行或慢跑、快跑0.5h。如果没有草地或沙滩，在干净的水泥路上或在家中的地板上也行。这其中的科学道理在于，一是可以刺激足底穴位，健身强体；二是赤足行走，可将人体积存的无用静电传导给大地。

日本不少幼儿园在这方面已做尝试。他们组织孩子赤脚在走廊或操场上进行慢跑活动，即"赤足教育"。实践表明：推行一段时间后，绝大多数孩子的体质明显增强了，很少出现感冒，身长、体重也增长较快。小孩正值生长发育阶段，体内新陈代谢旺盛，脚部皮肤毛细血管和神经末梢分布丰富。如果白天总是把脚"关"在鞋子里，小孩会感到不舒服，再者小孩好动，脚部汗液分泌又多，鞋子里面很潮湿，这样也给细菌的生长繁殖创造了条件。当小孩抵抗力减弱时，易发生脚部软组织炎症。适当让小孩赤脚行走，是防治足癣、鸡眼和足部软组织炎症的有效方法。此外，让孩子幼嫩的足底直接与泥土接触，不仅有益于足底皮肤发育，而且有助于提高足底肌肉和韧带的力量，促进足弓形成，减少或避免扁平足的发生，同时还可兴奋足部的末梢神经，加速血液循环，调节自主神经核内分泌的功能，对小孩的智力开发，增强记忆力，以及提高抗病能力有一定的促进作用。

小结

步行是一种最自然、最简便，又最廉价的锻炼方法。步行这项全身运动，能增强老年人下肢力量和心肺功能，使大脑得到放松，塑身控制体重，有助于体内糖代谢正常化等。

步行的方法有很多，如体质较好的中老年人可采用量速步行法、定程步行法、快速步行法、双向步行、扭体步行、走跑交替等方法；体质较好者及患有肩关节痛或呼吸系统慢性病的中老年人，可采用摆臂步行法；患有慢性消化系统疾病或习惯性便秘的中老年人可采用摩腹步行法；患有冠心病、高血压、脑溢血后遗症和呼吸系统疾病的老年人可采用普通步行法；患有老年轻微痴呆症、神经系统疾病的人可采用反臂背向步行法。

虽然步行运动方便、自然，但也有一些要注意的问题。步行的时候，要抬头、挺胸、收腹，两臂前后自然摆动；眼睛要看前方远处的山、树、屋等目标，头部可以缓慢地左右转动，活动颈部；行走的时候注意用大脚趾、脚后跟的内侧有力着地；心境要处于宁静、喜悦的状态；呼吸要注意轻慢深细，保持自然、均匀；最好穿运动鞋，衣服裤子要宽松合体；时间选择要根据自己的体力而定，最好选择车少、树多且空气新鲜的地方。

思考题

1. 步行运动是怎样增强心肺功能的？

2. 请说说快速步行法的要求和适宜人群。

3. 步行运动时，身体姿势应该是怎样的？

➡ 实战强化

如果请你组织老年人步行活动，需说明哪些事项？

模块二　日　光　浴

➡ 案例引入

人一旦上了年纪，就很容易得骨质疏松症，很明显的一个表现就是老人发现自己变矮了。专家指出，日光浴是最佳的老年人壮骨秘方。

身高"缩水"，轻轻滑倒也骨折，打个喷嚏会胸痛……这样的现象，在生活中并不少见。而这些，都是骨质疏松常见的症状。

10月20日是世界骨质疏松日，2012年的主题是"让骨折止步"。卫生部在2012年1月16日下发的《防治骨质疏松知识要点》中指出，骨质疏松症是第四位常见的慢性疾病，也是中老年最常见的骨骼疾病，被称为"沉默的杀手"。专家呼吁，预防骨质疏松要补钙、运动和多晒太阳。

老年人"跌跌不休"

"我年轻时身高一米六二，现在刚一米五六。要不是这次骨折，我都不知道什么叫骨质疏松。"一位阿姨说。这位阿姨退休前从事仓库管理员工作，长期待在缺少阳光的环境中。也不记得是从什么时候开始，每天起床，她都感觉到背痛、胸痛。最近阿姨在家看电视时没坐稳，从沙发上滑倒在地上。到医院检查发现，她有严重的骨质疏松症。

医师介绍，目前，骨质疏松症已影响到上亿中国人。一般女性绝经后5～10年内、男性70岁以上最易发生骨质疏松，且年纪越大发生概率越高。骨质疏松是老年人"跌跌不休"的主要祸根。中老年骨折，往往不是姿势问题和用力不当，而是骨质疏松导致的。而骨折后往往可致患者残疾，甚至引发死亡。

"宅一族"易"骨脆脆"

医师说，骨质疏松并非都是"老年病"。近年来，20多岁就出现骨质疏松现象的不乏其人。"宅男宅女最容易发生骨质疏松。"医师说，都市白领大多是深居办公室，晒太阳时间少，运动量又少，加上很多年轻人喜欢喝碳酸饮料，而碳酸饮料会使骨密度下降。这些都为骨质疏松埋下隐患，怕日晒、少运动和过度减肥是导致骨质疏松的"三大杀手"。

日光浴是最好的"壮骨药"

那么，骨质疏松症应如何防治呢？医师表示，骨质疏松的防治不仅仅是通常认为的补钙，而是要从均衡饮食、户外运动和药物治疗等多方面入手。"要说'壮骨药'，最好的莫过于晒太阳。骨质疏松的最主要表现是骨量低，日常生活中，人们只要每天晒太阳15min，即可为"骨量银行"添存款。

不少人认为，人上了年纪，患上骨质疏松就像人老头发白一样，是一种必然。骨质疏松虽然是一种生理现象，但也是可以预防的，而预防的主要手段就是要养成良好的生活方式，注意补钙、适量运动、晒太阳。

请问：日光浴为什么是老年人最佳的壮骨秘方？你知道其中的原理吗？

日光浴是一种利用日光进行锻炼或防治慢性病的方法，主要是让日光照射到人体皮肤上，引起一系列理化反应，以达到健身治病的目的。

一、日光浴的保健功效

1. 根据不同波长射线来说

日光按其波长不同，有3种射线：波长在760纳米以上的红外线、波长400～760纳米的可见光线、波长180～400纳米的紫外线。上述3种射线，对人体的作用各有不同。

（1）红外线。红外线能透过表皮达到深部组织，使照射部位组织温度升高，血管扩张，血流加快，血液循环改善；如果长时间较强烈地照射，可使全身的温度升高。

（2）可见光线。日光中的可见光线，主要通过视觉和皮肤对人起振奋情绪的作用，能使人心情舒畅。

（3）紫外线。紫外线是日光中对人体作用最强的光谱，能够加强血液和淋巴循环，促进物质代谢过程；可使皮肤中的麦角固醇转变成维生素D，调节钙磷代谢，促使骨骼正常发育。但是大量的紫外线照射，可使皮肤产生红斑，皮肤细胞蛋白质分解变性，释放出类组织胺进入血液，刺激造血系统，使红细胞、白细胞、血小板增加，使巨噬细胞更加活跃。反复进行日光照射，由于紫外线使皮肤里的黑色素原转变成黑色素，照晒的皮肤便呈现一种均匀健康的黑黝色。黑色素又能吸收更多的日光辐射，将其转变成热能，刺激汗腺分泌汗液。日光又是一种天然的消毒药，各种微生物在紫外线的照射下会很快失去活力。

2. 根据不同功效来说

（1）预防近视。国外的科学研究发现，长时间缺乏阳光的照射容易导致近视。科学家分析认为，阳光照射身体之后能够刺激身体中生成多巴胺，而这种物质能够有效避免眼轴变长，从而能够有效防止进入眼睛的光线在聚焦的时候出现扭曲。所以说，平时应该多晒晒太阳，多到户外走走，这样能够很好地降低近视的可能性。

（2）促进血管健康。英国科学家发现，生活中维生素D含量比较少的人群患有中风、心力衰竭以及心脏病的可能性更大。在阳光中紫外线比较少的冬天里，患有心肌梗死的患者是一年四季中相对多的一个季节。所以说，适当地晒太阳能够有效地提高身体中维生素D的活性，减少身体出现炎症的可能，促进血管健康。

（3）延年益寿。从20世纪开始，丹麦科学家就对丹麦人进行了近三十年的研究，发现多晒太阳的人群寿命高于不晒太阳的人群。丹麦的科学家也认为，那些经常晒太阳的人比长时间坐办公室或者是待在家的人寿命更长。所以说，经常参加一些户外运动，能够有效促进身体健康，并且起到延年益寿的功效。

（4）防治癌症。美国的科学家研究发现，居住在高纬度地区的女性患有卵巢癌的可能性将大大超过生活在低纬度的女性，这是因为两者接受太阳光照射的时间是不一样的，这就导致身体摄取的维生素D含量也是不一样的。专家告诉我们，身体摄取足够的维生素D，能够有效防治癌症。

（5）减少患抑郁症的可能性。在充足的日照之下，人体中的甲状腺激素、性激素及肾上腺素分泌都会增加，可有效改善精神抑郁或情绪低落等情绪。很多人在天气不好、阴雨天的时候就会出现不良情绪，例如胸闷、失眠以及烦躁等，这和日照时间有一定的关系。

（6）提高体内激素水平。日光照射使体内的睾丸激素发生变化，导致身体中的维生素D含量增加。到了秋天之后，身体中的维生素D含量以及睾丸激素分泌就会下降。为什么会出现这种情况呢？这和晒太阳少具有一定的关系。科学家研究发现，每天晒太阳1.5h，身体中所分泌的睾丸激素就会增加大约69%。

（7）减少感冒。经常晒太阳或者是进行日光浴，能够有效降低常见呼吸道疾病以及流感病毒等对身体的危害。科学家认为，日光浴能够很好地保持身体在一个维生素D高水平中，这对于一些身体异常情况有不错的治疗效果，例如鼻塞、嗓子痛及感冒等。通过数据对比我们还能够发现，经常晒太阳的人感染流感病毒的可能性更低。

（8）增强身体免疫力。想要身体健康，从中医的角度上来说就需要采日精。什么是采日精呢？其实就是通过采集阳光来令身体生发阳气，最后起到补阳气、补正气的功效。身体中的五脏六腑能够正常运转，都需要足够的阳气来支撑。所以阳气充足了，人体抵抗疾病的能力就能够增加。所以说，经常晒太阳进行日光浴能够强身健体，增强体质。

二、日光浴的方法

天然日光浴的方法也就是直接照射法，可取卧位或坐位，必须按照循序渐进的原则，逐渐扩大照射部位和延长时间，使人体逐渐适应日光的刺激。一般，先照射下肢和背部，然后照射上肢和胸腹部；要保护头部和眼睛免受照射，可用白毛巾、草帽遮头并戴墨镜。照射时间应根据海拔高度、季节和照射后个体反应来掌握。例如，高原比平地日光强，含紫外线多，夏季中午的日光最强，照射时间应短。

小贴士

隔着玻璃晒太阳不能补钙

我们知道晒太阳能补钙，还能加快人体各器官的血液循环，防治骨质疏松等，冬季养生更应该晒晒太阳。冬季天气寒冷，有些人喜欢在屋里隔着玻璃晒太阳。但是，隔着玻璃晒太阳能补钙吗？

中医专家指出，隔着玻璃晒太阳，没有什么补钙效果。这是因为玻璃能够吸收发挥作用的紫外线，隔着玻璃晒太阳实际上没什么作用。因此专家建议人们应该走出去，在空气新鲜、阳光明媚的地方晒太阳。

1. 背光浴

以阳光照晒背部为主，亦可适当转身，临床用于阳气虚弱、肾虚精亏、禀赋不足导致的病患，如老年阳虚怕冷、慢性久咳、虚损、肾亏腰疼、眩晕、智能低下等症。

2. 面光浴

患者仰面对日坐定，让阳光充分照晒脸部，戴上墨镜或者闭眼，当脸部感觉热时，适当转身，主要可以治脸部痤疮、疣等症。

3. 全身日光浴

全身日光浴要求赤身裸体，不断变换体位进行日光浴，让身体各部都能接受日照。

三、日光浴的要领

1. 准备事项

事先备好木椅、布单、卧垫、有色眼镜、草帽等。

2. 时间

四季都可以进行日光浴，但是每日选择日光浴的时间要因地区与季节而各有不同。一般来说，气温在 18～20℃时最为理想。初行日光浴时，每次照射 10min 即可，以后可逐渐增加到 30min。局部日光浴者可用雨伞或布单遮挡，每次日光浴后可用 35℃的温度淋浴，然后静卧休息。一般连续 20 天左右，照射的时间要根据体质的好坏而定，虚弱者时间宜短些，强壮者、慢性病患者照射时间宜长些。

3. 地点

日光浴的地点要清洁、平坦、干燥，在绿化地区则更好；不宜在沥青地面或靠近石墙处进行，以免沥青蒸气中毒和辐射热太高。

4. 注意事项

（1）有严重的心脏病、肺结核、发烧、出血性体质、热调节障碍、日射病、日光性皮炎、结膜炎、白内障及体重降低等疾病和症状时，禁用日光浴。

（2）照射中如有恶心、眩晕、烦热等反应，应立即中止，到阴凉处休息；以后再照射时应适当减量。

（3）日光浴后出现疲劳、失眠、食欲不振，可能为日光的蓄积作用，应休息几天，待症状消失后再继续照射。

（4）每次日光浴前，最好先做短时间的空气浴，日光浴后再用凉水擦身。

不能在气温太低的时候进行日光浴。一年四季均可进行日光浴，一般以上午 8～10 时、下午 2～4时进行较好，因此时紫外线较充足，且气温也较适宜。

（5）夏天防止中暑与日射病。当气温高于 30℃时不宜进行日光浴，进行日光浴时最好戴草帽与墨镜以保护头眼。冬季也要预防感冒。

（6）吃饭前、餐后 1h 内不宜进行日光浴。

（7）进行日光浴时不可入睡，要使用防晒油膏，以防止紫外线伤害。

➡️ 触类旁通

空 气 浴

空气浴是指让身体暴露在新鲜空气中以锻炼身体的一种方法。一般以早晨太阳初升时在森林或田野空旷处为合适，也可在就近公园或院子内进行，可结合散步、做操、打拳进行。空气浴能促进呼吸功能、血液循环，增强神经系统的功能，能提高抗寒能力，预防感冒。空气浴是利用空气的温度、湿度、气流、气压、散射的日光和负氧离子等物理因素对人体的作用，来提高机体对外界环境的适应能力的一种健身锻炼法。

1. 空气浴的好处

不同地区所含的负氧离子的数目是不同的。在大城市的居住房间里，每立方厘米只有 40～50个负氧离子，城市街道空气中每立方厘米有 100～200 个负氧离子；在田野中每立方厘米有750～1000 个负氧离子；而在山谷和瀑布附近，每立方厘米负氧离子的数目高达 2 万个以上。一般说来，生活在农村、山区、喷泉附近往往比生活在大城市的人们健康而长寿。这是因为，负氧离子可使人体血压平稳，呼吸次数减少，注意力集中，精神振奋，工作能力增强。而阳离子会使人体血压增高，呼吸加快，注意力分散，易疲倦、失眠、头痛。所以，疗养地房间的风大都来自大片绿化地带、瀑布或小溪。因为，喷泉所激起的水雾会把阳离子吸回，留在空气中的是大量负氧离子。吸入空气中的负氧离子能治高血压、支气管性气喘、百日咳等病症。

2. 空气浴的方法

空气浴的方法主要有呼吸法和空气外浴法两种。

（1）呼吸法是通过鼻腔呼出"浊气"，吸入"清气"，以养五脏而补肺气，主要用于治疗虚损诸症，比如肺结核等。

（2）所谓空气外浴法就是让身体暴露在新鲜空气中以锻炼身体的一种方法。一般以早晨太阳初升时在密林或田野空旷处为合适，也可在就近公园或院子内进行。空气浴可结合散步、做操、打拳等进行。新鲜空气有吐故纳新，促进呼吸功能、血液循环、新陈代谢和增强神经系统功能的作用，还能提高抗寒能力，预防感冒。

如能坚持不懈地进行空气浴锻炼，则能增强体质，有助于慢性疾病的治疗。

3. 空气浴的时间与方法

空气浴最好的时间是在早晨 7 时左右。此时空气中灰尘等杂质和有害物质少，空气凉爽，对机体的兴奋刺激较明显。理想的条件是气温为 20℃ 左右，空气相对湿度在 50% ～ 60%，风速 1m/s 左右。空气浴时可取静式或动式，时间以 60min 为宜，1 次 / 天，1 ～ 2 个月为 1 个疗程。

4. 空气浴的适应证

（1）冠心病患者治疗时要因季节变化而改变浴法。夏秋季，以"外浴法"为主，身体局部可暴露于空气中，并配合做"深呼吸"，使机体得到充足的氧气。冬季，以"呼吸法"为主，不宜裸浴，胸背部位尤其应当保暖，并配合动式空气浴，即散步、做操之类，以提高机体的活动量。

（2）慢性支气管炎、哮喘患者应先从凉爽空气浴开始，即行浴气温为 20 ～ 25℃，一般从夏末开始。行浴时应做深呼吸运动。从夏秋过渡到冬季，不要间断。冬季行浴时应以动式空气浴为主，并应逐步增加运动量。

（3）慢性鼻炎、过敏性鼻炎患者应先从 20 ～ 25℃ 开始，以"呼吸法"为主，主要用鼻呼吸，以清新空气刺激鼻腔黏膜，增强其新陈代谢，增加抵抗力。治疗本病不宜用"外浴法"，机体尽量不要暴露于空气中。

（4）神经衰弱、失眠患者应以"外浴法"为主，配合"呼吸法"。即应让身体充分暴露在空气中，让外界环境刺激身体，使其恢复正常的节律。

5. 注意事项

气温低于 5℃ 时，不宜进行"外浴法"，即身体不宜暴露。气温低于 0℃ 时，只宜在一定的保暖房内行空气浴。发热患者、有出血倾向患者、肾病者、严重心脏病者不宜做空气浴。空腹或饱餐后不宜行浴，以饭后 0.5h 进行为宜。

➡ 小结

日光浴是按照一定的方法使日光照射在人体上，引起一系列的生理、生化反应的锻炼方法，

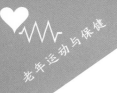

让肌肤暴露在阳光的紫外线下，使皮肤的黑色素产生，皮肤变黑，又称为美黑。日光浴对身体的功效较多，如预防近视、促进血管健康、延年益寿、防治癌症、减少患抑郁症的可能性、提高体内激素水平、减少感冒、增强身体免疫力等。日光浴的方法主要有背光浴、面光浴和全身日光浴等。但是在进行日光浴的时候，要注意方式、方法，不然会适得其反，损害身体健康。

➡️ 思考题

1. 日光按其波长不同，有 3 种射线，是哪 3 种射线？这 3 种射线对人体各有什么作用？
2. 日光浴的方法有哪些？
3. 日光浴的要点有哪些？

➡️ 实战强化

带两位老年人进行 1 次日光浴实践。请注意之前的日光浴介绍并正确指导日光浴。

模块三　手　指　操

➡️ 案例引入

2014 年 9 月 21 日是第 20 个世界阿尔茨海默病日，佛山市关爱阿尔茨海默病协会举办了"忆起来，留住爱"系列活动，通过开展手指操学习、病症咨询等方式，号召更多人关注阿尔茨海默病。

在活动当天，市关爱阿尔茨海默病协会发起了"千人齐做手指操，向失智 say no"行动，协会会员到禅桂部分社区带领老人一起学习手指操，其他组织和个人通过联系协会工作人员，获取了录像视频进行学习。据了解，手指操是通过各种方法，锻炼手指的伸屈，反复刺激手部穴位和筋络的运动，老年人只要经常锻炼手指，就可以使内脏器官和大脑功能得到强化，而且促进血液流通，能起到预防阿尔茨海默病的作用。

请问：你觉得手指操为什么可以预防阿尔茨海默病呢？

手指操也属于健美操，主要针对人们日常生活中的具体问题与具体对象而设计。民间医学从多年的研究中发现，手指对于人的健康起到了十分重要的作用，手指操能起到消除疲劳、减轻精神负担、缓解紧张情绪的神奇功效。每个人的 10 个手指都对应着身体的某个部分，并起到调节和梳理的作用。因此，手指操被广泛运用到了老年人身体保健中。有研究发现，手指操还有预防阿尔茨海默病的作用。

一、手指操的保健功效

1. 快速镇静，增强注意力

经常做手指操，可以改善由工作压力、生活快节奏、繁琐的工作和家务事、情感的纠纷、年龄增长带来的注意力的涣散。因为手指操要求在活动中密切注意双手手指的运动和变化情况，需要把注意力分配到十个手指上，并随着每个手指的运动从一个动作迅速连接到下一个动作，保证不出错。

2. 改善记忆力

有些手指操动作比较复杂、比较长，还有较长的口诀，除了可以锻炼注意力外，还会对大脑皮质负责动作和语言记忆的部位形成反复的刺激，所以可以增强患者动作和语言记忆力。

3. 改善认知能力

充分地活动手指，可以增强感觉统合能力，逐渐改善阅读能力、书写能力。大部分手指操做起来，可以产生肢体、动作的节奏感，熟练地重复练习这些手指操，可以增强身体内在的节奏感和与思考、语言、音乐、韵律的配合能力，有助于增强舞蹈潜能。

4. 提高大脑反应速度

老年人外在的表现是行动迟缓。但是行动迟缓来自于大脑反应速度的减慢，思维的迟钝。手指操的动作完成过程是这样的：

（1）手指操要求大脑首先准确地识记各种动作要领，理解每一个动作的结构原理。

（2）大脑还应快速回忆起手指操的口令及口诀。

（3）然后大脑根据规定动作，迅速地进行思维判断活动，立即向手指下达动作指令。

（4）大脑同时听到别人发出的口令或自己说出口诀和口令。

（5）在手指完成动作时，大脑还需要瞬间对动作的正误、精确程度做出判断。

（6）对错误的动作，大脑要下达修改指令，并对正确动作做出认可。

（7）如果伴随着口诀和歌谣，大脑皮质中涉及语言、韵律的部位也同时参与活动。

所有这些思维活动几乎是瞬间与动作同时发生的。因此，手指操可以提高大脑知觉速度和肢体的反应速度，缩短反应时间，卓有成效地促进大脑思维速度。

5. 增强身体的协调性

当双手的十指随着手指操的节拍，有节奏、有韵律地翩翩起舞的时候，老年人的大脑中负责运动、语言、音乐的皮层也同时被激活，大脑会把这种运动记忆下来，日后转化为老年人的运动、舞蹈能力。

6. 减缓和消除颈椎病、肩周炎、鼠标肘症状

手指操有许多动作幅度较大的肢体操，可以预防和缓解关节疾病等。

7. 健美瘦身，延年益寿

由于双手对应着全身各个脏器的穴位，按摩相应的穴位，或做相应的手指操，不仅可以健身，而且可以对减肥瘦身起一定的作用。生命在于运动，常做手指操，定时按摩双手，能促进血液循环，加速养分运送到手部，能减轻手部浮肿，让双手变得更加柔韧、灵活、滋润而富有弹性，并可改善脸色和保护皮肤。

8. 增进情感沟通，促进家庭与社会和谐

手指操既适宜老年人一个人做，也适宜和家人、朋友一起做。在共同做手指操的过程中，手把手地互帮互学，进行语言、肢体的交流，可以消除隔阂，创造出亲切融洽、亲密无间的情感氛围。

二、手指操的方法

1. 热身

（1）张指操。两手紧握拳，五指用力向外张开20次，如图6-1所示。

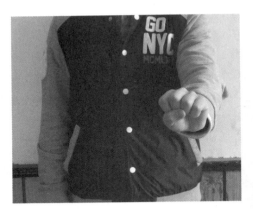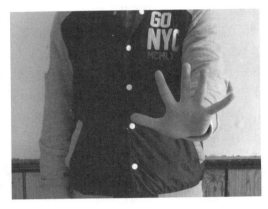

图6-1　张指操

（2）弹手操。双手用力弯曲成拳状，再五指尽力向外弹出，反复20次，如图6-2所示。

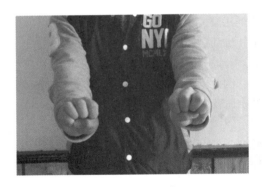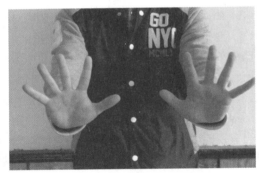

图6-2　弹手操

（3）捋指操。一手依次捋另一手各指，再换手，20次，如图6-3所示。

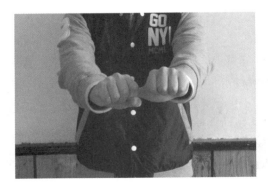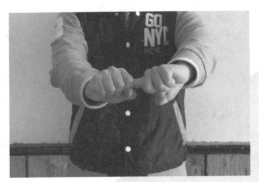

图6-3　捋指操

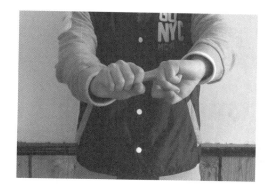
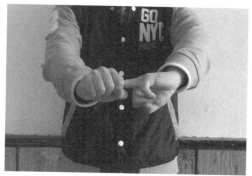
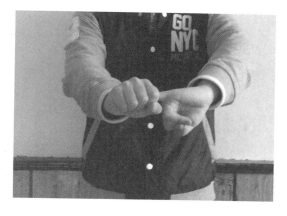

图 6-3　抒指操（续）

（4）抖指操。小臂带动手及手指，在放松状态下迅速抖动 20 次。

（5）甩指操。双臂微曲，手指自然下垂，掌心对应胸部，用小臂带动手腕用力甩动手指 20 次，如图 6-4 所示。

（6）握指操。一手紧握住另一手的五指，再松开，20 次，如图 6-5 所示。

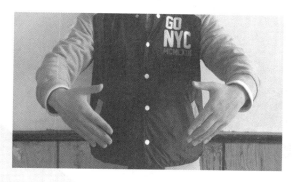
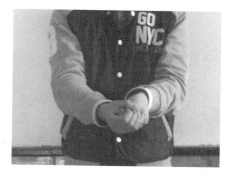

图 6-4　甩指操　　　　　　　　　　　　　　　　图 6-5　握指操

（7）弹指操。拇指与四指握空拳，依次用力弹出示指、中指、环指、小指，再从小指到示指，然后握紧拳，20 次，如图 6-6 所示。

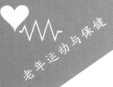

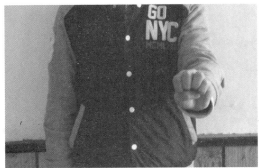
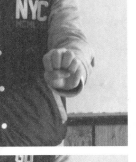
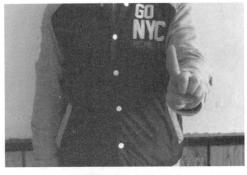

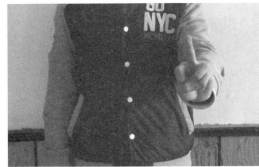
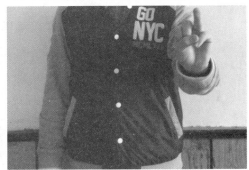

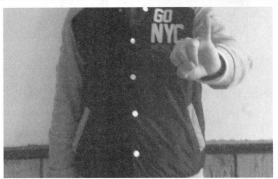

图 6-6　弹指操

（8）撑指操。双手指尖用力相对相抵，直至手掌相合，20 次，如图 6-7 所示。

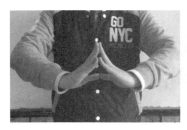
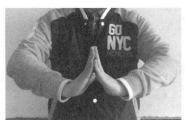
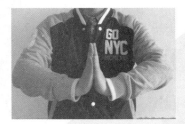

图 6-7　撑指操

（9）垂指操。双臂屈肘前伸，手指伸直、指尖相对、掌心向下，从小指到大拇指依次向下垂直伸展、回位，两手同时进行，20 次，如图 6-8 所示。

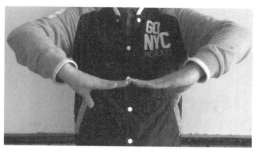 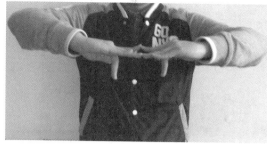

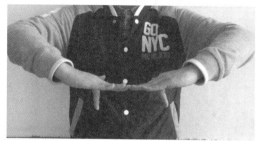 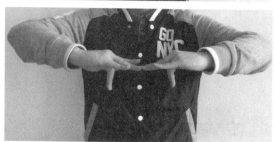

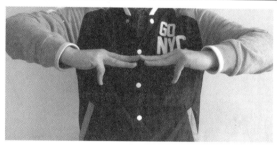

图 6-8　垂指操

（10）叉指操。双手手心相对，十指交叉，看清哪只手的拇指在上；双手十指交叉，换另一只手的拇指在上。加快速度，越快越好。

2. 数数操

（1）数手指。掌心向上或向内，五指自然弯曲。用大拇指尖依次碰触其他四指的指尖，如图 6-9 所示。

大拇指触示指 1 次（数"1"）；大拇指触中指 2 次（数"2、3"）；大拇指触环指 3 次（数"4、5、6"）；大拇指触小指 4 次（数"7、8、9、10"）；大拇指触小指 4 次（数"1、2、3、4"）；大拇指触环指 3 次（数"5、6、7"）；大拇指触中指 2 次（数"8、9"）；大拇指触示指 1 次（数"10"）。

熟练后双手同时进行。

（2）数指节。用一只手的拇指和示指，去依次用力捏另一只手每一根手指的每一指节，按捏的力量以不痛为限。从小指肚开始为 1，小指第二节为 2、第三节为 3，环指肚为 4，依次数到大拇指第二节，为 14；然后换手接着数，数到 28 完成，如图 6-10 所示。

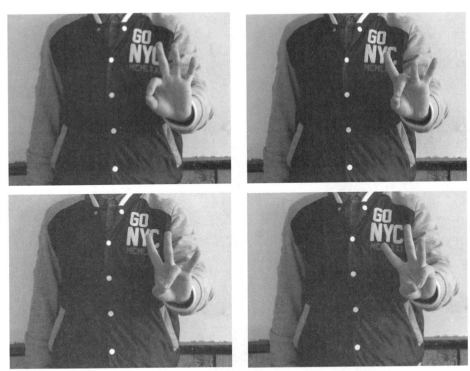

图 6-9 数手指

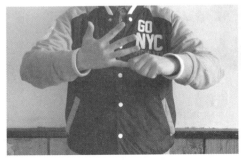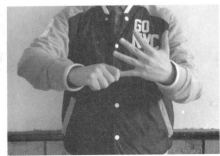

图 6-10 数指节

（3）数指操。从大拇指至小指依次逐一向内弯曲直至接触到手心，同时心中默数 1 ～ 5，再从小指至大拇指依次展开，从 6 数到 10，如图 6-11 所示。

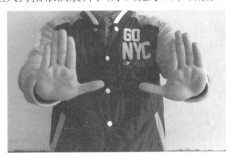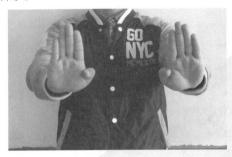

图 6-11 数指操

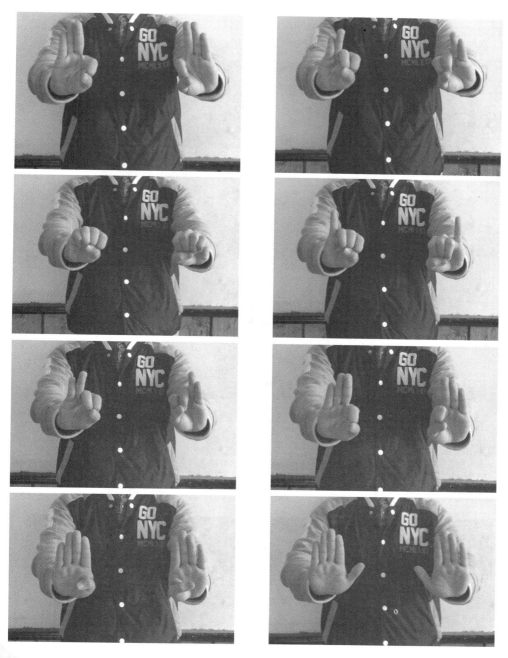

图 6-11　数指操（续）

3. 进阶操

（1）五指操。一指点点（双手交叉相握，伸出示指弯曲 2 次），两指剪剪（伸出示指、中指对剪 2 次），三指弯弯（中 3 指弯曲 2 次），四指叉叉（4 指交叉用力向两边拉），五指压压（5 指指尖相对用力挤压），如图 6-12 所示。

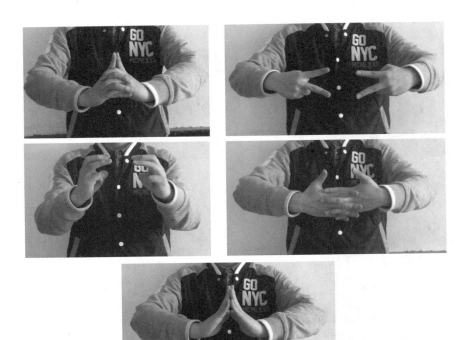

图 6-12　五指操

（2）敲指操。

1）式（图 6-13①）：双手用示指、中指、环指；左右示指、环指同时敲向桌面；左右中指同时敲向桌面。反复练习，越快越好。

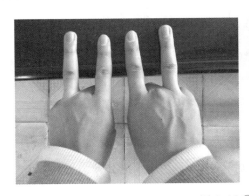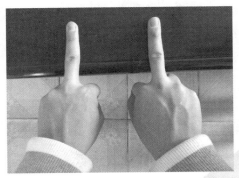

图 6-13①　敲指操

2）式（图 6-13②）：双手用示指、中指、环指和小指；右示指、中指，左环指、小指同时敲向桌面；左示指、中指，右环指、小指同时敲向桌面。反复练习，越快越好。

（3）分指操。五指伸直并拢，大拇指与四指分开、回位，示指与三指分开、回位，中指与环指分开、回位，环指与小指分开、回位；再从小指返回，20 次，如图 6-14 所示。

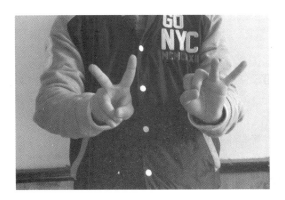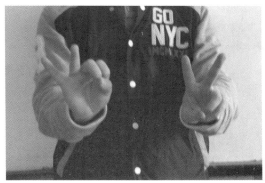

图 6-13② 敲指操

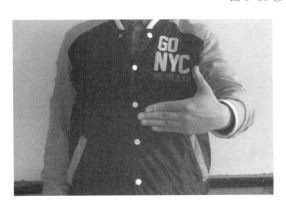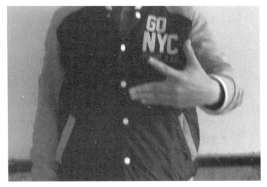

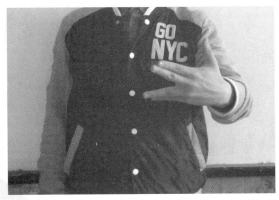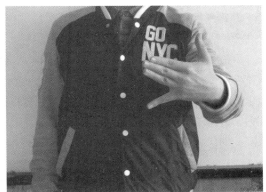

图 6-14 分指操

三、手指操的要领

手指操操作起来极其简单，随时随地可以进行，不受任何外在条件限制。手指操的练习，只是熟能生巧的过程。无论多难的手指操，任何老年人都可以完成。唯一的方法就是多练习。千万不要

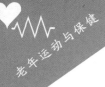

因为一上手觉得动不来，就此放弃。更不要看到别的老年人做得好，因为自己不会，不好意思继续练习，反而应向别人多请教。

→） 触类旁通

"手院士"自创手指操可预防阿尔茨海默病

被患者亲切地称为"手院士"的中国工程院院士、复旦大学附属华山医院手外科主任顾玉东教授自创了一套"手指操"，患者通过简单学习基本就能掌握要领，长期坚持可预防阿尔茨海默病。

顾玉东表示，手是人类神经感觉最为敏感的部位，神经纤维也最集中。动手后脑循环会发生改变，手的动作会形成大脑新的兴奋点，有利于理解、记忆和思考。用他的话说，手是人的第二大脑，手的高度灵活是和脑联系在一起的，因此常做手部动作除了能让手指更加灵活，也可以锻炼大脑。为此，顾玉东自创了一套手指操，老年人每天可在下述方法中选择 2～3 种交替锻炼。

具体动作是：

（1）将小指向内折弯，再向后拨，做屈伸运动 10 次。

（2）用拇指及示指抓住另一只手的小指基部正中，揉捏 10 次。

（3）将小指按压在桌面上，用手反复刺激之。

（4）双手十指交叉用力相握，然后突然猛力拉开。

（5）刺激手心，每次捏掐 20 次。

（6）经常揉擦中指尖端，每次 3min。

顾玉东表示，经常对手指进行刺激，能使手指末端的气血流通，从而促进全身的血液循环，改善内脏的功能，增强脑血管的供血量。这不仅是锻炼记忆力和注意力的良方，还是预防阿尔茨海默病的好方法。

→） 小结

手指操简单、方便、易行，尤其对老年人较为适合。从中医观点来看，手上集中了许多与健康有密切关系的穴位，联系着全身的内脏，适当地刺激这些经络穴位，有助于保持健康，某些症状也可以得到改善。经常以手指为中心进行各种活动，可以使大脑皮层得到刺激，保持神经系统的青春活力，对阿尔茨海默病可起到预防作用。本模块简单介绍了几种手指操。手指操的种类和花样还有很多，如果有兴趣继续学习，可以购买相关书籍或者上网查找资料。

→） 思考题

手指操有哪些健身功效？为什么？

→） 实战强化

到老年机构去，给老年人组织 1 次手指操教学活动。

学习单元七　老年人常见病症运动处方

➡ 学习目标

知识目标

能掌握老年人常见病症的基本概念。

能力目标

能熟练运用运动疗法指导老年人进行常见病症的恢复。

素质目标

培养高素质、高技能的老年康复人才，使学生更好地投入到老年康复服务工作之中去。

模块一　缓解肩膀疼痛

➡ 案例引入

周某某，女，60 岁，退休工人，肩部疼痛两个月，局部有受凉史。右肩疼痛并伴随活动极度受限，尤其夜间疼痛影响睡眠。经检查：活动受限，上举 15°，外展 20°，叉腰试验不能做，右肱二头肌长头肌附着处压痛非常明显，喙突下压痛明显，斜方肌有压痛。诊断：右肩周炎。

请问： 对这种情况，你觉得有什么适合的运动能缓解此症状。

一、简介

现在临床常见的老年人肩膀疼痛一般都是由肩周炎引发的。肩周炎又称肩关节周围炎，俗称五十肩、漏风肩、凝肩等，指肩周肌、滑囊以及关节囊的慢性损伤性炎症，导致关节内外粘连，阻碍肩关节活动的退行性病变，临床主要以肩关节疼痛和肩关节活动不便为主要症状。本病好发于 50 岁以上的中老年人，女性多于男性，左肩多于右肩。

二、运动处方

处方一（手指爬墙）：如图 7-1 所示

运动准备：

患者正直站立，双腿自然分开与肩同宽，双手下垂于体侧。

动作要领：

患者面对墙壁站立，用患侧手指沿墙缓缓向上爬动，使上肢尽量高举，到最大限度，在墙上做一记号，然后再徐徐向下回到原处，反复进行，逐渐增加高度。

运动频率：

早晚各 1 次，每次持续 10min。

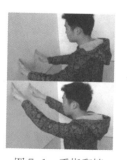

图 7-1　手指爬墙

注意事项：

每次进行功能锻炼时应以自身情况选择强度，切勿因用力过猛造成局部损伤。

处方二（抱颈）：如图7-2所示

运动准备：

患者选择站位或坐位进行锻炼。

动作要领：

患者双手交叉抱住颈部，高度相当于双耳垂水平线，两肘臂夹住两耳，然后用力向后活动两肘，重复进行。

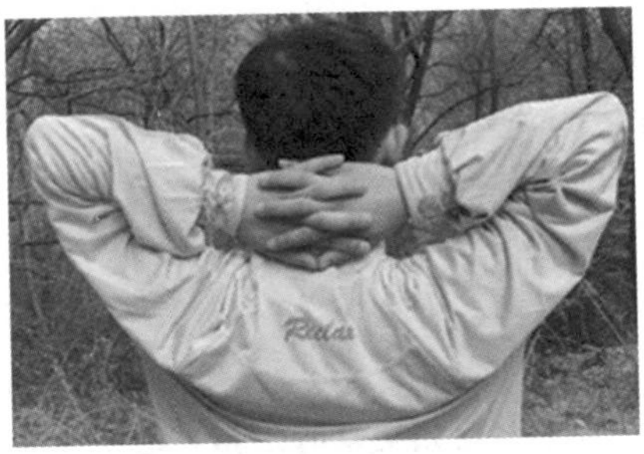

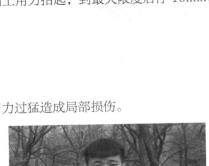

图7-2　抱颈

运动频率：

早晚各1次，每次持续10min。

注意事项：

每次进行功能锻炼时应以自身情况选择强度，切勿因用力过猛造成局部损伤。

处方三（展臂站立）

动作要领：

患者上肢自然下垂，双臂伸直，手心向下缓慢外展，向上用力抬起，到最大限度后停10min，然后回到原处。

运动频率：

每天1次或两次，每次持续10min。

注意事项：

每次进行功能锻炼时应以自身情况选择强度，切勿因用力过猛造成局部损伤。

处方四（旋肩）：如图7-3所示

运动准备：

患者可选择站位或坐位进行锻炼。

动作要领：

患臂自然下垂，肘部伸直，或肘部屈曲；患臂由前向上向后画圈，反复数次。

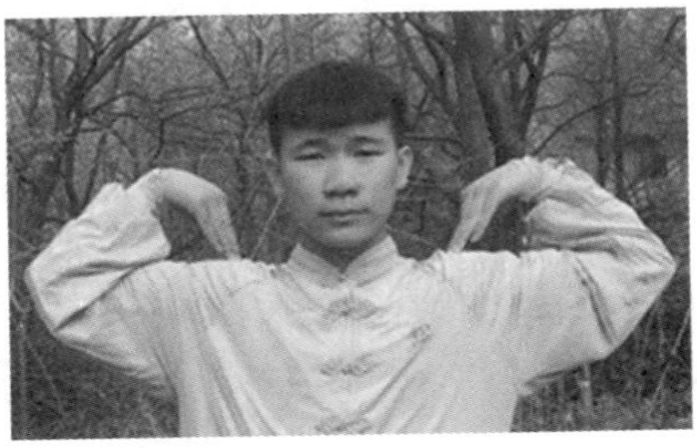

图7-3　旋肩

运动频率：

每天两次，早晚各1次；每次10min。

注意事项：

运动强度应由弱到强。

处方五（藤萝挂壁）：如图7-4所示

运动准备：

患者坐位；双手置于大腿上；双眼轻闭或平视前方。

动作要领：

（1）随着吸气，做提肛收腹运动，脚趾向上翘起；同时两臂外旋前摆，右手掌托左肘，左掌随左肩先直后屈，拍击左肩后部；双眼平视前方。

（2）随着呼气，做松腹松肛运动，双脚脚趾抓地；同时，左手掌随左臂伸直前摆下落，高与肩平，右掌顺势轻贴左前臂，向前摩运至左腕处，继而两臂内旋，两手掌分别落于大腿之上；双眼平视前方。做完后，还原坐位。

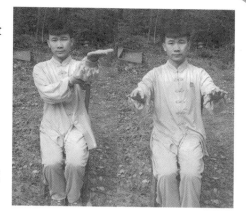

图 7-4　藤萝挂壁

运动频率：

一呼一吸为 1 次，连续做 16 次。

注意事项：

患者应精神集中。用左右手拍击肩部时，动作宜稍快，拍击后稍有停顿；两手掌下落时，动作宜徐缓，两掌放松。

处方六（热敷）

用毛巾在热水中浸湿，拧干，放置于患肩处。

每天 1 次，每次 10 ～ 20min。

➡ 知识拓展

肩周炎临床分期

肩周炎临床分期可分为疼痛期、僵硬期和恢复期。

1. 疼痛期

疼痛期一般持续 10 ～ 36 周。该期主要的临床表现为肩关节周围疼痛，主要位置在关节囊处，且疼痛剧烈，夜间加重，甚至不能正常睡眠。压痛范围十分广泛，在肩峰下、冈上肌、肱二头肌长头肌腱等部位均有明显压痛，并且伴有肌肉痉挛和肩关节活动受限。肱二头肌腱伸展时，有不适及束缚感，肩前外侧疼痛，可扩展至三角肌止点处。

2. 僵硬期

此期一般持续 4 ～ 12 个月。初期患者头痛症状减轻，但压痛依然广泛。由于疼痛期肌肉保护性痉挛的形成，关节功能受限已发展到关节挛缩性功能障碍，肩关节功能活动严重受限，肩关节周围软组织广泛粘连，各个方向的活动范围明显缩小，以外展、外旋、上举、后伸等最为显著，甚至影响日常生活。此期除关节囊挛缩外，关节周围大部分软组织均受累，胶原纤维变性，组织纤维化并挛缩失去弹性，脆弱而易撕裂。

3. 恢复期

此期持续时间为 5 ～ 26 个月。该期疼痛逐渐消减，而且随着日常生活、劳动及各种治疗措施的进行，肩关节的活动范围逐渐增加，肩关节周围关节囊等组织的挛缩、粘连逐渐消失，大多数患者的肩关节功能能恢复到正常或接近正常。肌肉的萎缩则需要长时间的锻炼才能恢复正常。

➡ 小结

老年人肩部疼痛是老年生活中的常见问题，在学习本模块时，应掌握肩部疼痛的病因、发病特性、临床表现及运动处方。在肩部疼痛病后防复发方面需要强调的是，临床上多数患者经治愈多年后仍有复发。预防应做到"未病先防"，更重要的是通过功能练习、中药等手段，巩固疗效，防止复发。

思考题

1. 缓解肩膀疼痛的运动处方有哪些？
2. 处方五中"藤萝挂壁"的动作要领是什么？

实战强化

根据案例引入的病案资料制订一个合理的康复计划。

模块二　缓解腰部疼痛

案例引入

李某，男，68岁，农民，腰痛，时轻时重11年。患者年轻时从事体力劳动，11年前出现腰痛症状，劳累后或阴天及寒冷时加重，经CT，血沉，类风湿因子，抗O，尿检等检查未见异常，被诊断为腰肌劳损，曾口服布洛芬等药，可暂时止痛。近日因天气转冷，腰痛加重，欲求中药治疗。现病人面白，精神佳，两侧腰肌有压痛，肌肉紧张，屈腿试验阴性，下肢无浮肿，腰痛夜间重，舌暗红，苔白，脉尺沉涩。

请问：对这种症状，你觉得有什么适合的运动能缓解呢？

一、简介

腰痛是指后背腰骶部的疼痛或不适感，可伴有或不伴有下肢的放射痛，是骨科疾病中最常见的症状之一。据统计，90% 的人一生都曾有过腰部疼痛的体验。腰部疼痛不是一种疾病诊断，而是以背腰疼痛作为代表的一组症候群或者是症状综合征。

二、运动处方

处方一（转腰捶背）：如图 7-5 所示

运动准备：

患者取站立位，全身自然放松。

动作要领：

（1）患者两腿自然分开，脚尖朝前；双手半握拳，自然放松置于体侧。

（2）腰部转动，一臂自然弯曲，手置于同侧腰部，另一手握拳，随着腰部的转动交替敲击腰背部及小腹。

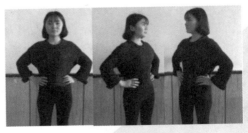

图 7-5　转腰捶背

运动频率：

左右转动为 1 次，可连续做 30 ～ 60 次；每天两次，早晚各 1 次。

注意事项：

患者在击打患处时力量大小自己酌情而定，以锤击身体振而不痛为宜。

（此处方适用于椎间盘突出、椎间关节病及椎管狭窄症。）

处方二（捏脊）：如图 7-6 所示

运动准备：

患者取俯卧位，裸露出腰背部，全身放松。

动作要领：

施术者站立在患者右侧，双手拇指、示指配合将患者脊柱两侧的皮肤捏起，从腰骶部开始，从下往上捻动皮肤，左右手交替进行捻动，直至大椎穴（大椎穴位于第七颈椎棘突凹陷中）；可连续捏拿 3 次。

运动频率：

每天 1 次，早晚自定。

注意事项：

施术者力度不宜过大；需控制好速度，不宜过快。施术完毕后，可选择局部热敷，促进局部的血液循环。

（此处方适用于各种腰背部不适患者。）

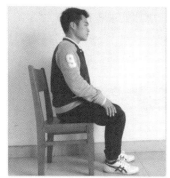

图 7-6　捏脊

处方三（直腿抬高）：如图 7-7 所示

运动准备：

患者仰卧位，全身放松，双眼轻闭或平视前方。

动作要领：

（1）患者仰卧；双肘屈曲；双手置于腰部两侧。

（2）抬起一侧腿部，尽量抬高，在最大限度处停留 10s；两腿交替抬起。

运动频率：

早晚各 1 次，每次 2min。

注意事项：

患者在抬高腿部时，力量不宜过猛，以免造成二次损伤；应以自身耐受情况而定。

（此处方适用于腰椎间盘突出症及梨状肌综合征。）

处方四（托梁换柱）：如图 7-8 所示

运动准备：

患者坐位，双手十指交叉，掌心向上，放置于腹前；双眼轻闭或平视前方。

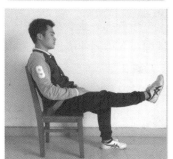

图 7-7　直腿抬高

动作要领：

（1）随着吸气，做提肛收腹运动，脚趾向上翘起；同时，两掌随两臂内旋，经面部前翻掌托于头顶处，两臂尽量伸直；双眼直视双掌。

（2）随着呼气，做松肛松腹动作，脚趾抓地；同时，两手掌分开，分别向两侧下落，再交叉于

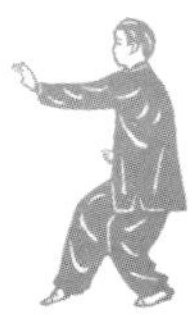

腹前，掌心朝上；双眼平视前方。做完后还原正身端坐位。

运动频率：

一吸一呼为 1 次，连续做 16 次。

注意事项：

精神集中，两手掌上托时，需舒展胸体；两掌下落时，需松腰含胸。

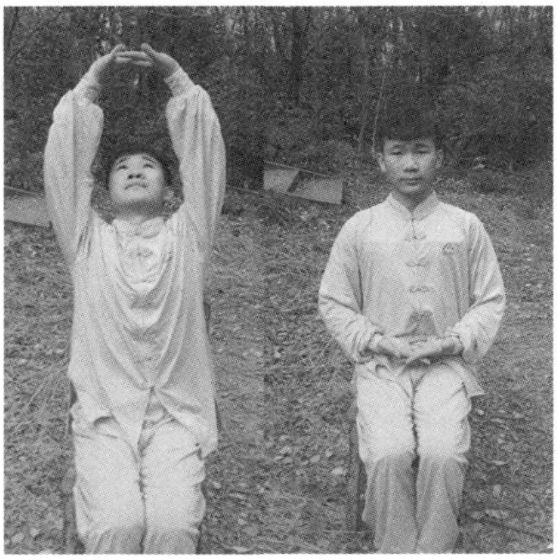

处方五（游泳、散步）

腰痛的患者平时日常生活中可以适当进行游泳或散步来协调腰部肌肉群，从而缓解腰部疼痛或不适感。

运动频率：

每星期 3 次，每次 30min。

处方六（湿热敷）

此处方同肩部疼痛处方。

图 7-8　托梁换柱

处方七（保暖）

腰部疼痛的患者在日常生活中一定要局部保暖，因为寒冷刺激容易诱发腰部症状，并且应防止因受凉而导致咳嗽、打喷嚏。咳嗽、打喷嚏的时候，腹部压力增大，刺激相应的脊髓或神经根，从而引起疼痛或使病情加剧。

➡️ 知识拓展

临床其他常见腰痛病因及临床表现

椎管狭窄症　椎管狭窄症是由先天椎管发育不全，或各种因素如退变、外伤、失稳、炎症、手术等造成腰椎管内直径减小，并产生相应的症状和体征者。椎管狭窄分为中央椎管狭窄和侧隐窝狭窄。由于腰痛、坐骨神经痛、马尾神经障碍造成的下肢神经症状，表现为肌力下降、腱反射低下或消失、股神经伸展试验阳性等。

腰背筋膜炎　又称肌筋膜疼痛综合征、肌纤维组织炎，是指因寒冷、潮湿、慢性劳损使腰背部肌筋膜及肌组织发生水肿、渗出及纤维变性，而出现的一系列临床症状。腰背筋膜炎为腰痛常见原因，以长期反复发作性腰痛为主要表现，常常是对没有器质性改变的慢性腰背痛的总称。临床上患者常诉腰骶部酸痛、钝痛，休息时轻、劳累后重、晨起时重、经改变体位时轻。在阴雨天气、潮湿环境中或感受风寒后，疼痛常常加重。不能坚持弯腰工作，症状重时可波及臀部及大腿后侧，久站后出现腰部下坠，无下肢放射痛。其压痛点常不局限，但找到压痛点常能提示受损部位或组织。下肢无神经受累表现，直腿抬高试验阴性，腰背活动范围和一般正常脊柱生理弯曲改变不明显，肌肉轻度萎缩，有时可触到筋膜结节，重压有酸痛感。其 X 线平片大部分正常。

腰椎小关节滑膜嵌顿　椎间小关节的作用是维持脊柱稳定和起到一定范围的导向作用，负重较少。椎间小关节系滑膜关节，外有关节囊包绕，为保证腰椎前屈后伸的活动度，关节囊相对松弛。当小关节退变时，关节内的皱褶增大，变得不光滑，关节囊松弛，关节半脱位。当突然转身或弯腰拾物时，关节间隙增大，卡住滑膜，产生剧烈疼痛。此病青壮年多见，常在弯腰后突然直腰过程中发生腰部疼痛，腰椎活动受限，或扭身时突然发生，多无剧烈外伤史，咳嗽振动都会使疼痛加重，无明显下肢放射痛。

骶髂关节功能紊乱 又称骶髂关节半脱位，骶髂关节错动，是引起腰痛的原因之一，但在临床上诊断和治疗中常常被忽视。单侧下肢受力下楼梯、下公共汽车或一侧臀部（坐骨结节）着地，这种突然外力作用，可引起骶骨沿髂骨向下运动，增加骨盆前旋，使关节囊前部受牵拉，引起疼痛。疼痛可放射至腰骶部、臀部、腹前、后侧，甚至患侧下肢。骶髂关节功能紊乱轻者可自行恢复，重者可导致关节韧带松弛，关节处于不稳定状态，当负重关节错位加大时可引起顽固性腰痛。妇女经期若长时间保持一个错误的体位，也可以引起骨盆不稳定，造成骶髂关节功能紊乱。骶髂关节功能紊乱多为伤后负重痛、弯腰痛，妇女经期疼痛加重。疼痛部位主要是腰、臀及大腿前、后部。患者多表现为患侧骶髂关节处疼痛，骶骨分离试验、GaenSlen 试验多呈阳性。

坐骨神经盆腔出口狭窄及梨状肌综合征 坐骨神经盆腔出口指坐骨神经自骶骨分开后到达臀部大粗隆后窝处之前所行的骨纤维管道，因管道周围的病变造成坐骨神经嵌压，常见于臀部外伤、慢性劳损及长期在寒冷与潮湿的环境下工作者。梨状肌综合征系坐骨神经在肌纤维管道走行中受外来物嵌压所导致，主要原因是梨状肌劳损、受冷出现痉挛、增生、变性、纤维粘连，导致坐骨神经受到压迫引起的症状。二者的临床表现相似，均系坐骨神经干受累症状，表现为坐骨神经出口处压痛并沿坐骨神经走行出现放射痛。小腿内侧、足背及足底的感觉障碍、足背伸跖屈肌及小腿三头肌持续不同程度的功能障碍，患侧臀部与健侧对比存在不同程度的肌萎缩。下肢内旋试验可诱发坐骨神经痛，直腿抬高试验一般为阳性。

小结

近年来，社会生活节奏越来越快，生活压力也随之增大，腰部疼痛的病症也越来越高发。正确的生活方式和在劳动中的自我保护，能减少劳动中对腰部的损伤，尤其是老年人腰椎各个关节随着年龄的增长，会出现退行性改变，关节、韧带的稳定性降低，会增加腰部损伤的风险。因此，老年人在平常的生活中应做到以下三点来预防和减轻腰部疼痛的问题：①劳逸结合，注意保护腰部；②纠正不良姿势、体位；③加强运动，提高身体素质。

思考题

1. 缓解腰部疼痛的运动处方有哪些？
2. 请简述捏脊的动作要领。

实战强化

请根据案例引入的病案资料制订一个合理的康复计划。

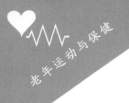

模块三　缓解膝部疼痛

案例引入

李某，女，60 岁，退休，5 年前出现左膝的疼痛不适与活动困难。疼痛可因体位的改变而诱发，劳累时加重，休息后可缓解。通过医院检查后被诊断为"左膝骨关节炎"。

请问：你觉得有什么适合的运动能缓解此症状呢？

一、简介

老年人膝部疼痛已成为一个普遍的社会问题，严重影响到老年人的生活质量。临床上引起老年人膝部疼痛的主要原因是由多种原因导致的膝关节软骨破坏或变性引起的慢性退行性关节病。这种膝关节病变被称为膝关节炎。膝关节炎的病理特点为膝关节软骨变性破坏、软骨下骨硬化或囊性变、关节边缘骨质增生、滑膜增生、关节囊挛缩、韧带松弛或挛缩、肌肉萎缩无力等。膝关节炎以中老年患者居多，女性多于男性。其患病率随着年龄增长而增加，60 岁以上的人群中患病可达 50%，75 岁的人群则达到 80%。该病的致残率高达 53%。

二、运动处方

处方一（坐位伸膝）：如图 7-9 所示

动作要领：

坐在椅子上，将双足平放在地上，然后逐渐将左（右）膝伸直，并保持直腿姿势 5～10s，再慢慢放下。双腿交替进行，重复练习 10～20 次。

运动频率：

每天两次，早晚各 1 次。

注意事项：

在做练习时，动作幅度不宜过大、过猛；应循序渐进，力度由轻到重，以免加重病情。

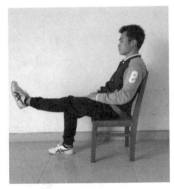

图 7-9　坐位伸膝

处方二（俯卧屈膝）：如图 7-10 所示

动作要领：

将头放在手臂上，然后逐渐屈膝并尽量靠近臀部，并保持屈膝姿势 5～10s，再慢慢放下。两腿交替进行，重复练习 10～20 次。

运动频率：

每天两次，早晚各 1 次。

注意事项：

由于此练习需俯卧，因此饱餐后不宜立即做此练习，应休息 30～40min 后再进行练习。

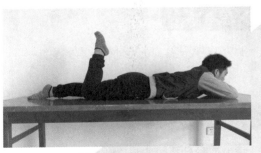

图 7-10　俯卧屈膝

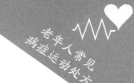

处方三（伸肌锻炼）：如图 7-11 所示

动作要领：

仰卧位，使一侧膝关节屈曲尽量贴向胸部，用双手将大腿固定 5～10s，然后逐渐伸直膝关节，两腿交替进行，重复进行 10～20 次。

运动频率：

每天两次，早晚各 1 次。

注意事项：

如患者合并腰部疾患，在做该练习时可用双手固定或托住腰部的两侧，以免造成腰部损伤。

处方四（推擦大腿）：如图 7-12 所示

动作要领：

坐在椅上，双膝屈曲，用两手的掌指面分别附着于左（右）腿两旁，然后稍加用力，沿着大腿两侧向膝关节处推擦 10～20 次，双腿交替进行。

运动频率：

每天两次，早晚各 1 次。

注意事项：

在推按大腿肌肉时，应注意推按的力度，以免造成大腿肌群的损伤。

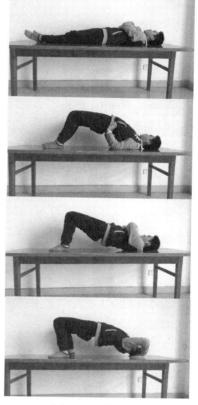

图 7-11　伸肌锻炼

处方五（指推小腿）：如图 7-13 所示

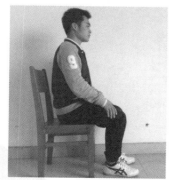

图 7-12　推擦大腿

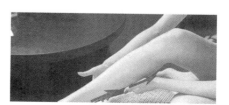

图 7-13　指推小腿

动作要领：

坐在椅上，双膝屈曲，双腿微分，将两手的虎口分别放在一侧膝盖的内外侧，然后拇指与其余

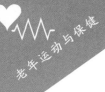

四指对合用力，沿小腿内、外侧做直线的指推动作，尽量至足踝。反复指推 10 ～ 20 次，然后换腿重复此动作。

运动频率：

每天两次，早晚各 1 次。

注意事项：

在做此练习时，应注意力度的控制。由于小腿肌肉群比较敏感，如受强刺激容易造成小腿肌群的痉挛，甚至是损伤。

处方六（拳拍膝四周）：如图 7-14 所示

动作要领：

坐在椅上，双腿屈曲，双足平放在地板上，并尽量放松双腿，双手半握拳，用左右拳在膝四周轻轻拍打 50 次左右。

运动频率：

每天两次，早晚各 1 次。

注意事项：

如在急性发作期，切勿做该练习，以免造成膝关节腔大面积积液。

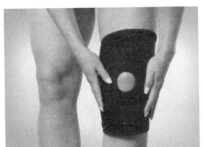

图 7-14　拳拍膝四周

处方七（按揉髌骨）：如图 7-15 所示

动作要领：

坐在椅子上，双膝屈曲约 90°，双足平放在地板上，将双手掌心分别放在膝关节髌骨上，五指微张开紧贴于髌骨四周，然后稍用力均匀、和缓、有节奏地按揉髌骨 20 ～ 40 次。

运动频率：

每天两次，早晚各 1 次。

注意事项：

在做此练习时，如膝关节疼痛加剧，应立即停止。

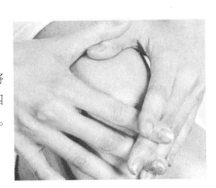

图 7-15　按揉髌骨

处方八（加压包扎，膝关节制动）

在疾病急性期易出现膝关节腔积液，如有肿瘤时，应严格卧床，膝关节制动，同时配合膝关节加压包扎固定，促进积液吸收，保护关节及其韧带。

注意：一旦患者处于急性期，出现关节肿胀、疼痛加剧，应适当卧床减少活动，或在一天中分别进行短期休息，以起到保护关节、避免过度活动或损伤的作用。

➤ 知识拓展

膝关节结构与病因

膝关节由股骨下端与胫骨上端及髌骨组成，是人体最大且最为复杂、受力最大的关节，因其位置浅表，活动量大，关节软骨经常处于磨损挤压的状态，非常容易发生损伤。由于膝关节退行性改变和慢性劳损，使膝关节软骨变性，关节软骨面增生，关节间隙狭窄和骨赘的形成，而发生骨性关节炎。关节炎发生在髌股关节，称为髌股关节骨性关节炎；发生在全膝骨关节，因多伴有膝关节肥大或畸形，则称为膝关节骨性关节炎、肥大性关节炎、退行性关节炎等。

➡️ 小结

膝部疼痛发病率高，本病患病率随着年龄的增长而增高，女性患者多于男性，特别是女性绝经后。同时，肥胖患者易患膝关节炎，除肥胖而引起的机械性因素以外，还与肥胖的全身代谢因素有关。膝关节承受的应力及方向取决于肢体的力线、形体、肌肉力量及其相互作用。此外，膝关节炎的发病率和受累关节的种类及数量可能与人种、年龄、职业、生活方式和遗传因素有关。

➡️ 思考题

1. 缓解膝部疼痛的运动处方有哪些？
2. 按揉髌骨的动作要领是什么？

➡️ 实战强化

请根据案例引入的病案资料制订一个合理的康复计划。

模块四　改善失眠症状

➡️ 案例引入

韩某，女，70岁，退休，近八年来晚上睡不着，易醒，醒后入睡困难，急躁易怒，头晕脑涨，记忆力减退，饮食不佳，每日靠服用安眠药勉强睡眠2h，心情极为痛苦，经医院诊断为"老年失眠症"。

请问：你觉得有什么适合的运动能缓解此症状呢？

一、简介

当今社会，老年人失眠已成为普遍问题，严重影响老年人的生活。失眠是指睡眠的始发和睡眠维持发生障碍，致使睡眠的质和量不能满足个体的生理需求，而明显影响患者白天生活的一种睡眠障碍综合征。失眠有两个基本因素：①正常睡眠被扰乱；②睡眠扰乱对患者白天的活动具有明显的不良影响。

《中国成人失眠诊断与治疗指南》制定了中国成年人失眠的诊断标准：①失眠表现：入睡困难，入睡时间超过30min；②睡眠质量：睡眠质量下降，睡眠维持障碍，整夜觉醒次数≥2次、早醒、睡眠质量下降；③总睡眠时间：总睡眠时间减少，通常少于6h。

在上述症状基础上同时伴有日间功能障碍。睡眠相关的日间功能损害包括：①疲劳或全身不适；②注意力、注意维持能力或记忆力减退；③学习、工作和（或）社交能力下降；④情绪波动大或易被激怒；⑤日间思睡；⑥兴趣、精力减退；⑦工作或驾驶过程中错误倾向增加；⑧有紧张、头痛、头晕或与睡眠缺失有关的其他躯体症状；⑨对睡眠过度关注。

二、运动处方

处方一（放松运动）

散步或中速步行，日间或睡前 30 ～ 60min 进行，每次 15min。

处方二（有氧运动）

有氧运动：登山、慢跑、游泳、自行车等，一周 3 次，每次 30min，中间休息 5 ～ 10min。

处方三（音乐）

失眠的老年患者可在睡前听一些节奏缓慢的轻音乐，可以帮助舒缓精神，放松身体，从而缓解失眠，改善睡眠状况。

处方四（调节心情）

老年失眠患者可以在平常的生活中参加老年大学的学习，或者参加一些老年性的益智类运动，比如下棋、书法等。

处方五（托肘梳发）：如图 7-16 所示

运动准备：

正身端坐，脚尖朝前；右手掌托左肘使左手指指端轻点前发际，五指分开，掌心呈凹陷状；眼轻闭或平视前方。

动作要领：

（1）随着吸气，提肛收腹，脚趾向上翘起；同时，右手托左肘使左手指端从前发际梳到后发际；眼轻闭或平视前方。

（2）随着呼气，松腹松肛，双脚趾抓地；同时，左手拇指和其余四指顺势捏住颈后大筋外侧，左肘下沉；眼轻闭或平视前方。做完后，还原正身端坐位。

运动频率：

一吸一呼为 1 次，连续做 16 次。

注意事项：

运动时需精神集中，意守大椎穴（大椎穴位于第七颈椎棘突下）。在做梳发动作时，头颈保持正直，切勿低头或扭头，力量由轻到重。

处方六（运切神门）：如图 7-17 所示

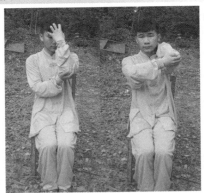

图 7-16　托肘梳发

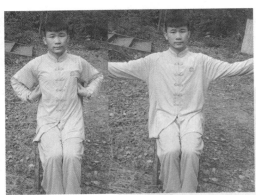

图 7-17　运切神门

运动准备：

正身端坐，脚尖向上翘起；双手放置于大腿上；双眼轻闭或平视前方。

动作要领：

（1）随着吸气，提肛收腹，脚趾上翘；同时，两手掌心随两臂内旋侧摆至与肩平，再外旋变掌心朝上；眼轻闭或平视前方。

（2）随着呼气，松腹松肛，双脚脚趾抓地；同时，两手掌分别摆动至身前，逐渐放置于胸前两侧，掌心朝上；双眼轻闭或平视前方。

（3）随着吸气，提肛收腹，双脚脚趾向上翘起；同时，两手掌随两臂内旋，经腋下向两侧摆至与肩平，再外旋变掌心朝上；双眼轻闭或平视前方。做完后，还原正身端坐位。

运动频率：

一吸一呼为1次，连续做16次。

注意事项：

运动时需精神集中，意守神门（神门穴位于腕横纹尺侧端，尺侧腕屈肌腱的桡侧凹陷中），身体放松，调节呼吸。

（注意不要在临睡前做剧烈运动。）

➡️ 知识拓展

诊断失眠的标准流程与临床路径

1. 病史采集

临床医师需仔细询问病史，包括具体的睡眠情况、用药史以及可能存在的物质依赖情况，进行体格检查和精神心理状态评估。睡眠状况资料的具体内容包括失眠表现形式、作息规律、与睡眠相关的症状以及失眠对日间功能的影响等。可以通过自评量表工具、家庭睡眠记录、症状筛查表、精神筛查测试以及家庭成员陈述等多种手段收集病史资料。推荐的病史收集过程（1～7为必要评估项目，8为建议评估项目）如下：

（1）通过系统回顾明确是否存在神经系统、心血管系统、呼吸系统、消化系统和内分泌系统等疾病，还要排查是否存在其他各种类型的躯体疾病，如皮肤瘙痒和慢性疼痛等；

（2）通过问诊明确患者是否存在心理障碍、焦虑障碍、记忆障碍，以及其他精神障碍；

（3）回顾药物或物质应用史，特别是抗抑郁药、中枢兴奋性药物、镇痛药、镇静药、茶碱类药、类固醇以及乙醇等精神活性物质滥用史；

（4）回顾过去2～4周内总体睡眠状况，包括入睡潜伏期（上床开始睡觉到入睡的时间），睡眠中觉醒次数、持续时间和总睡眠时间。需要注意在询问上述参数时应取用平均估计值，不宜将单夜的睡眠状况和体验作为诊断依据；推荐使用体动睡眠检测仪进行7天为1个周期的睡眠评估；

（5）进行睡眠质量评估，可借助于匹兹堡睡眠质量指数（PSQJ）问卷等量表工具，推荐使用体动睡眠检测仪进行7天为1个周期的睡眠评估，用指脉血氧监测仪监测夜间血氧；

（6）通过问诊或借助于量表工具对日间功能进行评估，排除其他损害日间功能的疾病；

（7）针对日间但欲寐（嗜睡）患者进行，结合问诊筛查睡眠呼吸紊乱及其他睡眠障碍；

（8）在进行首次系统评估前最好由患者和家人协助完成为期两周的睡眠日记，记录每日上床时间，估计睡眠潜伏期，记录夜间觉醒次数以及每次觉醒的时间，记录从上床开始到起床之间的总卧床时间，根据早晨觉醒时间估计实际睡眠时间，计算睡眠效率（即实际睡眠时间/卧床时间×100%），记录夜间异常症状（异常呼吸、行为和运动等），以及日间精力与社会功能受影响的程度、午休情况、日间用药情况和自我体验。

2. 量表测评

（1）病史的系统回顾：推荐使用《康奈尔健康指数》进行半定量的病史及现状回顾，获得相关躯体和情绪方面的基本数据支持证据。

（2）睡眠质量量表评估：失眠严重程度指数；匹茨堡睡眠指数；疲劳严重程度量表；生活质量问卷；睡眠信念和态度问卷；Epworth 嗜睡量表评估。

（3）情绪包括自评与他评失眠相关测评量表：Beck；抑郁量表；状态特质焦虑问卷。

3. 认知功能评估

注意功能评估推荐使用 IVA-CPT，记忆功能评估推荐使用韦氏记忆量表。

4. 客观评估

失眠患者对睡眠状况的自我评估更容易出现偏差，必要时需采取客观评估手段进行甄别。

（1）睡眠监测。整夜多导睡眠图（PSG）主要用于睡眠障碍的评估和鉴别诊断。对慢性失眠患者进行鉴别诊断时可以进行 PSG 评估。多次睡眠潜伏期试验用于发作性睡病和日间睡眠过度等疾病的诊断与鉴别诊断。体动记录仪可以在无 PSG 监测条件时作为替代手段评估患者夜间总睡眠时间和睡眠模式。指脉血氧监测可以了解睡眠过程中的血氧情况。在治疗前后都应该进行指脉血氧监测，治疗前主要用于诊断是否存在睡眠过程中缺氧，治疗中主要判断药物对睡眠过程中呼吸的影响。

（2）边缘系统稳定性检查。事件相关诱发电位检查可以为情绪和认知功能障碍诊断提供客观指标。神经功能影像学为失眠的诊断和鉴别诊断开拓了崭新的领域，囿于设备昂贵，在临床实践中尚无法推广。

（3）病因学排除检查。因为睡眠疾病的发生常常和内分泌功能、肿瘤、糖尿病和心血管疾病相关，所以建议进行甲状腺功能检查、性激素水平检查、肿瘤标记物检查、血糖检查、动态心电图夜间心率变异性分析，部分患者需要进行头部影像学检查。

➡️ 小结

失眠是老年人生活中普遍存在的问题。除了继发性失眠，对原发性失眠其实可以通过老年人日常生活的细节解决失眠的问题。比如，不要担心自己睡眠不足，试着不去担心你能够睡多长时间。因为这种焦虑会使得失眠的状况陷入不良的循环，这被称为"意识性失眠"，发生在当你非常担心自己能否得到足够的睡眠时。不要强迫自己入睡，如果你试着强迫自己入睡，往往会弄醒自己，并很难再入睡，只在自己感觉到困的时候再入睡。老年人要养成在睡觉之前先暖身的习惯，可以睡前泡泡脚或洗个热水澡，这样更利于睡眠。有的老年人有午睡的习惯，可以放弃午睡，这样也可以改善晚间的睡眠。

➡️ 思考题

1. 托肘梳发的动作要领是什么？
2. 改善失眠症状的运动处方有哪些？

➡️ 实战强化

根据失眠患者的情况制订一个系统的运动处方。

模块五　改善痔症状

➡️ 案例引入

李某某，女，63岁，退休，便后流鲜血，或无大便自流鲜血10余天。每次流血量为20～30ml，每日次数不等，伴小腹疼痛，头晕心慌。外科检查：患者胸膝位约4点处有1.5cm×1.5cm×1cm的痔核，充血水肿，有血迹；7点处有肛裂，裂口处复有血迹。经诊断为外痔。

请问：你觉得有什么适合的运动能缓解此症状呢？

一、简介

痔是一种常见疾病，是肛垫发生病理性肥大、移位，以及肛周皮下血管血流障碍形成的结块。痔的病因尚未完全明确，可能与多种因素有关。

二、运动处方

处方一（松提护肛）：如图7-18所示

运动准备：

正身端坐，两腿自然分开与肩同宽，脚尖朝前；两手掌重叠于关元穴（关元穴位于脐下三寸处）（图7-19）；双眼轻闭或平视前方。

动作要领：

随着吸气，提肛收腹，双脚脚趾向上翘起；双眼轻闭或平视前方。

随着呼气，松腹松肛，双脚脚趾抓地；双眼轻闭或平视前方。做完后，还原正身端坐位。

运动频率：

一呼一吸为1次，持续做5min。

注意事项：

精神集中，全身放松。

处方二（坐浴）

老年痔患者每日进行坐浴，可以改善局部肛周的血液循环，加速代谢，舒缓局部肌群紧张等情况。

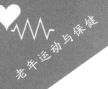

处方三（饮食调控）

痔患者在饮食方面，应调整饮食结构，多食清淡、易消化、含有丰富纤维素类食物。

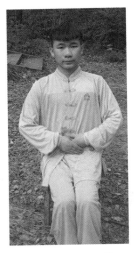

图 7-18　松提护肛

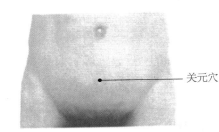

关元穴

图 7-19　关元穴

➡️ 知识拓展

痔的临床常用治疗方法

1. 非手术治疗

无症状的痔不需治疗；有症状的痔无需根治；以非手术治疗为主。

（1）一般治疗：适用于绝大部分的痔，包括血栓性和嵌顿性痔的初期。注意饮食，忌酒和辛辣刺激食物，增加纤维性食物，多摄入果蔬、多饮水，改变不良的排便习惯，保持大便通畅，必要时服用缓泻药，便后清洗肛门。对于脱垂型痔，注意用手轻轻托回痔块，阻止再脱出。避免久坐久立，进行适当运动，睡前温热水（可含高锰酸钾）坐浴等。

（2）局部用药治疗：已被广泛采用，药物包括栓药、膏药和洗药，多数含有中药成分。

（3）口服药物治疗：一般采用治疗静脉曲张的药物。

（4）注射疗法：对Ⅰ、Ⅱ度出血性内痔效果较好；将硬化药注射于黏膜下层静脉丛周围，使引起炎症反应及纤维化，从而压闭曲张的静脉；1个月后可重复治疗，避免将硬化药注入黏膜层造成坏死。

（5）物理疗法：激光治疗、冷冻疗法、直流电疗法和铜离子电化学疗法、微波热凝疗法、红外线凝固治疗，较少用。

（6）胶圈套扎：套扎痔根部，阻断其血供以使痔脱落坏死；适用于Ⅱ、Ⅲ度内痔，对于巨大的内痔及纤维化内痔更适合。

2. 手术治疗

（1）手术指征：保守治疗无效，痔脱出严重，较大纤维化内痔、注射等治疗不佳，合并肛裂、肛瘘等。

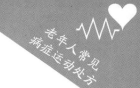

（2）手术原则：通过手术使脱垂肛垫复位，尽可能保留肛垫的结构，使术后尽可能少地影响精细控便能力。

（3）术前准备：内痔表面有溃疡、感染时，先行通便、温热水坐浴保守治疗，溃疡愈合后再手术；做肠道准备。

（4）手术方式：①血栓性外痔剥离术，适用于血栓性外痔保守治疗后疼痛不缓解或肿块不缩小者；②传统痔切除术，即外剥内扎术；③痔环切术（Whitehead术），教科书上的经典术式，易导致肛门狭窄，目前临床很少应用；④PPH手术，吻合器痔上直肠黏膜环切钉合术。PPH治疗脱垂痔的机理：环形切除直肠下端2～3cm黏膜和黏膜下组织，恢复正常解剖结构，即肛垫回位；黏膜下组织的切除，阻断了痔上动脉对痔区的血液供应，使术后痔体萎缩。PPH手术与传统痔切除术相比，手术时间短、术后疼痛轻、恢复快、并发症少，但器械的价格较昂贵。

（5）术后处理：观察有无并发症发生，注意饮食，保持大便通畅。

➔ 小结

痔是一种位于肛门部位的常见疾病，任何年龄都可发病，但随着年龄增长，发病率逐渐增高。在我国，痔是最常见的肛肠疾病，素有"十男九痔""十女十痔"的说法。在美国，痔的发病率约为5%。痔同时也是老年人常见的疾病之一，严重影响着老年人的生活。因此，预防老年人的痔也尤为重要。在日常生活中除了运用运动处方来预防和缓解痔外，还可以运用其他的方法或生活方式来减少痔的发生。比如，养成定时排便的习惯，保持肛周的清洁，注意下身的保暖，避免久坐，同时还可以配合中成药物的治疗。

➔ 思考题

改善痔的运动处方有哪些？

➔ 实战强化

请运用本模块所学的知识改善老年痔症状。

模块六　预防心脏病

➔ 案例引入

赵某，男，72岁，离休，于两年前无明显诱因出现心悸、胸闷症状，近一周生气后复发心悸、胸闷症状，患者此次发病精神、睡眠欠佳，饮食差，二便正常。经医院检查确诊为"冠状动脉粥样硬化性心脏病"。

请问：你觉得有什么适合的运动能缓解此症状呢？

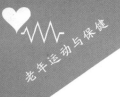

一、简介

心脏病是一类比较常见的循环系统疾病。循环系统由心脏、血管和调节血液循环的神经体液组织构成。循环系统疾病也称为心血管疾病，包括上述所有组织器官的疾病，在内科疾病中属于常见病。其中以冠状动脉粥样硬化性心脏病（简称冠心病）最为多见，能显著地影响患者的劳动力。

二、运动处方

处方一（快步走）

第一阶段：1 600m 平路，用 15min 走完 800m，中途休息 3min。

第二阶段：2 000m 平路，用 18min 走完 1 000m，中途休息 3～5min。

第三阶段：2 000m 路程，中有两段各长 100m、斜度 5°～10° 的短坡，用 20～25min 步行 1 000m，休息 3～5min，继续用 7～8min 走完 500m 平路，休息 3min，然后用 20～30min 上山，中间可适当休息。上山后休息 5～10min，然后下山。

运动频率：

第一阶段，一个星期 3～4 次，每次 30～40min。

第二阶段，一个星期 4～5 次，每次 30～40min。

第三阶段，一个星期 5～6 次，每次 40～50min。

处方二（游泳）

第一阶段：200m 距离，每 100m 用 10min，中途休息 5min。

第二阶段：300m 距离，每 100m 用 10min，中途休息 5min。

运动频率：

第一阶段：一个星期 2～3 次，每次 30～40min。

第二阶段：一个星期 3～5 次，每次 30～40min。

注意事项：

建议使用蛙泳、仰泳等不费力的泳姿。自由泳、蝶泳等使劲较大，而且对身体的振动厉害，最好少用。游泳前应在陆地上做 5～8min 的准备活动，以全身肌肉拉伸开为宜。上岸后应马上保暖。

处方三（劳宫开闸）：如图 7-20 所示

运动准备：

两腿自然站立，两腿距离稍宽于双肩，脚尖朝前；两手掌自然垂于体侧；双眼平视前方。

动作要领：

（1）随着吸气动作，提肛缩腹，脚趾上翘，两腿伸直；同时，两掌随两臂外旋前摆至与肩平齐，两臂自然伸直，两掌之间距离与肩同宽，掌心朝上；双眼平视前方。

（2）随着呼气，松腹松肛，脚趾抓地，屈膝蹲腿；同时，两掌随两臂内旋徐徐握拳落于大腿前，中冲穴点抠劳宫穴；双眼平视前方。（注：中冲穴位于中指端。劳宫穴位于手掌中央，第二、三掌骨之间，当屈指握拳时中指尖所点处，如图 7-21 所示。）做完后，两拳变掌成开步站立。

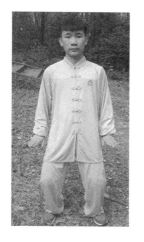

图 7-20 劳宫开阖

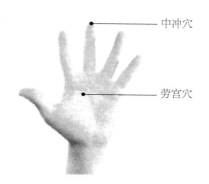

中冲穴

劳宫穴

图 7-21 中冲穴和劳宫穴

运动频率：

一呼一吸为 1 次，连续做 16 次。

注意事项：

练习时需精神集中，意守劳宫穴，身体放松。中冲穴点抠劳宫穴时，用力要短促适中，以酸胀为宜；动作与细匀深长的腹式呼吸紧密结合，呼气时轻吐"呵"音。

处方四（蛙游荷塘）： 如图 7-22 所示

运动准备：

正身端坐，两脚分开与肩同宽，脚尖向前；两掌置于大腿之上；眼轻闭或平视前方。

动作要领：

（1）随着吸气，提肛收腹，脚趾上翘；两手经任脉两侧向上摩运到乳根后，如图 7-23 所示，后分别移至腰部两侧，掌心朝上，掌指朝前；眼平视前方。随着呼气，松腹松肛，脚趾抓地；上体前俯；同时两掌心相合前伸，两臂自然下垂，头稍低，呈潜水样。

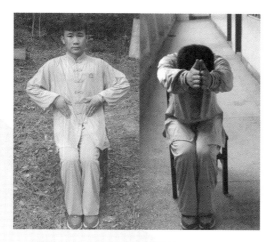

图 7-22 蛙游荷塘

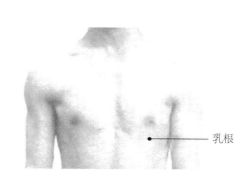

乳根

图 7-23 乳根

（2）随着吸气，提肛收腹，脚趾上翘；上体直起稍仰面；同时，两手随两臂先内旋外分后伸（似划水状），再外旋弧形收于腰侧，掌心朝上；眼平视前方。做完后，还原正身端坐。

运动频率：

一呼一吸为 1 次，连续做 16 次。

注意事项：

运动时精神集中，身体前俯幅度因人而异，一般由小到大。初学者，如动作与呼吸难以配合时，可采用自然呼吸。

➤ 知识拓展

心 绞 痛

心绞痛是因冠状动脉供血不足，心肌急剧的、暂时的缺血与缺氧所引起的临床综合征。其特点为阵发性的前胸压榨性疼痛感觉，主要位于胸骨后部，可放射至心前区和左上肢，常发生于劳动或情绪激动时，持续数分钟，休息或服用硝酸酯制剂后消失。

本病多见于男性，多数患者在 40 岁以上，劳累、情绪激动、饱食、受寒、阴雨天气、急性循环衰竭等为常见诱因。除冠状动脉粥样硬化外，本病还可由主动脉瓣狭窄或关闭不全、梅毒性主动脉炎、原发性肥厚型心肌病、先天性冠状动脉畸形、风湿性冠状动脉炎等引起。

➤ 小结

冠心病是老年病中病死率比较高的疾病之一。因此，预防冠心病对于老年人尤为重要。老年人在平常生活中要注意以下几点。①减肥。肥胖者患冠心病的比例远远高于正常体重的人，特别是"苹果形"身材（腰臀肥胖）的人更危险。只要老人减肥 3～5kg，心脏状况就会有很大改善。同时，专家告诫较胖的老人，不要指望自己一下子变成超级模特，要通过平衡饮食和锻炼逐渐达到减肥的目的。②改善生活环境。污染严重及噪声强度较大的地方，可能诱发冠心病。因此，改善居住环境，扩大绿化面积，可降低噪声，防治各种污染。③控制体重。研究表明：体重增加 10%，胆固醇平均增加 18.5%，冠心病危险增加 38%；体重增加 20%，冠心病危险增加 86%。有糖尿病的高血压患者比没有糖尿病的高血压患者冠心病患病率增加 1 倍。④注意饮食。生活中坚持吃低脂肪食品，如瘦肉和低脂乳制品等。⑤控制情绪。脾气暴躁，遇到突发事件不能控制自己，也容易诱发冠心病。

➤ 思考题

预防冠心病的运动处方有哪些？

➤ 实战强化

请根据案例引入的病案资料制订一个合理的康复计划。

模块七　预防糖尿病

➡️ 案例引入

魏某，男，70岁，退休，口渴多饮伴腰酸、疲乏无力3年。3年前体检发现糖尿病，长期服用"消渴丸"（每粒含优降糖0.25mg），血糖仍不能良好控制。

请问： 你觉得有什么适合的运动能缓解此症状呢？

一、简介

糖尿病是最常见的代谢性疾病，是仅次于心脑血管疾病和肿瘤的第三大非传染性疾病，属于发病率最高、增长速度最快的疾病之一。全球糖尿病患病率及病死率都呈现逐年上升的趋势。我国已成为继印度之后患病率居第二的糖尿病国家。我国现有糖尿病患者中95%为Ⅱ型糖尿病患者。Ⅱ型糖尿病主要多见于中、老年人，严重威胁到老人的健康。因此，预防糖尿病成为老年人生活中非常主要的问题。

糖尿病是由遗传因素、免疫功能紊乱、微生物感染、环境因素等多种因素参与，以胰岛素绝对或相对减少为主要病理基础，导致胰岛素功能减退、胰岛素抵抗等而引发的糖、蛋白质、脂肪、水和电解质等一系列代谢紊乱综合征。

二、运动处方

处方一（神龙昂首）：如图7-24所示

运动准备：

站立位，两脚自然分开与肩同宽；两手握拳收于两腰侧；双眼平视前方。

动作要领：

（1）随着吸气，做提肛收腹动作，脚趾上翘；同时，两拳变掌随两臂外旋向上伸出，经面前时变内旋上伸，手背相靠，两臂尽量伸直。在吸气过程中舌轻抵住上腭，呈婴儿嗳食母乳状，吸吮四次；眼看双掌。

（2）随着呼气，做松腹松肛动作，脚趾抓地；同时，两掌分别向两侧下落，握拳，收于腰间，拳心向上；并将口中唾液顺势吞下；双眼平视前方。做完后，还原正身站立位。

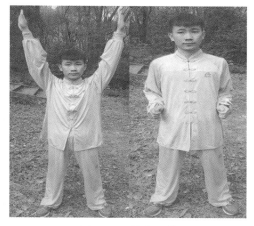

图7-24　神龙昂首

运动频率：

一吸一呼为1次，连续做16次。

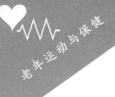

注意事项：

精神集中，意守云门穴（云门穴位于锁骨外端下缘，前正中线旁开六寸）。两臂的外旋和内旋幅度宜大，尽量伸展开。

处方二（百步穿杨）：如图 7-25 所示

运动准备：

取坐位，两手握拳收于腰间；双眼平视前方。

动作要领：

（1）随着吸气，做提肛收腹动作，脚趾向上翘起；两拳变掌向前推出，手腕高与肩平齐，双臂尽量伸直。在吸气的过程中舌轻抵住上腭，呈婴儿嘬食母乳状，吸吮 4 次；眼看双掌。

（2）随着呼气，做松腹松肛动作，脚趾抓地；身体左转；同时两手轻握拳，拳心相对，随身体左转，左拳摆至身后，左臂伸直，右拳回拉至右胸前，两拳握紧，拳眼向上，形似拉弓射箭；眼看左拳。

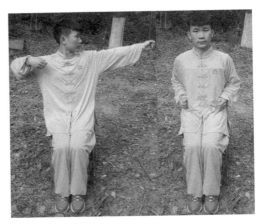

图 7-25　百步穿杨

（3）随着吸气，做提肛收腹动作，脚趾抓地；同时两掌变拳收于腰间；双眼平视前方。做完后，还原正身端坐位。

运动频率：

一吸一呼为 1 次，连续做 16 次。

注意事项：

精神集中，意守命门（命门穴位于第二腰椎棘突下）。左旋右转时，身体保持正中，切勿前俯后仰。转体的幅度根据各人情况而定。

处方三（步行）

步行是一种简便有效的训练方法，运动量的大小由步行的速度与步行时间决定，一般 90 ~ 100m/min 为快速步行，79 ~ 90m/min 为中速步行，40 ~ 70m/min 为慢速步行。开始应进行慢速步行，适应后逐渐增加步行的速度。若体能较好，步行可以转为走跑交替，然后过渡到慢跑。

运动频率：

每星期 3 ~ 4 次，每次 30 ~ 40min 为宜。

处方四（登楼梯）

此处方适合于楼层较低、锻炼条件比较有限的老年人。登楼梯的速度根据个人体能而定，强度不宜过大，以适度出汗为宜。

运动频率：

每星期 3 ~ 4 次，每次 30 ~ 40min 为宜。

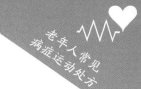

处方五（预防糖尿病简易操）

运动准备：

患者取站立位，全身放松。

动作要领：

（1）踮脚尖运动：立位，将手扶在椅背上，踮起脚尖（即左右交替提脚跟）10～15min。

（2）坐立运动：屈肘，两手扶上臂，将背部挺直，椅上坐、立反复进行，时间依个人体力而定。

（3）立位运动：将双手支撑在墙壁上，双足并立，使上身前倾，以增加肌肉张力，每次支撑15s左右，做3～5次。

运动频率：

每星期6次，每天1组。

注意：以上运动处方适用于Ⅱ型糖尿病患者。

知识拓展

糖尿病常见临床并发症

临床上糖尿病的并发症一般分为急性并发症和慢性并发症。

1. 急性并发症

（1）糖尿病酮症酸中毒和高渗透性非酮症糖尿病昏迷。这是糖尿病的急性并发症。

（2）感染。糖尿病患者经常发生疖、痈等皮肤化脓性感染，可反复发生，有时可引起败血症或脓毒血症。

2. 慢性并发症

糖尿病的慢性并发症可遍及全身及全身各个重要器官，与遗传易感性、高血糖、氧化应激、非酶糖化和多元醇代谢旁路、蛋白激酶C等多方面因素的相互影响有关。这些并发症可单独出现或以不同组合同时或先后出现。

小结

在糖尿病治疗中，糖尿病的健康教育是预防糖尿病的核心。它一方面教育健康人群提高对糖尿病的认知，减少发病率；另一方面，对患者的教育可充分调动患者及家属的主观能动性，使其了解长期高血糖的危害，减少慢性并发症的发生、发展。

对患有糖尿病的患者实施综合治疗的目的是控制血糖，减少各种急慢性并发症的发生。为了达到这个目的，必须做好血糖的自我监控。向患者推荐简便、准确、可靠的血糖仪，自测血糖。结合监测尿糖，判断治疗效果。

思考题

1. 预防糖尿病的运动处方有哪些？

2. 预防糖尿病的运动处方中，百步穿杨的动作要领是什么？

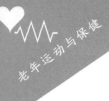

实战强化

请根据案例引入的病案资料制订一个合理的康复计划。

模块八 预防高血压

案例引入

患者，男，52岁，既往有高血压病史6年，最高血压158/94mmHg，曾先后服过洛汀新、降压0号等药物，血压一直控制不佳。两个月前，每天加用氨氯地平5mg治疗，血压有波动，同时伴有颜面潮红和双下肢水肿，故来诊。

请问：你觉得有什么适合的运动能缓解此症状呢？

一、简介

高血压又称原发性高血压，是指由于动脉血管硬化以及血管运动中枢调节异常所致的动脉血压持续性增高的一种疾病，继发于其他疾病的血压升高不包括在内。原发性高血压是全球分布的疾病，全球大约有10亿高血压患者。我国近20年来高血压的发病率逐年上升。世界卫生组织建议的血压判别标准：①正常血压，收缩压≤18.6kPa（140mmHg），舒张压≤12.0kPa（90mmHg）。②成年人高血压，收缩压≥21.3kPa（160mmHg），舒张压≥12.6kPa（95mmHg）。③临界高血压，指血压介于上述二者之间。

二、运动处方

处方一（放松性运动）

可以采用气功等方式，通过调心（意念集中）、调身（姿态或动作）、调息（呼吸）来改善全身功能。呼吸适宜用顺呼吸法，不宜采用停闭呼吸法。要适当延长呼气，以提高迷走神经的兴奋性。动作宜采取大幅度的上下肢及躯干的交替和联合运动，切忌长时间的等长收缩运动。气功练习每天至少1次，每次30～40min。

处方二（有氧训练）

常用方式为步行、骑车、游泳、慢节奏交谊舞等。

强度：50%～70%最大心率或40%～60%最大摄氧量，主观用力记分11～13。停止活动后心率应在3～5min内恢复正常。步行速度一般不超过110m/min，为50～80m/min，每次锻炼30～40min，其间可穿插休息或者做医疗体操、太极拳等中国民族形式的拳、操。50岁以上者运动心率一般不超过120次/min。活动强度越大，越要注重准备活动和结束活动。训练效应的产生需要至少1周，达到较显著降压效果需要4～6周。

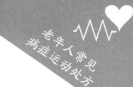

处方三（步行）

此处方适用于无运动习惯的人群。第一条：1600m 平路，用 15min 走完 800m，中途休息 3min；第二条：2000m 平路，用 18min 走完 1000m，中途休息 3～5min；第三条：2000m 路程，中有两段各长 100m、斜度 5°～10° 的短坡，用 20～25min 步行 1 000m，休息 3～5min，继续用 7～8min 走完 500m 平路，休息 3min 然后用 20～30min 上山，中间可适当休息。上山后休息 5～10min，然后下山。

处方四（摩运降压沟）：如图 7-26 所示

运动准备：

正身端坐，两脚自然分开与肩同宽，脚尖朝前；两手拇指指腹和示指中节桡侧面分别置于左右耳轮上部，示指在前，拇指在后；眼轻闭或平视前方。

动作要领：

（1）随着吸气，提肛收腹，脚趾上翘；同时，两拇指指腹和示指捏耳轮上提；眼轻闭或平视前方。

（2）随着呼气，松腹松肛，脚趾抓地；同时，两手稍用力沿降压沟向下摩运至耳垂。（注：降压沟在耳廓背面，由内上方斜向下方走行的凹沟处。）做完后，还原正身端坐位。

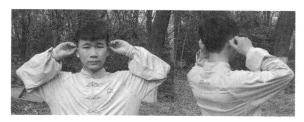

图 7-26 摩运降压沟

运动频率：

一吸一呼为 1 次，连续做 16 次。

注意事项：

运动时应精神集中。吸气上提耳廓时，宜伸直腰背，顺项提顶，两肘稍上移。呼气下摩降压沟时，宜松腰沉气，两肘稍向下沉。

➡️ 知识拓展

老年人高血压

年龄超过 60 岁的符合高血压诊断标准者即为老年人高血压患者，临床特点为：①半数以上以收缩压升高为主，这是因为随着年龄的增长，老年人的血管弹性减弱；②临床发现部分的老年人高血压是由中年时期的原发性高血压演变而来的，此类高血压属于收缩压和舒张压增高的混合型；③老年人高血压患者心、脑、肾常有不同程度的损害，容易并发其他相关疾病，如心力衰竭、脑卒中、心肌梗死和肾功能不全。

在治疗老年人高血压上，临床常采用非药物治疗和降压药物治疗来进行对症治疗。非药物治疗是指通过合理饮食，减轻体重，适当运动和保持健康的心理状态来干预老年人高血压。降压药物治疗是指通过临床常用的降压药物进行对症治疗，如利尿药、β 受体阻滞药、钙通道阻滞药、血管紧张素转换酶抑制药、血管紧张素 II 受体阻滞药、α 受体阻滞药等。

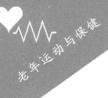

➡️ 小结

　　高血压是常见的心血管疾病之一，与冠心病、脑血管意外等疾病的发病密切相关，导致多种身体功能障碍。本病发病率高，且有不断上升和日渐年轻化的趋势，因此我们在日常生活中要有良好的生活习惯。在学习本模块时应充分掌握高血压病的病因、发病机制、症状及体征，并且能制订出行之有效的运动处方来预防高血压。

➡️ 思考题

　　1. 预防高血压的运动处方有哪些？
　　2. 预防高血压的运动处方中，摩运降压沟的动作要领是什么？

➡️ 实战强化

　　请根据案例引入中的病情资料，为患者制订一个详细的运动处方。

模块九　预防中风

➡️ 案例引入

　　刘某，男，64岁，离休干部，素体壮实，患有头晕病，但不影响劳动。昨日突然头晕甚重，继而言语不利，左侧半身麻木，四肢无力，头晕眼花，神志尚清。经西医诊断为"暂时性缺血中风"。其舌红、苔薄黄、略腻，脉弦有力，中医诊断为"中风之中经络"。

　　请问：你觉得有什么适合的运动能缓解此症状呢？

一、简介

　　中风又称脑卒中，是一种急性脑血管疾病，是由缺血或出血引起的急性局部、短暂或持久的脑损害。它源于脑血管的急性神经性障碍，在临床上所表现出来的症状和体征与脑损伤的部位相一致。缺血性脑卒中是指局部脑组织，包括神经细胞、腔质细胞和血管由于血液供应缺乏而发生的坏死。引起缺血性脑卒中的根本原因是，供应脑部血液的颅外或颅内动脉中发生闭塞性病变而未能获得及时、充分的侧支循环，使周部脑组织的代谢需要与可能得到的血液供应之间发生供不应求所致。缺血性脑卒中的发病率高于出血性脑卒中，占脑卒中总数的60%～70%。颈内动脉和椎动脉闭塞和狭窄可引起缺血性脑卒中，年龄多在40岁以上，男性较女性多，严重者可引起死亡。

二、运动处方

处方一（玉兔捣药）：如图 7-27 所示

运动准备：

正身端坐，两脚自然分开与肩同宽；两手相叠成十字，掌指分别向左前、右前，左掌在上，劳宫（在掌心，第二、三掌骨之间偏于第三掌骨，握拳屈指时，位于中指指尖处）相对，置于小腹前；眼平视前方或轻闭。

动作要领：

（1）随着吸气，提肛收腹，脚跟提起；同时，两掌相捻劳宫，变右掌在上；眼平视前方或轻闭。

（2）随着呼气，松腹松肛，脚跟下震；同时，两掌捻劳宫，变左手在上；眼平视前方或轻闭。做完后，还原正身端坐位。

运动频率：

一吸一呼为 1 次，连续做 16 次。

注意事项：

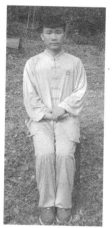

图 7-27 玉兔捣药

患者在练习动作时应精神集中。两脚下震、两掌相摩互捻时，力量宜稍大，速度宜稍快，每做完 1 次做停顿。

处方二（二龙戏珠）：如图 7-28 所示

运动准备：

正身端坐，两脚分开与肩同宽，脚尖朝前；两手置于大腿上；眼平视前方。

动作要领：

（1）随着吸气，提肛收腹，脚趾上翘；同时，两掌随两臂内旋，向两侧反臂托掌至与肩平，继而两掌随两臂外旋，使掌心朝上；眼平视前方。

（2）随着呼气，松腹松肛，脚趾抓地，身体左转；同时，左掌随左臂先外旋、后内旋向左腋下、背后插掌，左臂由屈变直，掌心朝后，掌指朝下；右掌随右臂外旋摆至身体左前上方，右臂自然伸直，掌心朝后，掌指朝前上方；眼视左前方。

（3）随着吸气，提肛收腹，脚趾上翘，上体右转；同时，右掌向右腋下、背后插掌，右臂由屈变直，掌心朝后，掌指朝下；左掌随上体右转和左臂先内旋、后外旋摆至身体右前上方，左臂自然伸直，掌心朝后，掌指朝前上方；眼视右前方。

（4）随着呼气，松腹松肛，脚趾抓地，上体左转；同时，左掌向左腋下、背后插掌，左臂由屈变直，掌心朝后，掌指朝下；右掌随上体左转、右臂先内旋，后外旋摆至身体左前上方，右臂自然伸直，掌心朝后；掌指朝前上方；眼视左前方。做完后，还原正身端坐位。

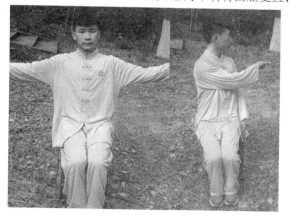

运动频率：

一吸一呼为 1 次，连续做 16 次。

图 7-28 二龙戏珠

注意事项：

患者需思想集中，轻吐"吹"音。动作需做到与细、匀、深、长的腹式呼吸紧密结合。整个动作以腰带臂，两臂内旋和外旋、两掌屈指和屈腕要做到充分。在做该练习时，随着呼吸亦可一脚上翘，另一脚抓地，交替练习。

处方三（站起练习）

站起训练是在患者下肢负重体位下开展的一种常用的早期伸展动作训练方式。在开展此动作训练之前，患者的躯干必须具有一定的活动与运动控制能力，尤其是躯干前倾的活动能力，同时，患侧下肢也应具有一些自主活动能力。在开始训练时，治疗师应根据患者的具体情况，选用先从较高的床边站起，或选用从轮椅或座椅高度完成站起动作。

运动频率：

每周 6 次，每次 20min。

处方四（精细运动训练）

对于处在中风恢复期的患者，可以进行一些精细运动训练，比如抓、拿、摸、敲、捏、撕、取、拼及插等精细运动的训练。

➡ 知识拓展

中风导致的各种功能障碍

脑卒中患者在感觉、运动、言语、认知、社会参与能力等方面所出现的、不同程度的功能障碍，取决于脑部受损的部位、范围与程度。

感觉障碍　脑卒中患者感觉障碍表现为：浅感觉、深感觉、复合感觉和特殊感觉在不同程度上的丧失或异常。感觉障碍与患者脑部病变部位及相关动脉损伤有着直接关系。它不但影响患者对外界刺激的感知能力，而且随着缺失或异常感觉信息的传入，机体也将不断产生相应的异常运动模式。这种异常的反应又会加剧异常感觉信息的传入，使运动功能障碍变得更为严重。

运动功能障碍　在脑卒中早期阶段，患者受累的肢体或面部肌肉出现迟缓性瘫痪，通常病前 1～2 周或更长的时间，肌张力异常增高，患者的运动模式出现异常。这些异常状态不但使患者无法自主协调地完成日常生活中的各种功能活动，而且当身体的平衡受到破坏或偶遇突发状况时，身体的各部位也不能及时做出快速反应。这些状况加剧了患者心理的不安全感、肌张力的异常增高，异常的运动模式也随之得到强化。随着时间的推移，不但患者运动功能的活动能力逐步降低，而且还可能引起受累部位肌纤维紧张，出现关节挛缩或变形等现象，这些又加剧了患者运动功能的障碍。

知觉与认知障碍　知觉障碍是指在感觉传导系统完整的情况下，大脑皮质联合区特定区域对感觉刺激的解释和整合出现障碍，多见于各种原因所致的局灶性或弥散性脑损伤患者。而认知障碍则是患者脑卒中后所出现的神经心理学症状。患者日常生活活动能力恢复的程度或预后，在很大程度上取决于其对运用和处理所获得的外界信息进行解析、整合、思考和做出相应行动的能力。这些外界的信息包括：对语言的表达与理解，浅感觉、深感觉和特殊感觉的信息反馈，动作的解析、模仿与学习的过程等。

语言障碍　人体大脑功能受到损伤后，会引起语言功能的丧失或受损，称为失语症。失语症总的表现为失去语言功能或语言功能不全。除此之外，神经病变、与语言有关的肌肉麻痹、收缩力减弱或运动缺乏协调，还可使患者出现构声障碍。当患者下颌、双唇、舌、软腭、喉、食管上括约肌功能受损时，还可引起患者的吞咽功能障碍。而吞咽功能障碍除了可引起患者饮养不良、脱水和造成一定的心理障碍以外，还极易引起吸入性肺炎甚至窒息等并发症的发生。

心理障碍　脑卒中是一种突发性疾病，由于脑部受损部位、范围和程度的不同，导致患者身体各个方面出现不同程度的障碍，这些障碍使患者的心理在短时间内受到严重的打击。脑卒中患者的心理发展一般分为震惊期、否认期、抑郁期、反对独立期和适应期。大多数患者的心理发展不是按照顺序进行的，约有 90% 的患者有过否认期，30% ~ 65% 的患者经历过抑郁期，26% 的患者在反对独立期内停留过，而约 60% 的患者随着时间的推移和身体各方面功能不断康复，能够慢慢地接受事实，进入适应期。

社会参与能力的障碍　脑卒中患者由于在感觉、运动、语言、认知或心理等方面都存在着不同程度的障碍，其在家庭和社会环境中的活动能力都受到了极大的影响。在家庭环境中，以往熟悉的日常生活中的自理活动、功能转移性活动和维持独立生活所需的一些与外界接触性的活动等，对脑卒中患者而言都受到很大的限制，不能如以往一样完成看似平常的、简单的动作，这些又加剧了患者心理方面的障碍。另外，由于脑卒中疾病的发生，多数患者失去了从事原有工作的能力，再加上与外界沟通和适应能力等方面功能活动的降低，使得他们对于自我生存的价值产生了怀疑。

➡ 小结

中风是神经系统的常见病和多发病，多年来其在我国的发病率、病死率、致残率在病谱中一直处于前三位。脑卒中患者的病死率为 20% ~ 30%，世界卫生组织也因此预测，如果发病率持续不变的话，到 2030 年我国每年将有 400 万人死于脑卒中。如果发病率仅增加 1% 的话，到 2030 年我国每年将有 600 万人死于脑卒中。脑卒中发病率、患病率、病死率有随着年龄增长而增加的特点。随着社会人口老龄化，其发病率将会继续上升，给社会和家庭造成沉重的负担。因此，预防中风的问题必须引起社会的重视，尤其是引起老年朋友们的重视。

在中风的预防保健方面应做到以下几点。

及时治疗诱发病　可能引起中风的疾病，如动脉粥样硬化、糖尿病、冠心病、高脂血症、高黏血症、肥胖病、颈椎病等应及早治疗；高血压是发生中风最危险的因素，也是预防中风的一个中心环节，应有效地控制血压，坚持长期服药，并长期观察血压变化情况，以便及时处理。

重视中风的先兆　留意头晕、头痛、肢体麻木、昏沉嗜睡、性格反常等先兆中风现象。一旦小中风发作，应及时到医院诊治。

消除中风的诱因　如情绪波动、过度疲劳、用力过猛等。要注意心理预防，保持精神愉快，情绪稳定。提倡健康的生活方式，规律的生活作息，保持大便通畅，避免因用力排便而使血压急剧升高，引发脑血管疾病。

饮食结构合理　以低盐、低脂肪、低胆固醇为宜，适当多食豆制品、蔬菜和水果，戒除吸烟、喝酒等不良习惯。每周至少吃三次鱼，尤其是富含 ω-3 脂肪酸的鱼类，或者服用深海鱼油。ω-3 脂肪酸能够调节血液的状态，使血液较不容易形成凝块，进而防止脑梗死。

户外活动注意　应逐步适应环境温度，冬天室内空调温度不宜过高，避免从较高温度的环境突

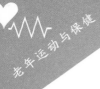
然转移到温度较低的室外（特别是老年人），外出注意保暖。有过中风史的患者还要注意走路多加小心，防止跌跤；此外，日常生活起床、低头系鞋带等动作要缓慢；洗澡时间不宜过长等。

饮食营养 针对患者的病情轻重，有无并发症，能否正常饮食，消化和吸收功能、体重、血脂、血糖、电解质等因素，提出不同的饮食营养治疗方案。急性期饮食治疗要确保患者度过危急阶段，并为恢复创造条件。恢复期应提出合理饮食的建议，纠正营养不良或营养失调，促进恢复和防止复发。

（1）重症患者的饮食治疗。重症或昏迷患者在起病的2～3天之内如有呕吐、消化道出血者应禁食，从静脉补充营养。3天后开始鼻饲，为适应消化道吸收功能，开始的几天内以米汤、蔗糖为主，每次200～250ml，每天4～5次。在已经耐受的情况下，给予混合奶，以增加热能、蛋白质和脂肪，可服用牛奶、米汤、蔗糖、鸡蛋、少量植物油。对昏迷时间较长又有并发症者，应供给高热能、高脂肪的混合奶，保证每天能有蛋白质90～110g，脂肪100g，碳水化合物300g，总热能10.46MJ（2 500kcal），总液体量2 500ml，每次300～400ml，每天6～7次。鼻饲速度宜慢，防止反流到气管内。必要时可选用匀浆饮食或要素饮食。

（2）一般患者饮食治疗热能可按125.52～167.36kJ（30～40kcal）供给，超重者适当减少。动物蛋白质不低于20g/天，包括含脂肪少、含蛋白质高的鱼类、家禽、瘦肉等，豆类每天不少于30g。脂肪不超过总热能的30%，胆固醇应低于300mg/天。应尽量少吃含饱和脂肪酸高的肥肉、动物油脂，以及动物的内脏等。超重者脂肪应占总热能的20%以下，胆固醇限制在200mg以内。碳水化合物以谷类为主，总热能不低于55%，要粗细搭配，多样化。限制食盐的摄入，每天在6g以内，但使用脱水剂或利尿剂时可适当增加。为了保证能获得足够的维生素，每天应供给新鲜蔬菜400g以上。进餐制度应定时定量，少量多餐，每天4餐，晚餐应清淡、易消化。

➡ 思考题

1. 预防中风的运动处方有哪些？
2. 预防中风的运动处方中，二龙戏珠的动作要领是什么？

➡ 实战强化

根据案例提供的资料信息，为患者制订一个完整的康复计划。

模块十　克服更年期障碍

➡ 案例引入

谢某，女，49岁，教师，近半年觉头痛头晕，烘热汗出，五心烦热，烦躁易怒，心悸失眠，腰膝酸疼，口干口苦，月经紊乱，经期延后，经量少，难以坚持正常工作，舌质淡红，苔薄黄，脉弦细数。诊为"更年期综合征"。

请问：你觉得有什么适合的运动能缓解此症状呢？

一、简介

更年期综合征又称绝经期综合征，属于内分泌－神经功能失调导致的功能性疾病，是妇女绝经前后因性激素波动或减少所致的一系列以自主神经系统功能紊乱为主，并伴有神经心理症状的一组症候群。

二、运动处方

处方一（登楼梯）

该方法包括走楼梯、跑楼梯和跳台阶三种形式，时间控制在 30min。登楼梯的速度根据个人体能而定，强度不宜过大，以适度出汗为宜。

运动频率：

每星期 3～4 次，每次 30～40min 为宜。

处方二（游泳、骑自行车）

游泳、骑自行车，一周 3 次，每次 30min，中间休息 5～10min。

处方三（蜻蜓抱柱）：如图 7-29 所示

运动准备：

取端坐位，两腿自然分开与肩同宽；两手掌放置于大腿之上；双眼轻闭或平视前方。

动作要领：

随着吸气，做提肛收腹动作，脚趾向上翘起；两手沿任脉两侧自气穴（气穴位于肚脐下三寸、左右旁开 0.5 寸处）向上摩运至腹通谷（腹通谷穴位于脐上五寸、左右旁开 0.5 寸处），再外分置于章门穴（章门穴位于腋中线，第十一浮肋游离端前下缘），掌指相对；双眼轻闭或平视前方。

（1）随着呼气，做松肛松腹运动，脚趾抓地；同时，两掌以掌根为着力点，按压章门穴，张开虎口；继而身体前俯，两掌分别沿两腿外侧向下推按，中指置于三阴交（三阴交位于足内踝上三寸处），拇指置于小腿前外侧，掐按三阴交，稍抬头；双眼轻闭或平视前方。

（2）随着吸气，做提肛收腹动作，脚趾向上翘起；同时，两手掌放松，经腿前向上，沿任脉两侧自气穴向上摩运至腹通谷外分置于章门穴，掌指相对；双眼轻闭或平视前方。做完后，还原正身端坐位。

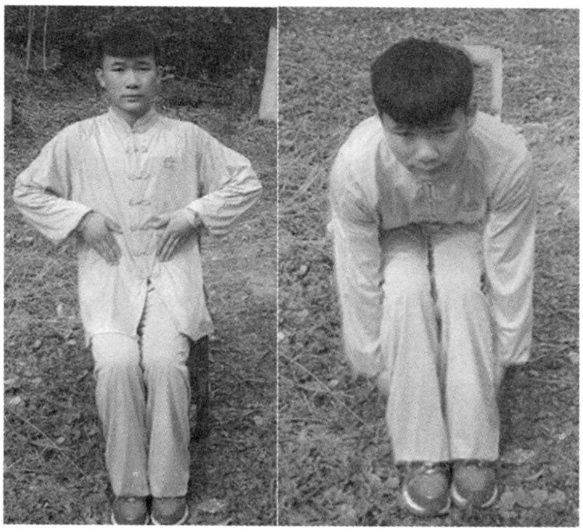

图 7-29　蜻蜓抱柱

运动频率：

一吸一呼为 1 次，连续做 16 次。

注意事项：

精神集中。该动作因需弯腰折体，饱餐后不宜练习该动作。可在饭后休息 30min 或 40min 后练习该动作。

处方四（太极拳、老年舞）

处于更年期的患者可以定期参加一些有利于身心的运动，比如早晨起床打太极拳或者在晚饭后休息片刻跳老年舞蹈。

处方五（老年益智活动）

患者可以参加老年益智类的活动，比如下棋或参加老年大学的学习，尽量使心情愉快，转移思想上的忧虑。

➡️ 知识拓展

更年期综合征临床干预方法

在临床治疗上，一般遵循以下方法干预更年期综合征：

1. 心理治疗

心理治疗是绝经期综合征治疗的重要组成部分，可辅助使用自主神经功能调节药物，如谷维素、地西泮（安定）有助于调节自主神经功能。还可以服用维生素 B_1、复合维生素 B、维生素 E 及维生素 A 等。给患者精神鼓励，解除疑虑，建立信心，促使健康的恢复，建议患者采取以下措施延缓心理衰老。

（1）科学地安排生活。保持生活规律化，坚持力所能及的体育锻炼，少食动物脂肪，多吃蔬菜水果，避免饮食无节制，忌烟酒。为预防骨质疏松，绝经期和绝经后妇女应坚持体育锻炼，增加日晒时间，摄入足量蛋白质和含钙食物。

（2）坚持力所能及的体力劳动和脑力劳动。坚持劳动可以防止肌肉、组织、关节发生"失用性萎缩"现象。不间断地学习和思考，学习科学文化新知识，使心胸开阔，防止大脑发生"失用性萎缩"。

（3）充实生活内容。如旅游、烹饪、种花、编织、跳舞等，以获得集体生活的友爱，精神上有所寄托。

（4）注意性格的陶冶。更年期易出现急躁、焦虑、抑郁、激动等情绪，要善于克制，并培养开朗、乐观的性格，善用宽容和忍耐对待不称心的人和事，以保持心情舒畅及心理、精神上的平静状态，有利于顺利渡过绝经期。

2. 激素替代疗法（HRT）

绝经期综合征主要由卵巢功能衰退、雌激素减少引起，HRT 是为解决这一问题而采取的临床医疗措施。科学、合理、规范地用药并定期监测，HRT 的有益作用将超过其潜在的害处。

（1）HRT 临床应用指南。根据 2003 年中华医学会妇产科分会绝经学组对绝经期和绝经后妇女治疗原则执行。

（2）药物种类和制剂。①雌激素。天然甾体类雌激素制剂如雌二醇、戊酸雌二醇、结合雌激素、雌三醇、雌酮；部分合成雌激素如炔雌醇、炔雌醇三甲醚；合成雌激素如尼尔雌醇。②孕激素。对抗雌激素、促进子宫内膜生长，有 3 类：19- 去甲基睾酮衍生物（如炔诺酮）、17- 羟孕酮衍生物（如甲羟孕酮）、天然孕酮（如微粉化黄体酮）。③雌激素、孕激素、雄激素复方药物。替勃龙进入体内的分解产物具有孕激素、雄激素和弱的雌激素活性，不刺激子宫内膜增生。

（3）用药途径。包含口服给药、阴道给药、皮肤给药，可依据病情及患者意愿选用。

（4）常用方案。①连续序贯法。以 28 天为 1 个疗程周期，雌激素不间断应用，孕激素于周期第 15 ～ 28 天应用。周期之间不间断。本方案适用于绝经 3 ～ 5 年的妇女。②周期序贯法。以 28 天为 1 个治疗周期，第 1 ～ 21 天每天给予雌激素，第 11 ～ 21 天内给予孕激素，第 22 ～ 28 天停药。孕激素用药结束后，可发生撤药性出血。本方案适用于绝经期及卵巢早衰的妇女。③连续联合法。雌激素和孕激素均每天给予，发生撤药性出血的概率低，适用于绝经多年的妇女。④单一雌激素治疗。适用于子宫切除术后或先天性无子宫的卵巢功能低下妇女。⑤单一孕激素治疗。适用于绝经过渡期或绝经后绝经期症状严重且有雌激素禁忌证的妇女。⑥加用雄激素治疗。在 HRT 中加入少量雄激素，可以起到改善情绪和性欲的作用。

（5）HRT 的最佳剂量。为临床效应的最低有效量，能达到治疗目的，阻止子宫内膜增生，血中 E2 含量为绝经前卵泡早期水平。

（6）用药时间。①短期用药。持续 HRT 5 年以内，称为短期用药。主要目的是缓解绝经期症状，通常 1 个月内起效，4 个月达到稳定缓解。②长期用药。用于防治骨质疏松，至少持续 3～5 年。

（7）不良反应及危险性。子宫出血、性激素不良反应、孕激素的不良反应、子宫内膜癌、乳腺癌。

3. 防治骨质疏松可选用以下非激素类药物

（1）钙剂。作为各种药物治疗的辅助或基础用药。绝经后妇女的适当钙摄入量为 1 000～1 500mg/ 天，65 岁以后应为 1 500mg/ 天。补钙方法首先是饮食补充，不能补足的部分以钙剂补充，临床应用的钙剂有碳酸钙、磷酸钙、氯酸钙、枸橼酸钙等制剂。

（2）维生素 D。适用于绝经期妇女缺少户外活动者，每天口服 400～500U，与钙剂合用有利于钙的完全吸收。

（3）降钙素。是作用很强的骨吸收抑制药，用于骨质疏松症。其有效制剂为鲑降钙素。

（4）双膦酸盐类。可抑制破骨细胞，有较强的抗骨吸收作用，用于骨质疏松症。临床常用氨基双膦酸盐。

➡ 小结

更年期是妇女卵巢功能由逐渐衰退到最后消失的一个过渡时期，最突出的征象是月经不规律、渐至绝经，一般发生在 45～55 岁。更年期综合征是指在绝经前后出现的月经紊乱、潮热汗出、易激动、烦躁、忧郁、疲倦、失眠、头痛等一系列症状。更年期综合征的病因主要是卵巢功能衰退，雌激素水平降低所致，且与体质、营养、社会环境、文化素养等因素有关。

女性在更年期生活要有规律，注意劳逸结合，保证充足的睡眠，但不宜过多卧床休息。在身体条件允许时，应主动从事力所能及的工作和家务，尽量参加一些文体活动和社会活动，以丰富精神生活，增强身体素质，保持和谐的性生活，并且首先要理解，更年期是一个正常的生理变化过程，出现一些症状是不可避免的，不必过分焦虑。要解除思想负担，保持豁达、乐观的情绪。多参加一些娱乐活动，以增加生活乐趣。注意改善人际关系，及时疏导心理障碍。适当限制高脂肪食物及糖类食物的摄入，少吃盐，不吸烟，不喝酒，多吃富含蛋白质的食物及瓜果蔬菜。更年期妇女应当定期到医院做健康检查，包括妇科检查、防癌检查等，做到心中有数，发现病情及早治疗。

➡ 思考题

1. 克服更年期障碍的运动处方有哪些？
2. 克服更年期障碍的运动处方中，蜻蜓抱柱的动作要领是什么？

➡ 实战强化

请根据病案资料制订一个合理的康复计划。

学习单元八　老年运动与二十四节气

➡️ 学习目标

知识目标

了解二十四节气的基本知识；理解二十四节气与养生运动的关系等内容。

能力目标

能对老年人进行适宜节气变化的运动指导。

素质目标

培养学生严谨又不失灵活的思维，能带领老年人进行科学的养生运动。

模块一　简　介

➡️ 案例引入

中医专家证实，沿用达数千年之久的中国农历竟然与人体健康有直接关联。二十四节气来得早与晚，不仅与农作物的生长有关系，还与人体的疾病发生与否，以及发生什么病有着密切关联。

中国古人善于观察和总结，他们在很早的时候就划分了四季，并进一步将其细化，"五日为一候，三候为一气，六气为一季"，全年二十四个节气由此得来。

中国中医学经典读本《黄帝内经》中说："人以天地之气生，四时之法成。"意指人是自然界自身发展而形成的，因此要按照自然界的变化去调整自己的节律。

如中医学认为，"春夏养阳，秋冬养阴"，人首先要掌握这种变化规律并主动去适应，才能使人体的生理活动与自然环境相适应，达到健康防病的目的。

以此类推，人之所以生病，是由于天地气候的变化超过了人体的适应能力。也就是说，即使是自然界外来因素的伤害，也必须通过破坏人体自身的功能才能引起疾病。所以，中医尤为强调人体自身功能的和谐适中，讲究人体要顺应四时，勤于调适，才可自身和谐，抵御百病。

人体对于外界环境的适应可以通过加强锻炼来改变。比如冬天坚持用凉水洗脸，坚持户外活动等，但应注意掌握好"度"，要循序渐进而不可急于求成。

中医学还认为，精神因素与人体健康有着重要关联。在生活中，一个人若能学会用一定的方式来适度掌控自己的情绪，则可以增进健康、益寿延年。

"喜、怒、忧、思、悲、恐、惊"在中医学上被称为"七情"，七情是人体对于外界信息的各种正常反应，一般情况下不会引发疾病。但如果其中的任何一种情绪失去控制，使精神受到长期的刺激或突然超极限的、剧烈的创伤，则可能引起人体气血不和、阴阳失调、脏腑经络功能紊乱，导致人体发生病变，中医称之为"七情致病"。

中医学由此得出了"精神内守，病安从来""精神内伤，身必败亡"的观点，即是说良好的精神状态可以使人"形神统一""颐养心神",反之则必然有损于健康。

请问：为什么中国农历与人体健康存在密切关系呢？

一、二十四节气概述

由于中国农历是一种"阴阳历"，既根据太阳也根据月亮的运行规律制定，因此不能完全反映太阳运行周期。但中国又是一个农业社会，农业需要严格了解太阳的运行情况，农事完全根据太阳进行，所以在历法中又加入了单独反映太阳运行周期的"二十四节气"，用作确定闰月的标准。二十四节气能反映季节的变化，指导农事活动，影响着千家万户的衣食住行。二十四节气是根据太阳在黄道（即地球绕太阳公转的轨道）上的位置来划分的。

2006 年 5 月 20 日，"二十四节气"作为民俗项目经国务院批准列入第一批国家级非物质文化遗产名录。2014 年 4 月，中国文化部正式启动将"二十四节气"列入联合国教科文组织"人类非物质文化遗产名录"的申报工作。

二十四节气指二十四时节和气候，是中国古代订立的一种用来指导农事的补充历法。

东亚传统夏历（农历）是一种"阴阳合历"，分别根据日、月的运行制定：月的部分是以朔望月为基准确定的，岁是以回归年（太阳年）为基准确定的。阳历每回归年约 365.242 2 天，二十四节气据此而划分。

由于历史上我国的主要政治、经济、文化、农业活动中心多集中在黄河流域中原地区，二十四节气也就是以这一带的气候、物候为依据建立起来的。

早在东周（春秋战国）时代，我国人民中就有了日南至、日北至的概念。随后人们根据月初、月中的日月运行位置和天气及动植物生长等自然现象，利用它们之间的关系，把一年平均分为二十四等份，并且给每等份取了个专有名称，这就是二十四节气。到战国后期成书的《吕氏春秋》的"十二月纪"中，就有了立春、春分、立夏、夏至、立秋、秋分、立冬、冬至八个节气名称。这八个节气，是二十四个节气中最重要的节气，标示出季节的转换，清楚地划分出一年的四季。

到秦汉年间，二十四节气已完全确立。

《淮南子》一书中就有了和现代完全一样的二十四节气的名称。

公元前 104 年，由邓平等制定的"太初历"，正式把二十四节气订于历法，明确了二十四节气的天文位置。

古时把节气称"气"，每月有两个气：前一个气叫"节气"，后一个气叫"中气"。二十四节气同农历闰月的安排有着密切的关系。在农历中，以立春为二十四个节气的头一个节气。二十四个节气的名称，是随着斗纲所指的地方并结合当时的自然气候与景观命名而来的。所谓斗纲，就是北斗七星中的魁、衡、杓三颗星随着天体的运行，斗纲指向不同的方向和位置，其所指的位置就是所代表的月份。如正月为寅，黄昏时杓指寅，半夜衡指寅，白天魁指寅；二月为卯，黄昏时杓指卯，半夜衡指卯，白天魁指卯，其余的月份类推。

二、中老年人在不同季节运动的注意事项

《黄帝内经》中有"天人合一，顺应四时"的养生理念，就是说要学会顺应四季特点来养生。如果我们能够根据不同季节、不同节气的气候特点，制订适合每个节气的养生运动项目，就能很好

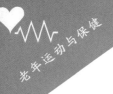

地将养生运动发挥到极致，从而达到锻炼身体、远离疾病、延年益寿的效果。

俗话说，一年之计在于春。其实对于健身运动来讲，春夏秋冬都应坚持健身运动，但结合中老年人的特点，在不同季节进行运动时就有不同的注意事项。

1. 春练

春季从立春到立夏，包括立春、雨水、惊蛰、春分、清明、谷雨6个节气。春为四时之首，万象更新之始，天地俱生，阳气日盛，蛰虫苏醒活动，春回大地。人体的皮肤腠理逐渐舒展，人体功能趋于活跃和加强，沐浴在春光明媚中进行春练，可使人心旷神怡，精神振奋，且能调节神经系统的功能，使大脑皮质中的兴奋和抑制过程得到改善，提高机体的免疫力。根据早春气候多变、病菌丛生的特点和防止春疾、确保健康的原则，户外的春季锻炼应做到下列几点。

（1）掌握气候的变化。早春气候乍暖乍寒，户外锻炼的衣着要合适，随时注意防寒保暖，以免出汗受凉，引起鼻腔和上呼吸道的血管收缩，导致致病微生物乘虚而入，着凉、外感。锻炼后，应随即用柔软的干毛巾擦抹身上的汗水，并及时穿上御寒衣服，缓步慢走100～200m，小憩5～8min。

（2）注意感官卫生。春季雾多，风沙也多，锻炼时肢体裸露部分不宜过多，防止肢体受潮寒而导致疼痛；不要在尘土飞扬的地方锻炼，要学会鼻吸口呼，不要呛风。

（3）合理安排运动量。在风和日丽、景色宜人的环境里锻炼易"乐于忘返"。如果运动量超过身体负担，引起疲劳反应，应立即调整间歇次数，并进行医学测试（1min脉搏频率的比较测定）。合理的运动负荷应在锻炼后1h内得到恢复。反之，即为超负荷。锻炼时，一些体质孱弱或缺乏锻炼习惯的老年人，运动量必须由小到大，选做的动作由易到难、由简到繁。

2. 夏练

夏季从立夏至立秋，包括立夏、小满、芒种、夏至、小暑、大暑6个节气。夏季烈日炎炎，雨水充沛，万物竞长，日新月异，阳极阴长，锻炼者应当早起晚睡，早晨锻炼最好在清晨。锻炼项目以散步、慢跑、打太极拳等为宜。根据"春夏养阳"的原则，不宜做过于剧烈的运动，因为剧烈运动可致大汗淋漓，不但伤阴，也伤阳气。

在炎热的夏季、气温高的环境中锻炼容易中暑。因"夏练"时，体内的热量不易散发出去，体内产热增多，体温就会明显升高达39～40℃，使体内产热量高于散热量，中枢神经系统及其内脏器官的活动失调，从而引起中暑。

为避免夏练中暑，应采取以下方法和措施。

（1）避免在11～16时炎热的时间里进行锻炼，以防外界的高温直接辐射在身体上。

（2）室外锻炼要备戴遮阳的白帽或用树枝、竹叶编成的凉帽；穿着白色或淡色，透气性能好、质地柔软及宽松、整洁的运动服。

（3）在运动过程中要增加间歇次数，每次10～15min。设法在阴凉、安静处休息，锻炼时间不宜过长，每次30～40min。

（4）间歇时，可饮淡盐水或清凉退暑饮料（绿豆汤、果汁、金银花水等）。

（5）锻炼后，立即用温水洗澡。浴后进行5～6min的自我按摩，达到消除疲劳的效果。

（6）如锻炼中出现中暑症状，应立即中止锻炼，将老人转移到阴凉通风处，呼吸新鲜空气，脱掉运动服，松解衣扣，并在头额部或腋下处进行冷敷。

（7）头晕、头痛、恶心、呕吐的老人可服用藿香正气水或十滴水等祛暑药物，也可配合刮痧治疗，如重度中暑应直接送医院医治。

3. 秋练

秋季包括立秋、处暑、白露、秋分、寒露、霜降 6 个节气。秋季是由热转寒，即"阳消阴长"的过渡阶段，自然界万物成熟而平走收敛。锻炼者应早睡早起，保持神志安宁，减缓秋天肃杀之气对人体的影响，收敛神气，不使神思外驰。秋季天高气爽，是开展各种锻炼活动的好时期，锻炼者可以动静结合，如打太极拳、做体操、练五禽戏、爬山等。秋养肺，常叩齿搅海，可防秋燥伤肺。

4. 冬练

冬季从立冬至次年立春，包括立冬、小雪、大雪、冬至、小寒、大寒 6 个节气，是一年中最冷的季节。冬季阴气日盛而至极，阳气微极而复萌。在冬季要顺应自然的变化，精神情志要安静自如，恬淡无求，使神气内收。人们的起居也应顺天调整，早睡晚起，早晨等到阳光充足时再开始锻炼。运动前要做准备活动，运动量逐渐增加，避免在严寒、大雪及狂风中锻炼。

中老年人冬季锻炼若安排不当，容易引起感冒，尤其是对患有慢性病的老年人，可能会引起严重的并发症，故老年人对感冒切不可掉以轻心。

为预防感冒，应注意以下几点。

（1）谨防超负荷锻炼。中老年人冬季锻炼要符合自身的生理特点和健康状况。适宜的活动是增强体质，预防感冒的重要手段。超负荷锻炼，机体过度疲劳，抵抗力下降，细菌和病毒便乘虚而入，容易引起感冒。

（2）冬练要注意保暖。冬练室内外的温差悬殊，中老年人若贸然到室外锻炼，受冷气或寒风侵袭，使上呼吸道黏膜血管收缩，血液循环受阻，抵抗力降低，致使黏膜发炎、流涕、咳嗽等感冒或上呼吸道感染。锻炼时，衣服不要穿得太厚或太紧，宜穿着宽松的绒衣服，以免影响运动时身手，阻碍周身的血管通畅，也不至于让汗浸湿了的衣服裹紧身子，否则被寒风一吹容易着凉、感冒；遇到气温过低且风特别大的恶劣天气，缺乏冬天锻炼习惯的人，可暂改在室内进行体育锻炼。

➡ 触类旁通

节 令 歌

打春阳气转，雨水沿河边。

惊蛰乌鸦叫，春分沥皮干。

清明忙种麦，谷雨种大田。

立夏鹅毛住，小满雀来全。

芒种开了铲，夏至不拿棉。

小暑不算热，大暑三伏天。

立秋忙打淀，处暑动刀镰。

白露烟上架，秋分不生田。

寒露不算冷，霜降变了天。

立冬交十月，小雪地封严。

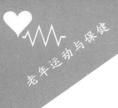

大雪河碴上，冬至不行船。

小寒进腊月，大寒又一年。

➡️ 小结

二十四节气是千百年来我国劳动人民随着农业生产的发展而创立的。自然界气象、物候的变化在二十四节气中直接反映出来，为农事活动提供了科学依据。根据中医理论，人与自然界是天人相应，形神合一的整体，人类机体的变化、疾病的发生与二十四节气紧密相连。在此模块中，主要阐述二十四节气和四季锻炼应该注意的事项等内容。

➡️ 思考题

请写出二十四节气的名称。

➡️ 实战强化

同学们两两一组，脱稿讲讲中老年人在不同季节运动的注意事项。

模块二 节气与老年运动

➡️ 案例引入

在网上出现了一些关于游泳场馆是否需要限老的调查。大多数网友对游泳场馆的"限老"措施表示理解。他们认为，客观上说，老人家身体素质肯定比不上年轻人，游泳的危险系数相对较高。

游泳是不少市民喜欢的运动。不过，全国各地游泳场馆对老年人游泳却给出了不少限制措施，或要求老人必须有家人陪同，或直接对老人说不，理由是保障老人安全。

请问：你觉得这样合理吗？为什么？

如果合理的话，具体应该怎样执行呢？

如果不合理的话，应该怎样保障老人的安全呢？

一、立春与老年运动

1. 节气简介

立春（公历每年 2 月 4 日前后）不仅是二十四节气中的第一个节气，而且还是一个重要的节日。立春，即春天的开始，是一个代表欣欣向荣的日子。

自秦代以来，我国就一直以立春作为春季的开始。立春是从天文上来划分的，而在自然界、在人们的心目中，春是温暖，鸟语花香；春是生长，耕耘播种。在气候学中，春季是指候（五天为一候）平均气温 10 ～ 22℃的时段。

立春是一个时间点，也可以是一个时间段。中国古代将立春的十五天分为三候："一候东风解冻，二候蛰虫始振，三候鱼陟负冰"，说的是东风送暖，大地开始解冻。立春五日后，蛰居的虫类慢慢在洞中苏醒，再过五日，河里的冰开始融化，鱼开始到水面上游动，此时水面上还有没完全融化的碎冰片。

立春阳气升发，人气亦应之，当于晴好天气适当运动。走出户外，多晒晒太阳，让身体感受一下阳气的信息。适当伸展肢体，肝主筋，春天是养筋的好时节。

2. 立春养生运动——散步

立春时分进行锻炼不要做高强度的剧烈运动，以避免由于过度活动和损耗而对人体养阳和生长产生不利影响。若运动量过大，大汗淋漓，津液消耗过多，则会损伤阳气；且因出汗过多，毛孔开泄，易受风寒而诱发感冒。春练的目的是通过运动来强健体魄，因此春练应以小运动量为宜，以不出汗或微出汗为佳。特别是肝火易旺、情绪急躁之人，春练更应采用舒缓、轻柔的运动方式。

散步是能促进体内各种节律正常运行的一项全身运动。双脚和双臂有节奏地交替运动，与心跳非常合拍。古往今来，许多名人都将散步当成陶冶情志的锻炼。

小贴士

每天梳头百下

《养生论》说："春三月，每朝梳头一二百下。"春季每天梳头是很好的养生保健方法。因为春天是自然阳气萌生升发的季节，这时人体的阳气也顺应自然，有向上向外升发的特点，表现为毛孔逐渐舒展，代谢旺盛，生长迅速。

故春天梳头，正符合这一季节养生的要求，有宣行郁滞、疏利气血、通达阳气的重要作用。

散步是一种简单易行的健身运动，不受年龄、性别和健康状况的约束，也不受场地、设备条件的限制。春季阳气渐生，春光明媚，外出散步可以使人接触自然，摆脱冬日以来的懒散，帮助身体多呼吸新鲜空气，促进血液循环和新陈代谢。观赏春日美景，感受盎然生机能使人心情舒畅，对身心健康极为有利。

中医学认为，人在闲逸地散步时，四肢自然而协调地动作，全身关节筋骨得到运动，加之情绪轻松、畅达，可使人气血流通，经络畅达，利关节而养筋骨，畅神志而益五脏。

现代运动医学认为，步行使全身肌肉、骨骼、韧带、血液都活动起来，呼吸、循环、泌尿、消化、内分泌、神经系统皆处于活跃状态中，能调整内脏功能的平衡、促进新陈代谢，达到延缓细胞衰老的目的。

散步还能促进大脑皮质的活动，故有"散步防阿尔茨海默病""散步出智慧"之说，因此老年人在春季更应该勤于散步。

二、雨水与老年运动

1. 节气简介

雨水是二十四节气中的第2个节气，一般从公历2月18日或19日开始，到3月4日或5日结束。此时，气温回升、冰雪融化、降水增多，故取名为雨水。雨水和谷雨、小雪、大雪一样，都是反映降水现象的节气。

雨水，表示降水开始，雨量逐步增多。雨水，表示两层意思：一是天气回暖，降水量逐渐增多了；二是在降水形式上，雪渐少了，雨渐多了。"春雨贵如油"，这时适宜的降水对作物的生长特别重要。

雨水季节，天气变化不定，是全年寒潮出现最多的时节之一，忽冷忽热，乍暖还寒的天气对人们的健康危害很大，因此要注意做好个人的保健工作，以防止冬末春初感冒等流行性疾病的发生。

有关雨水的天气谚语中有根据雨雪来预测后期天气的，如"雨水有雨百阴""雨水落了雨，阴阴沉沉到谷雨"。有根据冷暖来预测后期天气的，"冷雨水、暖惊蛰""暖雨水，冷惊蛰"。还有根据风来预测后期天气的，如"雨水东风起，伏天必有雨"等。

随着雨水节气的到来，雪花纷飞，冷气浸骨的天气渐渐消失，而春风拂面，冰雪融化，湿润的空气、温和的阳光和潇潇细雨的日子正向我们走来。

2. 雨水养生运动——健身球（图 8-1）

雨水时节降水开始增多，气温极易变化，出现"倒春寒"。因此在雨水时节前后，可减少室外活动，在下雨或刮风等恶劣天气时，采取室内活动的方式进行锻炼。健身球不受场地所限，是一种很好的室内健身方式。经常进行良性刺激，从而达到防治疾病、强身健体的目的。经常进行健身球锻炼，能改善微循环状况，使心肌血流量增加，从而调整心血管系统的功能，有效地防治心脑血管疾病的发生。健身球可以纠正自主神经痉挛，改善睡眠质量。健身球还可以刺激手指末梢神经，调节大脑皮质的功能活动，延缓脑组织的老化。

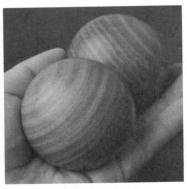

图 8-1　健身球

单球法：用手掌托住健身球，先用手指用力抓握数次，然后放松手指；也可手掌朝上，五指捏球，自拇指开始，五指依次用力捏压小球，然后五指按顺序拨动，使小球在手指上旋转，反复几次后，将另一手掌面朝下置于健身球上，双手挤压或搓揉；还可掌心朝上，用手抓住球，使用腕部力量将小球轻轻向上抛起，再用手掌接住。

双球法：握双球于掌，手指紧贴球体，顺旋转肘，用拇指发力同掌心扳球，使双球互绕顺转。双球在旋转时中间不要产生空隙，以避免双球互相碰撞乱响，只许发出轻微的摩擦声。在双球旋转时，主要靠五个手指屈伸收展、协调配合来完成。倒旋转时，用环指、小指向掌心发力，使双球互绕倒转，与顺旋转方向相反。

锻炼者应根据自己手力的强弱、手掌的大小以及不同的锻炼方法选择合适的健身球，要注意用双手交替运动，使大脑两个半球同时得到锻炼。锻炼应循序渐进，开始时可手托一球或二球，锻炼时间也不要过长，以免手掌及腕部肌肉疲劳或损伤。如果没有健身球，也可以用核桃代替。

三、惊蛰与老年运动

1. 节气简介

每年太阳运行至黄经 345° 时即为惊蛰，一般在每年的 3 月 5 日或 6 日，这时气温回升较快，渐有春雷萌动。"惊蛰"是指钻到泥土里越冬的小动物被雷震得苏醒，出来活动。实际上，昆虫是听不到雷声的，大地回春，天气变暖才是使它们结束冬眠、"惊而出走"的原因。惊蛰前后各地天气已开始转暖，雨水渐多，大部分地区都已进入了春耕。在惊醒了蛰伏在泥土中冬眠的各种昆虫的时候，过冬的虫卵也要开始孵化。

惊蛰雷鸣最引人注意。如"未过惊蛰先打雷，四十九天云不开"。现代气象科学表明，"惊蛰"前后，之所以偶有雷声，是大地湿度渐高而促使近地面热气上升或北上的湿热空气势力较强与活动频繁所致。"春雷响，万物长"，惊蛰时节正是大好的"九九"艳阳天，气温回升，雨水增多。

2. 惊蛰养生运动——健身气功

健身气功强调呼吸停顿、气沉丹田等意念，具有"大脑静"而"脏腑动"的特点，尤其适应于春季练习。

健身气功是以自身形体活动、呼吸吐纳、心理调节相结合为主要运动形式的民族传统体育项目，是中华悠久文化的重要组成部分。习练健身气功对于增强人的心理素质、改善人的生理功能、提高人的生存质量、提高道德修养等，具有独特的作用。目前流行的主要健身气功有易筋经、五禽戏、六字诀、八段锦等九种。

练功之前要简单进行一些准备。首先要保证练功的环境尽可能整洁安静，空气清新。其次，心神安定、精神愉悦。练功前20min左右，应稍做休息，使心神安定、精神舒畅。另外，练功前要宽衣松带、解除束缚。无论卧式、立式、坐式，都必须将纽扣、衣带、鞋带或紧身衣服等预先解开，全身放松，使血液循环不受阻碍。

练完功后要用一手掌按在肚脐上，另一手掌心贴在这只手的手背上，两手同时以肚脐为中心揉转，先由内向外、由小到大缓缓划圈，左转30圈，稍做停顿后，再由外向内、由大到小划圈，右转30圈，到肚脐处停止，即是收功。然后，可以随意活动活动身体，但不要做剧烈运动。

四、春分与老年运动

1. 节气简介

春分，是春季九十天的中分点（公历为3月20～21日）。春分这一天太阳直射地球赤道，南北半球季节相反，北半球是春分，在南半球就是秋分。春分是伊朗、土耳其、阿富汗、乌兹别克斯坦等国的新年，有着3000年的历史。春分时，太阳直射点在赤道上，此后太阳直射点继续北移，故春分也称升分。

春分时，从理论上说，全球昼夜等长。春分之后，北半球各地昼渐长夜渐短，南半球各地夜渐长昼渐短。

春分时，全球无极昼极夜现象。春分之后，北极附近开始极昼，范围渐大；南极附近极昼结束，极夜开始，范围渐大。

辽阔的大地上，岸柳青青，莺飞草长，小麦拔节，油菜花香，桃红李白迎春黄，显现出一派暮春景象。

小贴士

锻炼之前应护膝

春日早晨比较寒冷，锻炼前应先活动膝关节1～2min，使关节得到松弛，以防运动时膝关节的意外损伤。如果是选择跑步，要注意跑步时不能太快，脚踩地时用力不能太猛，这样可以缓冲腿的振动，防止膝关节损伤。

护膝锻炼：原则上以不负重的主动活动为主。例如"仰卧举腿"：取卧位，两腿伸直，两手自然放置于体侧，直腿向上抬起，角度可逐渐增大。又如"侧卧外摆"：取侧卧下肢伸直外展，尽量向上抬起，然后慢慢还原。这些功能性锻炼，可使膝关节屈伸活动自如，还可预防肌肉萎缩，增强肌力，增加关节的活动范围。

2. 春分养生运动——放风筝

春分前后清气上升，微风飘荡，正是放风筝的最好季节。自古以来人们就希望通过放风筝来避邪。中国有句古话："鸢者长寿。"意思就是说，经常放风筝的人寿命长。制作一只绚丽多彩、新颖别致的风筝也是一种创造。当人们眺望自己的作品摇曳于万里晴空时，专注、欣慰、恬静。这种精神状态强化了高级神经活动的调节功能，促进了机体组织、脏器生理功能的调整和健全。双目凝视于蓝天白云之上的飞鸢，荣辱皆忘，杂念俱无，与保健气功的作用异曲同工。其效应符合传统医学的修身养性之道。

在风和日丽的大自然中放风筝是最好的日光浴、空气浴。跑跑停停的肢体运动可增强心肺功能，增强新陈代谢，增强体质。此外，放风筝的群体性很强。筝友相聚，妙语连珠，破闷解难，精神愉快。"笑一笑，十年少"，也是鸢者长寿的重要因素。

五、清明与老年运动

1. 节气简介

清明是二十四节气中的第5个节气，开始时间是公历4月4～6日，又名"三月节"或"踏青节"。

中国古代从清明起的15天内每隔5天分出三候："一候桐始华；二候田鼠化为鹌；三候虹始见。"意即在这个时节先是白桐花开放，接着喜阴的田鼠不见了，全回到了地下的洞中，然后是雨后的天空中可以见到彩虹了。

清明节是中国民间重要传统节日，是重要的"八节"（春节、元宵、清明、端午、中元、中秋、冬至和除夕）之一，一般是在公历的4月5日。但其节期很长，有"十日前八日后"及"十日前十日后"两种说法，这近二十天内均属清明节。

2. 清明养生运动——踏青

在清明期间，有踏青、郊游、荡秋千、踢足球、打马球、插柳、拔河、斗鸡等户外活动，让大家出来晒晒太阳，活动活动筋骨，增加抵抗力。因此，清明节除了祭祖扫墓之外，还有各项野外健身活动，使这个节日除了有慎终追远的感伤情怀外，还融合了欢乐赏春的气氛。既有生离死别的悲酸泪，又到处是一派清新明丽的生动景象。

踏青，又称春游，是传统的运动养生内容之一。人们经过寒冬收敛之季，应顺自然之生机，走出户外去踏青。

杜甫《丽人行》诗云："三月三日天气新，长安水边多丽人。"说的是唐朝时长安城外，美女如云，结伴春游的情景。春日踏青，是我国传统的饶有风趣的节令活动。

郊野的空气新鲜，包含了人们称之为"空气维生素"的负离子。它带有负电荷。负离子进入血液循环后，能促进细胞代谢活动，从而使人感到精神为之一振，心胸舒坦，呼吸、脉搏、血压平稳，大脑清醒，工作学习效率倍增。

六、谷雨与老年运动

1. 节气简介

谷雨是二十四节气的第六个节气，每年4月19～21日时太阳到达黄经30°时为谷雨，源自古人"雨生百谷"之说，同时也是播种移苗、埯瓜点豆的最佳时节。"清明断雪，谷雨断霜"，气象专家表示，谷雨是春季最后一个节气，谷雨节气的到来意味着寒潮天气基本结束，气温回升加快，大大有利于谷类农作物的生长。华南谷雨前后的降雨，常常"随风潜入夜，润物细无声"，这是因为"巴山夜雨"在四五月份出现的机会最多。"蜀天常夜雨，江槛已朝晴"，这种夜雨昼晴天气，对大春作物生长和小春作物收获是颇为适宜的。

中国古代将谷雨分为三候："第一候萍始生；第二候鸣鸠拂其羽；第三候为戴胜降于桑。"是说谷雨后降雨量增多，浮萍开始生长，接着布谷鸟便开始提醒人们播种了，然后是桑树上开始见到戴胜鸟。

谷雨节气的天气谚语大部分围绕有雨无雨这个中心，如"谷雨阴沉沉，立夏雨淋淋""谷雨下雨，四十五日无干土"等。还有谷雨节气如气温偏高，阴雨频繁。

2. 谷雨养生运动——荡秋千

寒冬一过，人们换上春装，架起秋千，在空中荡来荡去，翩翩若飞，可以舒展心情、开阔视野、平衡身心、增大胆量、忘却烦恼。荡秋千对于妇女尤其适合，"无风一上秋千架，小妹身材比燕轻"。传统医学认为女子多郁症，荡秋千是非药物解郁的好方法。

荡秋千的健身效应是全身性的。在不断克服紧张和恐惧心情的同时，可以增强心理承受能力和自我控制能力；在四肢和头部受限的情况下，骨骼肌有节律地收缩和放松，还有利于肌纤维体积的增大。

荡秋千也是一种很好的技巧性活动，而且趣味性强。在汉族、朝鲜族及世界许多民族中都是传统的文体项目。经常荡秋千者很少发生晕车、晕船的毛病。荡得越高，时间越长，效果越好。

小贴士

今天是谷雨节气：学会三种运动

冷水搓鼻翼

古时有"走谷雨"的风俗，到野外走走，强身健体。但是对于过敏体质的人而言，谷雨前后花粉、柳絮较多，容易发病。发生鼻炎的主要原因是鼻黏膜敏感、鼻腔的免疫能力降低。每天早晚用冷水洗鼻有利于增强鼻黏膜的免疫能力，是防治鼻炎不错的办法。用冷水洗鼻子的时候，顺便揉搓鼻翼可改善鼻黏膜的血液循环，有助缓解鼻塞、打喷嚏等过敏性鼻炎症状。

按揉祛湿穴

空气中湿度加大，湿邪易入侵，造成胃口不佳、身体困重不爽、关节肌肉酸重等症状，各类关节疾病患者更应引起足够重视。湿气通于脾，祛湿要从健脾补脾入手。阴陵泉是脾经的合穴，也是祛湿要穴。该穴位于人体的小腿内侧，膝下胫骨内侧凹陷中。取正坐或仰卧，每次各按摩左右腿穴位60下，每日早晚各按摩1次即可，以穴位感到酸胀为适度。

茶水洗把脸

明代著名品茶专家许次纾在其所著的《茶疏》中谈到采茶时节时说："清明太早，立夏太迟，谷雨前后，其时适中。"喝剩下的茶叶水倒掉是不是很可惜呢？建议大家不妨用喝剩的茶叶水洗脸，不但能减少皮肤病的发生，且可以使脸部皮肤光泽、滑润。用纱布蘸茶水敷在眼部黑圈处，每日1～2次，每次20～30min，有助于消除黑眼圈。此外，茶叶的鞣酸还可以缓解皮肤干燥。

七、立夏与老年运动

1. 节气简介

每年公历5月5～6日，斗指东南，维为立夏，万物至此皆长大，故名立夏也。在天文学上，立夏表示即将告别春天，是夏日天的开始。人们习惯上都把立夏当作温度明显升高、炎暑将临、雷雨增多的标志。

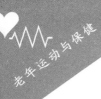

按气候学的标准，日平均气温稳定升达 22℃ 以上为夏季开始，"立夏"前后，中国只有福州到南岭一线以南地区真正进入夏季，而东北和西北的部分地区这时则刚刚进入春季，全国大部分地区平均气温为 18 ~ 20℃。

华南其余地区的气温为 20℃ 左右；而低海拔河谷则早在 4 月中旬初即感夏热，立夏时气温已达 24℃ 以上。立夏以后，江南正式进入雨季，雨量和雨日均明显增多。

2. 立夏养生运动——脑颈操

大脑是人体司令部，脑衰则体衰。脖子也很重要，它是连接头与躯体的"交通要道"。自立夏开始就进入炎热的夏季。夏季人的运动量减少，头颈关节容易疲劳，可练习脑颈操来进行缓解。脑颈操可坐着练，动作不大，适于夏季练习。

脑颈操步骤：

（1）挺胸，头向左扭至极点，停一会儿，然后回到原位；再向右扭到极点，再回到原位。反复做四八拍。

（2）头先由左向右转圈，停一会儿；再由右向左转，停一会儿，做四八拍。

（3）头先向左扭至极点，停一会儿；再向右扭至极点，停一会儿。然后以下巴引导，头向前划弧，停一会儿；然后头再后仰至极点，停一会儿，做四八拍。

（4）头尽量向上伸，至极点，停一会儿；再尽量向下缩，停一会儿，做四八拍。

（5）嘴尽量张大，停一会儿。搓手至热，然后干洗脸数次，即结束。

小贴士

立夏三种运动最养心

立夏以后，随着温度的增高，汗液排量的加大，室外活动减少，老年人容易出现不同程度的气滞血瘀症状。

早起花间走颐养心神

立夏养生要早睡早起，注意养阳，方能较好地保护心血管健康。尤其要避免大汗淋漓，因为汗液过多地流失，会导致人体内电解质紊乱，伤及体内阳气。但是，不运动也不利于身心健康，怎么办呢？夏天最凉爽的时间段要数清晨了，大家不妨清晨起来在住所附近的林荫花间处散散步，能颐养心神，有助于体内阳气的升华，推动血液循环，增强新陈代谢功能。

午睡转眼睛效率倍增

立夏后天气炎热，昼长夜短，不少老年人会渐渐觉得晚间睡眠不足，且经过一个上午的繁忙，大大消耗体力和精力，所以立夏以后，午睡对防病养生起着关键作用。中医学认为心主神明，也称"心藏神"。广义的"神"，是指整个人体生命活动的外在表现，它涵盖了人体的形象、面色、眼神、言语、应答、肢体活动的姿态等；而狭义的"神"，即心所主之神志，多指人的精神、意识、思维活动等。很多人都知道"闭目养神"，其实也是在养心。午睡的时候如果能在一开始做转眼球的练习，不但会增加午睡质量，还能有效缓解视疲劳，进而提高下午的工作效率。具体的方法是双目从左向右转 9 次，再从右向左转 9 次，然后紧闭片刻，再迅速睁开眼睛。

晚归梳"五经"预防中风

用五指分别点按人头部中间的督脉，两旁的膀胱经、胆经，左右相加，共 5 条经脉，所以称之为"拿五经"。回家略做休息以后，梳 3 ~ 5 次，每次不少于 3 ~ 5min，晚上睡前最好再做 3 次。中医学认为，头为"诸阳之首"，梳头"拿五经"可以刺激头部的穴位，起到疏通经络、调节神经的功能，能增强分泌活动，改善血液循环，促进新陈代谢。经常梳头，可使人的面容红润，精神焕发。此外，还能防治失眠、眩晕、心悸、中风等。

八、小满与老年运动

1. 节气简介

小满是二十四节气之一，时间点在每年的 5 月 20～22 日。"四月中，小满者，物至于此小得盈满。"这时中国北方夏熟作物籽粒逐渐饱满，早稻开始结穗，在禾稻上始见小粒的谷实、满满的，南方进入夏收夏种季节。农家从庄稼的小满里憧憬着夏收的殷实。

小满时节各地有不同的谚语，南方地区"小满大满江河满"；长江中下游"小满不下，黄梅偏少""小满无雨，芒种无水"；黄河中下游等地区还流传"小满不满，麦有一险"；江南地区"小满动三车，忙得不知他"；安徽、江西、湖北 3 省有"小满不满，无水洗碗"的说法；广西、四川、贵州等地区有"小满不满，干断田坎"的农谚；四川省还有"小满不下，犁耙高挂"之说。

2. 小满养生运动——垂钓

钓鱼对于精神状态的调节极有帮助，是最好的"调神"措施：首先需要徒步寻址，涉溪循河，锻炼了形体；野外柳暗花明，潺潺流水，鸟语蝉鸣，又是 1 次快乐的旅游。身在大自然，呼吸清新气，临风把竿，心旷神怡，静气愉神，使人心情畅通而又动静结合。钓鱼时，人的眼、神专注于水面浮鼓的动静，意识完全沉浸在水面上鱼漂一抖一动的安静意境中，这时只有一小部分的大脑皮质在兴奋和活动，大部分的脑细胞得到了充分的休息，这就起到了调节、放松和消除疲劳的作用。

鱼来咬钩时，精诚专一，意守杆端，内无世俗尘扰，外无形劳之累；及至鱼儿上钩，"鱼漂送起，竿弯满月"，鱼儿被钓出水面的瞬间，看到一尾活蹦乱跳的鱼儿在挣扎，那种其乐融融，那种活泼如童稚的感觉，将疲劳和不良心境赶去了九霄云外，真可谓志意调和，心身双修。因此，古往今来，人人都认为钓鱼是一项神形双养，动静适中，遣怀忘俗，调神爽身的高雅娱乐。

钓鱼还是一项极好的益智活动，古人认为"积思生智"，心无杂念即为"积思"，紧张的脑力劳动后的轻松便会"生智"。因此，钓鱼对于儿童的智力发展有益，对成人的健忘、头痛、失眠等症有积极的康复意义。

九、芒种与老年运动

1. 节气简介

芒种是二十四节气中的第 9 个节气，时间点在公历每年 6 月 6 日前后，太阳到达黄经 75° 时。芒种字面的意思是"有芒的麦子快收，有芒的稻子可种"。《月令七十二候集解》："五月节，谓有芒之种谷可稼种矣。"人们常说的农忙季节，即指芒种时节，所以芒种也成"忙种"。

在此期间，除了青藏高原和黑龙江最北部的一些地区还没有真正进入夏季以外，大部分地区的人们，一般来说都能够体验到夏天的炎热。芒种时节雨量充沛，气温显著升高。常见的天气灾害有龙卷风、冰雹、大风、暴雨、干旱等。一般来说，在芒种节气后期，我国的长江流域会出现雨期较长的阴雨天气，因正值梅子黄熟，故称梅雨。古代形容梅雨的著名诗句有："黄梅时节家家雨，青草池塘处处蛙。有约不来过夜半，闲敲棋子落灯花。"

2. 芒种养生运动——心区按摩

按摩作为中国医学宝库中的一枝奇葩，既是一种对疾病的医疗手段，又是一种健身、养生的运动手段。按摩简便易学，效果显著，因而深受广大群众欢迎。按摩运动尤其适宜夏季进行。

心位于胸腔中部偏左，手三阴经均起于胸中。按摩心区，可直接作用于心脏，能疏通心血运行，

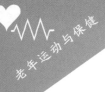

预防因心血瘀阻而引起的心前区疼痛等心脏疾病的发生。进行心区按摩时全身放松，意念集中在心，使神经系统的兴奋与抑制规律得以平衡，血管的外周压力下降，大脑处于安静状态，降低了心脏的负荷，心功能由之改善；再加两手内、外劳宫相叠，不自觉地以劳宫穴之气带动心脏之气运行，进行自我调节。

取站式，两脚分开与肩等宽，平行站立，身体正直。体弱者，亦可采用坐位或卧位。要求做到全身放松，两眼可以轻闭，意念集中在心区。将两手掌重叠（男性左手在里、女性右手在里），内、外劳宫对齐（即将上面手掌的内劳宫与下面掌背的外劳宫穴相对齐），轻按于心前区，并缓缓摩动，以先顺时针、后逆时针的规律各按摩 20 ～ 30 次，按摩的速度不宜太快，最好是呼吸 1 次按摩 1 周，按摩时手掌不宜飘离心前区。

按摩结束后，手掌停放于心前区不动，仍然意想着心区，做三按三呼吸，即呼气时，手掌轻轻按下，吸气时，手掌稍稍提起，如此共做 3 次。

按摩心区，可直接作用于心脏，能疏通心血，预防心血瘀阻而引起的心前区疼痛等心脏疾病的发生。

十、夏至与老年运动

1. 节气简介

夏至是二十四节气之一，在每年公历 6 月 21 日或 22 日。夏至这天，太阳运行至黄经 90°（处在双子座），太阳直射地面的位置到达一年的最北端，几乎直射北回归线，此时北半球的日照时间最长。

夏至以后地面受热强烈，空气对流旺盛，午后至傍晚常易形成雷阵雨。这种热雷雨骤来疾去，降雨范围小，人们称"夏雨隔田坎"。唐代诗人刘禹锡曾巧妙地借喻这种对流天气，写出"东边日出西边雨，道是无晴却有晴"的著名诗句。

小贴士

暑易伤气，少喝凉开水

夏季运动最好选择在清晨或傍晚天气较凉爽时进行，场地宜选择在河湖水边、公园庭院等空气新鲜的地方，有条件的人可以到森林、海滨地区去疗养、度假。锻炼的项目以散步、慢跑、太极拳、广播操为好，不宜做过分剧烈的活动。若运动过激，可导致大汗淋漓，汗泄太多，不但伤阴气，也会损阳气，还易中暑。

在运动锻炼过程中，出汗过多时，可适当饮用淡盐开水或绿豆盐水汤，切不可饮用大量凉开水，更不能立即用冷水冲头、淋浴，否则会引起寒湿痹证、黄汗等多种疾病。

夏季炎热，"暑易伤气"，若汗泄太过，令人头昏胸闷，心悸口渴，恶心甚至昏迷。安排室外工作和体育锻炼时，应避开烈日炽热之时，加强防护。

---

2. 夏至养生运动——划船

进入夏天，室外阳光明媚，碧波荡漾的湖面，清澈见底的小河，陶醉着无数划船爱好者。划船运动是一项集娱乐、健身、健美于一体的全身性有氧运动，长期进行这项运动可使中老年人心血管系统和呼吸系统疾病得以改善。同时，经常进行划船运动，还可使全身肌力得到增强，对人的肩部、前臂、腰背部、股四头肌等肌群及髋关节肌群都有很好的锻炼作用。划船过程中也能欣赏到沿岸的风景，身处大自然之中，心旷神怡，因而划船运动受到许多老年人的喜爱，尤其在夏季进行更加适宜。

十一、小暑与老年运动

1. 节气简介

小暑是二十四节气之第十一个节气，公历每年7月7日或8日太阳到达黄经105°时为小暑。暑，表示炎热的意思，小暑为小热，还不十分热。意指天气开始炎热，但还没到最热。小暑时节，大地上便不再有一丝凉风，而是所有的风中都带着热浪。

小贴士

冬不坐石，夏不坐木

民间有"冬不坐石，夏不坐木"的说法。小暑过后，气温高，湿度大。露天的木料椅凳，因经历露打雨淋，太阳晒烤，温度升高，便会向外散发潮气，久坐容易诱发痔疮、风湿和关节炎等疾病。所以，一定要注意不能长时间坐在露天放置的木质椅凳上，尤其是中老年人。

2. 小暑养生运动——摇扇子

扇子是很好的健身工具，有很多的证据表明，扇子舞和舞台艺术把摇扇当成了活动筋骨、灵活腕力和防病健身的运动，尤其适合于老年人。

在平时纳凉时，需要手指、腕和肩部的协调配合。经常摇扇对整个上肢的关节、肌肉、韧带都有锻炼的作用。它不仅可以促进肢体内的血液循环，还可以增强肌肉的力量，提高韧带的强度，改善各关节协调配合的灵活性，对肩周炎也有很好的预防和治疗作用。

借助摇扇时肢体的运动来转移人们繁杂的心绪，以达到稳定思绪、宁神静气的目的，这是诸葛孔明"一年到头"摇动羽毛扇的真正原因。

大多数人习惯使用右手，左手运动较少，以致右侧大脑半球缺乏锻炼，各种脑血管意外容易发生在右侧大脑半球，摇扇可以左右互换，不仅可以减少脑中风的发病率，还可以增强大脑的功能。

十二、大暑与老年运动

1. 节气简介

大暑是二十四节气之一，北半球的日期在每年7月22～24日，南半球在每年1月20～21日，太阳位于黄经120°。大暑期间，汉族民间有饮伏茶、晒伏姜、烧伏香等习俗。《月令七十二候集解》中说："暑，热也，就热之中分为大小，月初为小，月中为大，今则热气犹大也。"其气候特征是："斗指丙为大暑，斯时天气甚烈于小暑，故名曰大暑。"大暑节气正值"三伏天"里的"中伏"前后，是一年中最热的时期，气温最高，农作物生长最快，同时，很多地区的旱、涝、风灾等各种气象灾害也最为频繁。

我国华南以北的长江中下游等地区，如苏、浙、赣等一带大暑时处于炎热少雨季节，滴雨似黄金。有"小暑雨如银，大暑雨如金""伏里多雨，囤里多米""伏天雨丰，粮丰棉丰""伏天不受旱，一亩增一担"的说法。恰如左河水诗云："日盛三伏暑气熏，坐闲烦静在蝇蚊。纵逢战鼓云中起，箭射荷塘若洒金。"如果大暑前后出现阴雨，则预示以后雨水多。农谚有"大暑有雨、多雨，秋水足；大暑无雨、少雨，吃水愁"的说法。

2. 大暑养生运动——游泳

游泳是夏季最为适宜的健身运动。我国最早的诗歌集《诗经》中，就有"泳之游之"的词句。大暑盛夏炎热，酷暑难消，游泳既可让人得到乐趣，消暑去凉，又能让人从中得到锻炼。

游泳时，人在水中承受的压力比在空气中大许多倍。站在齐胸深的水中，呼吸肌可得到有效的锻炼。经常游泳的人，心能得到锻炼，心肌发达，收缩能力强。同时，呼吸肌也强壮有力，肺活量大。

游泳时，人体各部分器官都参与活动，从而加大了人体能量的消耗，促进了新陈代谢，增强了神经、呼吸和消化、血液循环等系统的功能。

游泳时，水流和波浪对身体的摩擦和冲击还形成了水对人体的特殊的"按摩"。这样能使全身肌肉得到放松，紧张的神经得到休息，可以对经常失眠的人进行有效的催眠。

游泳时全身肌肉有节奏地进行着紧张收缩、放松舒张的交替活动，锻炼了肌肉，也消耗了多余的脂肪。因而，经常游泳，能使人体肌肉富有弹性，体美。经常在冷水中锻炼，体温调节功能得到改善，从而增强了人体对温度变化的适应能力。

小贴士

盛夏锻炼五忌

忌在强光下锻炼：中午前后，烈日当空，气温最高。除游泳外，忌在此时锻炼，谨防中暑。

忌锻炼时间过长：1次锻炼时间不宜过长，以 20～30min 为宜，以免出汗过多，体温上升过高而引起中暑。

忌锻炼后大量饮水：夏季锻炼出汗多，如这时大量饮水，会给血液循环系统、消化系统，特别是心脏增加负担。同时，饮水会使出汗更多，盐分则进一步丢失，从而引起痉挛、抽筋等症状。

忌锻炼后立即洗冷水澡：因为夏季锻炼体内热量增加快，皮肤的毛细血管也大量扩张，以利于身体散热。突然遇过冷的刺激会使体表已开放的毛孔突然关闭，造成体内器官功能紊乱，大脑体温调节失常，以致生病。

忌锻炼后大量吃冷饮：体育锻炼可使大量血液涌向肌肉和体表，而消化系统则处于相对贫血状态。大量的冷饮不仅降低了胃的温度，而且也冲淡了胃液，轻则可引起消化不良，重则会导致急性胃炎。

十三、立秋与老年运动

1. 节气简介

立秋是二十四节气中的第十三个节气，时间在公历 8 月 7～9 日。"秋"是指暑去凉来，意味着秋天的开始。到了立秋，梧桐树开始落叶，因此有"落叶知秋"的成语。从文字角度来看，"秋"字由禾与火字组成，是禾谷成熟的意思。秋季是天气由热转凉，再由凉转寒的过渡性季节，立秋是秋季的第一个节气。

"立秋"到了，但并不是秋天的气候已经到来了。划分气候、季节要根据"候平均温度"，即当地连续 5 日的平均温度在 22℃以下，才算真正秋天的时节。立秋后虽然一时暑气难消，还有"秋老虎"的雨雾，但总的趋势还是天气逐渐凉爽。刮风时人们会感觉到凉爽，此时的风已不同于暑天中的热风。早晨会有雾气，感阴而鸣的寒蝉也开始鸣叫。

2. 立秋养生运动——太极拳

到了立秋时节，养生方式也会跟着变化。下面来看立秋的太极拳养生运动。

明代著名医学家张景岳云："上气海在膻中，下气海在丹田，而肺肾两脏所以为阴阳生息之根本。"肺主气，司呼吸；肾主纳气，为元气之根。因而秋季练习太极拳，能达到"秋养收气""秋养阴""养肺气"等养生目的，也是秋季常见病防治、康复的一种有效方法。练习太极拳要求细、匀、长缓的腹式呼吸。通过肺、肾的协同作用，能增强或改善肺功能，补肾益元气，进而使气血周流全身，营养脏腑、组织、皮毛、肌肉。练习太极拳还要求神意内守，以静御动，形神兼备，气沉丹田，内外合一，阴阳相贯。

太极拳动作轻松柔和，圆活自然，连贯协调，配合呼吸、运气，"以意领气，以气运身"，具有健身和医疗的双重价值，是我国传统的体育保健疗法之一。

十四、处暑与老年运动

1. 节气简介

处暑是二十四节气之一，时间点在每年的8月23日或24日，此时太阳到达黄经150°。据《月令七十二候集解》说："处，去也，暑气至此而止矣。"意思是炎热的夏天将过去，到此为止了。处暑是气温由炎热向寒冷过渡的节气。

各地都有"暑去寒来"的谚语，意思是处暑是温度下降的一个转折点。处暑后，绵绵秋雨有时会提前到来，因此有"一场秋雨一场寒"之说。这一时节，白天气温虽然会很高，但早晚温度低、温差大。

2. 处暑养生运动——慢跑

人体的生理活动要适应自然变化，体内的阴阳、气血亦应随之产生"收"的改变。秋季是由"生长"转向"闭藏"的收敛过程，故此时要特别注意动与静的科学安排，不可经常大汗淋漓，使阳气外泄，伤耗阴津，削弱肌体的抵抗力。慢跑节奏和缓，而且运动量适中，因此就成了处暑时节理想的运动项目。

慢跑之前，先原地站立，或缓慢行走，放松形体，调匀呼吸，集中注意力。有了心理准备后，再迈开两腿，缓慢小跑。

跑时头正颈直，上身微向前倾，双目平视，两手自然握成空心拳，前臂弯曲90°。自然呼吸，呼吸宜均匀、深长。全身放松，保持乐观的心情，面带微笑，意守丹田，排除一切杂念，只想跑步是强身坚志的有效手段。慢跑过程中，步子可迈得大一些，但每一步都要踏得稳。两臂前后摆动，尽量用前脚掌着地，以增加脑细胞的氧供应量，防止脑动脉硬化。慢跑还能增加能量消耗，刺激新陈代谢。

初练慢跑，宜短距离，以后逐渐加长。体弱多病者，可用慢跑——快步——慢跑的办法，跑几步、走几步，随体力的增强，再逐渐减少步行量，增加慢跑运动量。慢跑结束后，要做做深呼吸，让全身彻底放松，并继续行走一段距离。

慢跑能增强血液循环，改善心功能；改善脑的血液供应和脑细胞的氧供应，减轻脑动脉硬化，使大脑正常工作。跑步还能有效地刺激代谢，增加能量消耗，有助于减肥、健美。对于老年人来说，跑步能大大减少由于不运动引起的肌肉萎缩及肥胖症，减少心肺功能衰老的现象，降低胆固醇，减少动脉硬化，有助于延年益寿。

慢跑的过程实际上也是在经历"空气浴"。如果人们经常处在污浊的空气中，就会感到精神疲惫、四肢无力，工作效率下降。因此，无论是健康人还是病患者，都应多到户外去活动活动，多呼吸新鲜空气。秋高气爽正是走出家门，到大自然中去锻炼的大好时机。一天之中，人们如果有 1 ～ 2h 到室外呼吸新鲜空气，并其中抽出 40min 左右进行慢跑，不仅会少染疾病、增强体质，精力也会日益充沛。

十五、白露与老年运动

1. 节气简介

白露是二十四节气之一，在每年的 9 月 7 ～ 9 日。《月令七十二候集解》中说："八月节……阴气渐重，露凝而白也。"天气渐转凉，会在清晨时分发现地面和叶子上有许多露珠，这是因夜晚水汽凝结在上面，故名。古人以四时配五行，秋属金，金色白，故以白形容秋露。进入"白露"之后，在晚上会感到一丝丝的凉意。俗语云："处暑十八盆，白露勿露身。"这两句话的意思是说，处暑仍热，每天须用一盆水洗澡，过了十八天，到了白露，就不要赤膊裸体了，以免着凉。

进入白露节气后，夏季风逐步被冬季风所代替，冷空气转守为攻，暖空气逐渐退避三舍。冷空气分批南下，往往带来一定范围的降温幅度。人们爱用"白露秋风夜，一夜凉一夜"的谚语来形容气温下降速度加快的情形。

2. 白露养生运动——打羽毛球

白露气温开始下降，天气转凉，早晨草木上有了露水，是天气转凉的象征。在白露节气中要避免鼻腔病、哮喘病和支气管病的发生。

白露后，运动量及运动强度可较夏天适当加大，可选择羽毛球运动，以微汗出但不疲倦为度，这样有助于机体内气血调畅，但不宜进行过激、过量的运动。

打羽毛球加快了锻炼者全身血液循环，增强了心血管系统和呼吸系统的功能。据统计，大强度羽毛球运动者的心率可达到 160 ～ 180 次 /min，中强度运动心率可达到 140 ～ 150 次 /min，低强度运动心率也可达到 100 ～ 130 次 /min。长期进行羽毛球锻炼，可使心跳强而有力，肺活量加大，耐久力提高。

羽毛球运动适合于男女老幼，运动量可根据个人年龄、体质、运动水平和场地环境的特点而定。老年人和体弱者可将其作为保健康复的方法进行锻炼，运动量宜较小，活动时间以 20 ～ 30min 为宜，达到出出汗、弯弯腰、舒展关节的目的，从而增强心血管和神经系统的功能，预防和治疗老年心血管和神经系统方面的疾病。

十六、秋分与老年运动

1. 节气简介

秋分时间一般为每年的 9 月 23 日或 24 日。太阳在这一天到达黄经 180°，直射地球赤道，因此这一天 24h 昼夜均分，各 12h，全球无极昼极夜现象。秋分之后，太阳直射点继续南移，故秋分也称降分。

我国古代将秋分分为三候："一候雷始收声；二候蛰虫坏户；三候水始涸。"古人认为雷是因为阳气盛而发声的，秋分后阴气开始旺盛，所以不再打雷了。

从秋分这一天起，气候主要呈现三大特点：阳光直射的位置继续由赤道向南半球推移，北半球昼短夜长的现象将越来越明显，白天逐渐变短，黑夜变长（直至冬至日达到黑夜最长，白天最短）；昼夜温差逐渐加大，幅度将高于 10℃ 以上；气温逐日下降，一天比一天冷，逐渐步入深秋季节。

南半球的情况则正好相反。

2. 秋分养生运动——登山

"登山"是最适合秋天的健身运动了。自古以来登山就是重阳节的主要活动内容。最初的登山运动可能与上古时的"射礼"有关。这是当时人们为了安排好冬季生活，秋收之后还要上山采些野生食物、药材或狩猎。

登山有益于身心健康，可增强体质，提高肌肉的耐受力和神经系统的灵敏性。在登山的过程中，人体的心跳和血液循环加快，肺通气量、肺活量明显增加，内脏器官和身体其他部位的功能会得到很好的锻炼。

此外，山林地带空气清新，大气中的浮尘与污染物比平地少，而且负离子含量高，置身于这样的环境中显然是有利于健康的。登山运动还可以培养人的意志，陶冶情操。登上高峰，极目远望，把壮丽的山河尽收眼底时，也让人心情十分愉悦、舒畅。

十七、寒露与老年运动

1. 节气简介

寒露是二十四节气中的第十七个节气。每年九月中太阳到达黄经195°时为寒露。《月令七十二候集解》中说："九月节，露气寒冷，将凝结也。"此时气温较"白露"时更低，露水更多，原先地面上洁白晶莹的露水即将凝结成霜，寒意愈盛，故名。寒露时节，南岭及以北的广大地区均已进入秋季，东北和西北地区已进入或即将进入冬季。寒露时节最易引发感冒，故而要采取综合措施，积极预防感冒。

白露后，天气转凉，开始出现露水。到了寒露，则露水增多，且气温更低。此时我国有些地区会出现霜冻，北方已呈深秋景象，白云红叶，偶见早霜，南方也秋意渐浓，蝉噤荷残。北京人登高习俗更盛，景山公园、八大处、香山等都是登高的好地方，重九登高节，更会吸引众多的游人。

古代把露作为天气转凉、变冷的表征。仲秋白露节气"露凝而白"，至季秋寒露时已是"露气寒冷，将凝结为霜了"。

2. 寒露养生运动——冷水浴，冷空气浴运动

所谓冷水浴就是用5～20℃的冷水洗澡，是中医提倡的一种健身运动方法。洗冷水浴对人体大有益处。首先，冷水浴可以增强人体对疾病的抵抗力；其次，它可加强神经系统的兴奋性。

初练冷水浴的开始时间以秋季为最好，这不仅因为秋高气爽，自然水质清纯，更因为冷水浴必须采取循序渐进的方法。冷水浴的循序渐进还包括洗浴部位的由局部到全身，水温由高渐低，以及洗浴时间由短渐长。冷水浴健身，贵在持之以恒。只有一年四季都坚持冷水浴，才能收到最佳健身效果。

在冷水锻炼的初期阶段，水由微温逐渐降低，由25～35℃降至15～25℃，再降至自来水水温。冷水洗浴后，多次用湿毛巾从上肢开始，轻轻顺沿肩、背、胸、腹和腿部擦洗。习惯冷水擦浴后，可开始冷水淋浴，浴前需做暖身活动，不要带着寒意接受冷水淋浴。

冷空气浴运动指的是有意识地每天安排一定时间少穿衣服，或穿着较少衣服，甚至短衣短裤到户外锻炼，开始时间可少些，然后逐渐增加。有数据证明，在12～14℃的环境中，每天2h，每周6天，1个月后，耐寒力会有明显提高。因为寒冷使血管收缩，运动发热又使其舒张，这样可有效地预防动脉粥样硬化，从而预防心脑血管病、高血压、高脂血症、高血糖等慢性病，并可延年益寿。

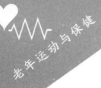

锻炼时因人因时制宜，循序渐进，持之以恒。体弱者少练，大风大雾天不练，实在不能外出可在阳台或窗旁练。晨跑、暮跑、散步、打拳等若在冷处进行，也是一种耐寒锻炼，还可结合空气浴做深呼吸运动。运动至身体出微汗即可，不要脱衣摘帽，以免在寒风中感冒。

十八、霜降与老年运动

1. 节气简介

每年的 10 月 23 日左右是传统节气：霜降。霜降节气含有天气渐冷、初霜出现的意思，是秋季的最后一个节气，也意味着冬天的开始。霜降时节，养生保健尤为重要，民间有谚语"一年补透透，不如补霜降"，足见这个节气对人们的影响。霜降节气含有天气渐冷、开始降霜的意思。霜是地面的水气遇到寒冷天气凝结成的，所以霜降不是降霜，而是表示天气寒冷，大地将产生初霜的现象。

《月令七十二候集解》关于霜降说道："九月中，气肃而凝，露结为霜矣。""霜降"表示天气逐渐变冷，露水凝结成霜。我国古代将霜降分为三候："一候豺乃祭兽；二候草木黄落；三候蜇虫咸俯。"豺狼开始捕获猎物，祭兽，以兽而祭天报本也，方铺而祭秋金之义；大地上的树叶枯黄、掉落；蜇虫也全在洞中不动不食，垂下头来进入冬眠状态。

2. 霜降养生运动——倒行

倒行术是秋季强身健体、防病祛疾、延年益寿的最佳健身方式之一。因其是一种反序运动，能刺激前行时不常活动的肌肉，促进血液循环，提高肌体平衡能力。又因倒行是人体的一种不自然活动方式，迫使人们在锻炼时精神集中，以训练神经的自律性，对防治秋季常见的焦虑、忧郁等不良情绪等有良好的效果。

对于高龄多病和初学者可用双手分按腰部两侧，拇指向后，四指在前（或相反），身体平衡，向后倒走。对于较熟练的人，向后倒走，配合摆臂甩手，保持身体的协调、平衡。而对于训练有素者，还可以曲肘握拳，进行快速倒行或倒跑，或倒行、倒跑交替进行。

十九、立冬与老年运动

1. 节气简介

"立冬"节气在每年的 11 月 7 日或 8 日，即太阳位于黄经 225° 时。立，建始也，表示冬季自此开始。

我国古代将立冬分为三候："一候水始冰；二候地始冻；三候雉入大水为蜃。"此节气时水已经能结成冰，土地也开始冻结；"三候雉入大水为蜃"中的雉即指野鸡一类的大鸟，蜃为大蛤，立冬后，野鸡一类的大鸟便不多见了，而海边却可以看到外壳与野鸡的线条及颜色相似的大蛤。所以古人认为雉到立冬后便变成大蛤了。

对"立冬"的理解，还不能仅仅停留在冬天开始的意思上。追根溯源，古人对"立"的理解与现代人一样，是建立、开始的意思，但"冬"字就不那么简单了。在古籍《月令七十二候集解》中对"冬"的解释是："冬，终也，万物收藏也。"意思是说秋季作物全部收晒完毕，收藏入库，动物也已藏起来准备冬眠。立冬不仅仅代表着冬天的来临，完整地说，立冬表示冬季开始，万物收藏，规避寒冷的意思。

2. 立冬养生运动——长跑

长跑是一项老少皆宜的冬季健身运动，使心肌收缩力加强，心输出量增加，氧的吸收和运输效率提高。因此，长跑能对心肺功能产生较好的效应，长跑锻炼使人精力充沛，体力增强。

现代研究发现，长跑锻炼可以促进脂肪代谢，使脂肪转化为热能而消耗掉，起到减肥、降低血脂和防止动脉粥样硬化的作用。

长跑锻炼还可以调解大脑神经和心血管系统的功能和兴奋、抑制过程，以消除神经和血管的紧张状态，从而使一些高血压患者从长跑中恢复健康。长跑可使骨骼坚韧，支持力量增加，使肌肉的韧性增强。

每次运动前要做好准备活动，放松肌肉，活动关节，使身体产生微热，这样开始长跑不会感到气喘。跑步时两肩自然下垂，两肘向内前摆动，身体稍前倾，先足跟着地，过渡至全脚掌着地，这样小腿肌肉可得到放松，不感疲劳。呼吸要和步伐配合，两步一呼、两步一吸。

长跑每周至少要进行三次，每次时间在 30～40min。如果间隔时间在三天以上，则要从较低的强度开始恢复。还要注意过饱和餐后不可立即长跑。结束时要做好整理活动，应经过减速、步行、放松肌肉、逐渐消汗，恢复平静状态，不能突然停止跑步。

二十、小雪与老年运动

1. 节气简介

小雪是二十四节气之一，在每年的 11 月 21～23 日，太阳位于黄经 240°。小雪，雪小，地面上又无积雪。小雪时节气温会下降，降水变为降雪，但此时由于"地寒为甚"，下雪的次数少，雪量还不大，所以称为小雪。我国古代将小雪分为三候："一候虹藏不见，二候天气上升、地气下降、三候闭塞而成冬。"由于天空中的阳气上升，地中的阴气下降，导致天地不通，阴阳不交，所以万物失去生机，天地闭塞而转入严寒的冬天。

北方气温逐渐降到 0℃以下时，开始降雪，但雪量不大，并且夜冻昼化。到了小雪节气，意味着我国华北地区将有降雪。冷空气使我国北方大部地区气温逐步达到 0℃以下。黄河中下游平均初雪期基本与小雪节令一致。虽然开始下雪，一般雪量较小，并且夜冻昼化。南方地区北部开始进入冬季。"荷尽已无擎雨盖，菊残犹有傲霜枝"，已呈初冬景象。

2. 小雪养生运动——养生功

小雪时节，天已积阴下雪，降温开始，运动应以温和的有氧运动为主。

（1）小雪十月中坐功。《遵生八笺》中原文如下："运主太阳终气。时配足厥阴肝风木。坐功：每日丑、寅时，正坐，一手按膝，一手挽肘，左右争力，各三五度，吐纳，叩齿，咽液。治病：脱肘，风湿热毒，妇人小腹肿，丈夫癀疝狐疝，遗溺，闭癃，血，睾肿，睾疝，足逆，寒脐，善瘛，节时肿，转筋，阴缩，两筋挛，洞泄，血在胁下喘，善恐，胸中喘急闷。"

时至小雪，气温进一步下降，黄河流域开始下雪，鱼虫蛰伏，人体新陈代谢处于相对缓慢的水平。本法以"小雪"命名，正是顺应了这一时令特点而制订的锻炼方法，适宜于小雪时节开始锻炼，练至大雪为止。小雪时节人体疾病在经络方面的表现多为足厥阴肝经的病变。肝之经脉起于足大趾，沿足背内踝前缘上行，在内踝上八寸处交出足太阴脾经后，过膝，绕阴器，至小腹，入腹，夹胃，属肝，络胆，上膈，过胁肋，沿喉咙，进入鼻内窍，上行连目系，出于额，上行与督脉交会。其支脉从目系分出，下行于颊里，环绕口唇；另有支脉从肝分出，上贯膈，注肺中，交于手太阴肺经。主要病症有"丈夫癀疝，妇人腹肿，甚则嗌干，面尘，脱色……胸满，呕逆，狐疝，遗溺，闭癃"。文中所述本法主治病症即属此类，坚持采用本功法锻炼，有较好的防治作用。

具体方法：每日凌晨 3～7 时，左手用力按住膝盖，右手挽住左肘向右方用力拉动，接着换右手按膝，左手挽肘向左方用力拉动。反复各做 3～5 次，然后牙齿叩动 36 次，调息吐纳，津液咽入丹田 9 次。可治：肘脱臼，风湿热毒，妇科腹肿、男人疝气、遗尿、尿不出、血尿、睾丸肿大、睾疝、足内翻、抽搐、关节肿痛、转筋、阳痿、痉挛等症。

（2）干浴按摩功。

适应病症：预防流感。

具体方法：站、坐练功均可，全身放松，两手掌相互摩擦至热，先在面部按摩 64 次，用手指自前头顶至后头部、侧头部做梳头动作 64 次，使头皮发热，然后用手掌搓两脚心，各搓 64 下，最后搓到前胸，腹背部，做干洗澡，搓热为止。

（3）抱膝导引功。

适应病症：膝以下的下肢痛及下肢麻木症。

具体方法：端坐于椅子上，两脚分开与肩同宽，大腿与小腿呈 90°，躯干伸直，全身放松，下颌向内微收。全身放松，呼吸均匀，右脚踏在地面上不动，抬起左膝，两手抱在左小腿下部，用力向腹部靠拢，搬 36 次，然后再以左脚踏在地面上不动，抬起右膝，两手抱在右小腿下部，用力向腹部靠拢，搬 36 次，可使下肢气血流畅，经络疏通。

（4）旋臂调息功。

适应病症：上臂痛，上臂麻木。

具体方法：双腿并拢站立，双臂自然垂下，两掌心贴近股骨外侧，中指指尖紧贴风市穴；拔顶，舌抵上腭，除却心中杂念。面向南方站，全身放松，排除杂念，用鼻缓缓吸气，意念想吸气到命门，然后慢慢呼气，呼气时意念想气由命门送到肚脐，如此一吸一呼为一息，然后两眼平远视，两臂向前、向上举过头顶，两手心相对，两臂向上伸直，指尖向上，两手掌向前、向外旋转 3 次，再向后、向外旋转 3 次。两臂放松，自然垂于身体两侧，此为 1 次，共做 7 次。两臂松垂于身体两侧，手心转向后，两臂向后推 7 次，推时要慢，意想病气由劳宫穴排出。

（5）仰卧导引功。

适应病症：九窍疾病及下肢虚冷。

具体方法：仰卧在硬板床上，两足伸直并拢，屈膝，后足跟靠近臀部，两臂伸直向后，捉住两脚，向上拉，同时挺胸仰头共拉 36 次。

（6）脚部按摩功。

适应病症：治下肢无力。

具体方法：坐在床上或沙发上，左脚曲回，左手抓握左脚趾，右手稍用力搓左脚心 108 次，然后按同样方法再搓右脚心 108 次。然后弹脚趾，将大脚趾压在二脚趾上，两脚趾相弹，开始先弹 36 下，脚趾相弹习惯后，每次弹 108 下。以上两项早晚各做 1 次。因脚上有足太阴脾经、足太膀胱经、足少阴肾经、足少阳胆经、足厥阴肝经、足阳明胃经、阴跷脉、阳跷脉、阴维脉、阳维脉等，集中了全身的经络，因此脚的活动是全身的关键。

（7）腰部导引功。

适应病症：治腰无力。

具体方法：开脚站立，两脚距离与肩同宽，两臂松垂，掌心贴近股骨外侧，中指尖紧贴风市穴；头顶正直，舌顶上腭，体重平均在两脚，摒除杂念，使身心达到虚静和松空。

1）两掌心向下，侧平上举至肩平，手掌转向前，两掌合向身前 45° 处，上身微前倾，目视两掌，脚趾抓地，两手相搓 36 下。两手向后绕胯至背后，两掌心贴肾命穴，两手在肾命穴上下摩擦。一上一下为 1 次。摩擦 36 或 64 次。

2）站式同上，两臂自然松垂，头向左后转，以腰转到极度为限，两臂自然松垂。然后再向右转到极限，左转右转为 1 次，转动 108 次。早晚各做 1 次。

（8）抱膝导引功。

适应病症：膝以下的下肢痛及下肢麻木症。

具体方法：端坐于椅子上，两脚分开与肩同宽，大腿与小腿成 90° 角，躯干伸直，全身放松，下颌向内微收。全身放松，呼吸均匀，右脚踏在地面上不动，抬起左膝，两手抱在左小腿下部，用力向腹部靠拢，搬 36 次，然后再以左脚踏在地面上不动，抬起右膝，两手抱在右小腿下部，用力向腹部靠拢，搬 36 次，可使下肢气血流畅，经络疏通。

二十一、大雪与老年运动

1. 节气简介

大雪，二十四节气之一，通常在每年的 12 月 7 日或 8 日，太阳位于黄经 255°。此时北方地区会受冷空气影响，常出现较大的降雪，引起地面积雪，黄河流域一带也渐有积雪。《月令七十二候集解》："十一月节，大者，盛也，至此而雪盛矣。"大雪的意思是天气更冷，降雪更大。

我国大部分地区的最低温度都降到 0℃ 或 0℃ 以下。大雪时节，除华南和云南南部无冬季外，我国大部分地区已进入冬季，东北、西北地区平均气温已达 −10℃ 以下，黄河流域和华北地区气温也稳定在 0℃ 以下。此时，黄河流域一带已渐有积雪，而在更北的地方，则已大雪纷飞了。但在南方，特别是广州及珠三角一带，却依然草木葱茏，干燥的感觉还是很明显，与北方的气候相差很大。南方地区冬季气候温和而少雨雪，平均气温较长江中下游地区高 2 ～ 4℃。

2. 大雪养生运动——五款室内运动强肾补虚

生命在于运动，尤其冬季新陈代谢变慢，更要注意加强运动。冬至来临，室外太冷，不适宜外出运动。在这里介绍五招室内运动，强肾补虚。

（1）吹字补肾功。

具体方法：撮口，唇出音。呼气读吹字，足五趾抓地，足心空起，两臂自体侧提起，绕长强、肾俞向前划弧并经体前抬至与锁骨水平，两臂撑圆如抱球，两手指尖相对。身体下蹲，两臂随之下落，呼气尽时两手落于膝盖上部，下蹲时要做到身体正直。呼气尽，随吸气之势慢慢站起，两臂自然下落，垂于身体两侧，共做 6 次，然后调息收功。

（2）搓肾提水功。

具体方法：双腿并拢站立，双臂自然垂下，两掌心贴近股骨外侧，中指指尖紧贴风市穴；拔顶，舌抵上腭，除却心中杂念。两手掌相搓 64 次。手热后两手绕胯贴于后背，两手内劳宫对肾俞穴，两手同时上下摩擦 64 次（一上一下为 1 次）。然后身体往前俯，两臂伸直向下，两手好像在往上提水，左手上提时，腰和胯随着上提，右手上提时，右腰右胯也随着上提。左右手各上提 64 次，每天早晚各做 1 遍。

（3）补肾固虚功。

具体方法：自然站立，双脚分开与肩同宽，双臂自然下垂，掌心朝内侧，中指指尖紧贴风市穴，拔顶，舌抵上腭，提肛，净除心中杂念，全身自然放松，两掌心向下侧平至与肩平，掌心转向前，两手由侧平向前合至身前向下45°，两掌相合摩擦36次。然后两手转向背后，两内劳宫贴肾俞穴上，两手同时上下摩擦36次（一上一下为1次）。掌心翻转向外，半握拳，指尖不接触掌心，外劳宫贴肾俞穴，站20min。

（4）仰卧龟息功。

具体方法：仰卧床上，全身放松，将被子盖到脖子处，用两手抓住被子头，意念想脐下小腹处有气，顺时针转36圈，逆时针转36圈，然后深吸一口气送至腹部，闭气，将头往被子里缩，缩到最大限度时，轻轻将头伸出被子外，慢慢呼气，一吸一呼为1次，共做24次。

（5）坐功。《遵生八笺》中原文如下："运主阳明五气。时配足厥阴肝风木。坐功：每日丑、寅时，正坐，一手按膝，一手挽肘，左右顾，两手左右托三五度，吐纳，叩齿，咽液。"

每日凌晨3～7时，正坐，左手按住膝盖，右手搭在左肘上，上身左右扭转回顾，接着双手交换方位，各做3～5次，然后牙齿叩动36次，调息吐纳，津液咽入丹田9次。

二十二、冬至与老年运动

1. 节气简介

冬至又称为"冬节""长至节""亚岁"等，是中国农历中一个重要节气，也是中华民族的一个传统节日。冬至是二十四节气中最早制订出的一个，起源于春秋时期；中国古代使用土圭观测太阳，测定出冬至，时间在每年公历的12月21～23日。冬至日时，太阳直射地面位置到达一年的最南端，几乎直射南回归线；北半球得到的阳光最少，比南半球少50%；北半球白昼达到最短，且越往北白昼越短。

中国古代把冬至分为三候："一候蚯蚓结，二候麋角解，三候水泉动。"传说蚯蚓是阴曲阳伸的生物，冬至之后，阳气虽已生长，但阴气仍然十分强盛，土中的蚯蚓仍然蜷缩着身体；麋与鹿同科，却阴阳不同，古人认为麋的角朝后生，所以为阴，而冬至一阳生，麋感阴气渐退而解角；由于阳气初生，所以山中的泉水可以流动并且温热。

冬至开始"数九"，冬至日成了"数九"的第一天。关于"数九"，民间流传着的歌谣说："一九、二九不出手，三九、四九冰上走，五九、六九沿河看柳，七九河开，八九燕来，九九加一九，耕牛遍地走。"

2. 冬至养生运动——楼梯运动法

冬季遇上风雪天气，户外活动难以进行，人们可利用楼梯进行有效的锻炼。据有关资料统计，爬楼梯时消耗的热量比静坐多10倍，比散步多4倍。循着六层楼的楼梯跑上2～3趟，相当于平地慢跑800～1500m的运动量。普通人用正常速度爬楼梯，每10min约消耗92lkJ热量。

跑楼梯：先用0.5～1min的原地跑作为准备活动，然后采用正常跑步的动作跑楼梯。脚步用力均匀，前脚掌着地。先跑上2～3层楼，往返2～3趟。逐渐跑上4～5层，每层往返2～3趟。每趟约2～3min。跑楼梯运动量较爬楼梯大，每次时间为10～15min，每趟间歇时间不超过1～2min，锻炼不超过5趟。

爬楼梯：弯腰屈膝，抬高脚步，两臂自然摆动，尽可能不抓扶手。每秒爬一级，连续爬4～5层楼，每次练习往返2～3趟。每趟之间可稍事休息一下。开始阶段每次练5min左右，待身体适应后，可以加快速度，每秒两级，并增加往返次数，时间为10min左右。

锻炼时要注意，锻炼前应活动腰、膝和踝关节。锻炼时应穿软底鞋，动作要轻缓，运动量应逐渐加大，不要勉强做难度高的动作。楼梯要宽敞，光线明亮，空气新鲜。不要在堆放物品的楼梯内锻炼。

二十三、小寒与老年运动

1. 节气简介

小寒是中国二十四节气中的第二十三个节气，当太阳到达黄经285°时，小寒节气开始，时间为每年1月5～7日。中国古代将小寒分为三候："一候雁北乡，二候鹊始巢，三候雉始雊。"古人认为候鸟中大雁顺阴阳而迁移，此时阳气已动，所以大雁开始向北迁移；此时北方到处可见到喜鹊，并且感觉到阳气而开始筑巢；第三候"雉始雊"的"雊"为鸣叫的意思，雉在接近四九时会感阳气的生长而鸣叫。

此时，天气寒冷，但还未达到极点，所以称为小寒。小寒表示寒冷的程度，从字面上理解，大寒冷于小寒，但在气象记录中，小寒却比大寒冷，可以说小寒是二十四节气中最冷的。常有"冷在三九"的说法，而这"三九天"又恰在小寒节气内。

2. 小寒养生运动——跳绳

跳绳是一项适宜中老年人的体育活动，它能增强呼吸和神经系统的功能，还能加快血液循环，使大脑获得充分的氧气，使人感到神清气爽，从而提高思维能力，达到健脑的目的，同时使骨骼得到承重锻炼，增强反应能力，使脸部及全身的皮肤保持弹性、红润。

英国健身专家玛姆研究证实，跳绳可以预防诸如糖尿病、关节炎、肥胖症、骨质疏松、高血压、肌肉萎缩、高脂血症、失眠症、抑郁症、更年期综合征等多种病症。对哺乳期和绝经期妇女来说，跳绳还兼有放松情绪的积极作用，因而也有利于女性的心理健康。

跳绳是一种以四肢肌肉活动为主的全身运动，它会带动双脚、两腕、肩部、腰部、腹部、臀部、大腿、小腿及各关节的运动。跳绳时全身的血液循环加快，使全身得到更加充分的氧气和营养物质补充，还会对下肢骨骼有一定压力，起到刺激和促进骨骼生长的作用。

跳绳能使心、肺功能得到加强，呼吸加深加快，促使呼吸肌力量加强，对增大肺活量、提高肺功能有良好作用。

跳绳需要一定的灵活性和协调性，因此对提高神经系统的协调性和反应能力有很大帮助。

跳绳还能促进人体的新陈代谢，改善消化功能，加速营养物质的消化吸收。这种锻炼还能使钙更有效地被吸收到骨骼中去，可以预防骨质疏松症。

跳绳还是很好的减肥运动，只要你能保证120～140次/min的速度，1h就可燃烧掉600～1000cal的热量。经常跳绳的人还不易患风湿性膝关节炎、下肢静脉曲张和下肢麻木等疾病。

二十四、大寒与老年运动

1. 节气简介

大寒是二十四节气的最后一个节气，每年1月19～21日太阳到达黄经300°时为大寒。《月令七十二候集解》："十二月中，解见前（小寒）。"《授时通考·天时》引《三礼义宗》："大寒为中者，上形于小寒，故谓之大……寒气之逆极，故谓大寒。"这时寒潮南下频繁，是中国大部分地区一年中的最冷时期，风大，低温，地面积雪不化，呈现出冰天雪地、天寒地冻的严寒景象。俗话说："花木管时令，鸟鸣报农时。"花草树木、鸟兽飞禽均按照季节活动，因此它们规律性的行动，被看作区分时令、节气的重要标志。

中国古代将大寒分为三候："一候鸡乳；二候征鸟厉疾；三候水泽腹坚。"就是说到大寒节气便可以孵小鸡了。而鹰隼之类的征鸟，却正处于捕食能力极强的状态中，盘旋于空中到处寻找食物，以补充身体的能量抵御严寒；在一年的最后五天内，水域中的冰一直冻到水中央，且最结实、最厚，孩童们可以尽情在河上溜冰（日平均气温连续多日在-5℃以下的天气方可进行，这种活动一般出现在黄河以北地区）。

2. 大寒养生运动——可乐球（图8-2）

俗话说：冬天动一动，少闹一场病；冬天懒一懒，多喝一碗药。冬季活动锻炼对养生有特殊意义。相比于其他各种运动项目，可乐球不受环境限制，室内、室外皆可，比较适合冬季。

踢可乐球能有效地调动腿脚、手臂、头颈、腰椎及身体各部位的运动，提高身体的运动协调能力，特别是手脚配合能力，可增强腿脚的支撑能力和灵活性。"人身腿易老"，而踢可乐球能有效延缓中老年人腿脚的衰退，对于肩周炎、颈椎病、腰腿痛有一定的治疗效果，并可以显著起到增强体质的作用。

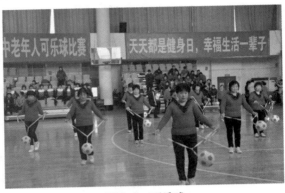

图8-2 可乐球

踢可乐球时可以根据年龄、自身素质和运动能力，调整时间和花样。此种健身方法特别适合中老年人。

➡ 触类旁通

二十四节气与穴位按摩

立春——按揉风池穴

风池穴，在项部，当枕骨之下，与风府相平，胸锁乳突肌与斜方肌上端之间的凹陷处。

功效及按摩方法：壮阳益气。

（1）以示指、中指一起按摩风池穴，联合嘴唇正下方的凹窝——承浆穴按压之，另取手掌根部末端圆形小骨前方凹陷处神门穴，能够放松颈部肌肉、缓解头痛和紧张。

（2）以两手指螺纹面紧按风池穴部位，用力旋转、按揉几下，随后按揉脑后，做30次左右，以有酸胀感为宜，此法对安神催眠较为有效。

雨水——按揉脾俞穴

脾俞穴，位于人体背部，在第11胸椎棘突下，左右旁开两指宽处。

功效：外散脾脏之热，利水化湿，有助于消除体内湿气，还有助消化的功效。

推拿手法：以拇指或者示指指肚在穴位上做环状揉压，力度可适当大一些，揉按3～5min，以感觉酸胀为宜。

惊蛰——按揉章门穴

章门穴，位于人体的侧腹部，当第11肋游离端的下方。

功效：经常按揉章门穴可以清肝利脾，对于肝气不舒导致的胸胁胀痛效果较好，也有利于春季的肝阳生发。

推拿手法：敲打章门穴可以增加胆汁分泌。胆汁分泌多，消化能力就能增强，就能把多余的脂肪消化掉。对此穴还可以用灸法：艾炷灸 5～9 壮，艾条灸 10～20min。

春分——按揉列缺穴

列缺穴取穴方法为：两手虎口自然平直交叉，一手示指按在另一手桡骨茎突上，指尖下凹陷中是列缺穴。

功效：此穴位位于三经交会处，因此不仅对于肺经，还对大肠经和任脉的经气有调节作用。

推拿手法：对此穴位可以采用按法、点法、揉法、按揉法、点揉法、点按法、掐法、拇指弹拨法等。

清明——按揉太冲穴

太冲穴位于足背侧，第一、二趾跖连接部之间凹陷处。太冲穴为人体足厥阴肝经上的重要穴道之一。

功效：太冲穴在现代常被用于治疗脑血管病、高血压、青光眼、面神经麻痹、癫痫、肋间神经痛、月经不调、下肢瘫痪等症。

推拿方法：对太冲穴常用指压法进行按摩。

谷雨——按揉中脘穴

中脘穴，位于人体的上腹部，前正中线上，具体找法：胸骨下端和肚脐连接线中点即为此穴。

功效：经常按揉中脘穴有养胃的功效，可以起到助消化的作用，同时可以预防和缓解各种消化系统疾病，如胃脘痛、腹胀、呕吐、呃逆、反胃、吞酸、纳呆、食不化、疳积、膨胀、黄疸等。

推拿手法：放松腹部，用示指轻轻按中脘穴，轻按 5min。可以等吃完饭散步的时候一边走，一边用手掌轻轻抚摸揉按。

立夏——按揉头维穴

头维穴在头侧部发际里，位于发际点向上一指宽，嘴动时肌肉也会动之处（当额角发际上 0.5 寸，头正中线旁开 4.5 寸）。

功效：可有效减轻春夏之交的头痛等症状，还有提神醒脑的效果。对于寒热头痛、目痛多泪、喘逆烦满、呕吐流汗、眼睑瞤动不止、面部额纹消失、迎风泪出、目视物不明等也有一定的功效。

推拿手法：两手示指按揉头维穴，也可用梳子背从头维穴刮到太阳穴。

小满——按揉阳陵泉穴

阳陵泉穴位于小腿外侧，当腓骨头前下方凹陷处。

功效：经常按揉阳陵泉穴有除热祛湿的功效，还能疏肝利胆。对于半身不遂，下肢痿痹、麻木、膝膑肿痛等有一定的疗效。

推拿手法：四肢放在膝窝处，用拇指按压阳陵泉穴。

芒种——按揉天枢穴

天枢穴位于脐中旁开 2 寸处。仰卧，人体中腹部，肚脐左右三指宽处。

功效：天枢是大肠之募穴，是阳明脉气所发，主疏调肠腑、理气行滞、消食，是腹部要穴。大量实验和临床验证，针刺或艾灸天枢穴对于改善脏腑功能，消除或减轻肠道功能失常而导致的各种证候具有显著的功效。

（1）腹痛、腹胀、便秘、腹泻、痢疾等胃肠病。

（2）月经不调、痛经等妇科疾患。

推拿手法：用双手示指和中指同时按压两侧穴位。

灸天枢治疗便秘的方法：艾条悬灸，10～20 次 /min，每日 1 次，5～7 天为 1 个疗程。间隔 2 日可进行下 1 个疗程。便秘兼有消化不良，大便并不干硬结块，只是排便困难或者经常三五天才

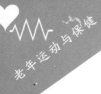

有便意的，多属于脾气虚，可以加灸脾俞穴，先灸脾俞穴，以艾炷直接灸，每次 3 壮或 10min，然后再灸天枢，疗程与天枢相同。

如果是便秘兼有腰膝酸软，尿频，素体怕冷等症状，或是老年患者，多属于肾阳虚，可加灸关元、肾俞，先灸关元、肾俞，以艾炷直接灸（或隔附子饼灸）每次 3 壮或 10min，最后灸天枢。

如果是身体健壮，便秘以干硬结块为主要症状，这多是阴虚热盛引起的，可加灸照海穴，悬灸，每次 10 ～ 20min，先灸照海，再灸天枢，疗程与天枢相同。

夏至——按揉少冲穴

少冲穴，在小指末节桡侧，距指甲角 0.1 寸。取此穴位时应让患者采用正坐、俯掌的姿势，少冲穴位于左右手部，小指指甲下缘，靠环指侧的边缘上。

功效：减轻疲劳引起的头痛、不舒服，有助于醒脑提神。主治心悸、心痛、胸胁痛、癫狂、热病、昏迷、喉咙疼痛等。

推拿手法：要求将拇指指甲修剪整齐，大拇指和示指轻轻夹住左手小指指甲两侧的凹陷处，以垂直方式轻轻揉捏此穴位。此穴位是脑部的反射区，要慢慢地出力揉捏，不要用蛮力，左右手可以互相按。

小暑——按揉内关穴

内关穴位于前臂掌侧，当曲泽与大陵的连线上，腕横纹上 2 寸，掌长肌腱与桡侧腕屈肌腱之间。

功效：宁心安神，理气止痛。主治：心绞痛、心律不齐、胃炎、癔病等。

推拿手法：用拇指掐按腕横纹中点上 2 寸的内关穴。

大暑——按揉神庭穴

神庭穴在头部，当前发际正中直上 0.5 寸。

功效：清头散风，镇静安神。主治头痛，眩晕，目赤肿痛，泪出，目翳，雀目，鼻渊，鼻衄，癫狂，痫证，角弓反张。

推拿手法：用示指用力揉按额头正中线发迹线处的神庭穴。

立秋——按揉石门穴

石门穴，任脉腧穴，位于人体的下腹部，前正中线上，当脐中下 2 寸。

功效：主治腹胀，泄利，绕脐疼痛，奔豚疝气，水肿，小便不利，遗精，阳痿，闭经，带下，崩漏，产后恶露不止。

推拿手法：用示指、中指环状按揉肚脐下 2 寸的石门穴。

处暑——按揉中脘穴

中脘穴，位于人体上腹部，前正中线上，当脐中上 4 寸。

功效：此穴的主治疾病为：消化系统疾病，如腹胀、腹泻、腹痛、腹鸣、吞酸、呕吐、便秘、黄疸等，此外对一般胃病、食欲不振、目眩、耳鸣、青春痘、精力不济、神经衰弱也很有效。

推拿手法：呼气时用示指压中脘穴 6 ～ 10s，吸气时放开。

白露——按揉鱼际穴

此穴位于第 1 掌骨中点桡侧，赤白肉际处，有拇短展肌和拇指对掌肌。

功效：将肺经体表经水导入体内，排泄体内肺经之气。主治：咽干，咽喉肿痛，失音，咳嗽，咳血。

推拿手法：用拇指用力向前推按鱼际穴，以感觉疼痛为度。

秋分——按揉小肠俞

小肠俞取穴时常采用俯卧姿势。小肠俞位于骶部，当第一骶椎左右二指宽处，与第一骶后孔齐平。

功效：小肠俞穴主治下腹部肿胀、下腹部疼痛、脚部肿胀、夜尿症等。

推拿手法：指压之前先将手搓热，双手叉腰，向下移动到接近臀部的位置，指压时，一边缓缓吐气，一边强压 6s。

寒露——按揉足三里穴

足三里穴，是足阳明胃经的主要穴位之一，位于小腿外侧，犊鼻下 3 寸，犊鼻与解溪连线上，浅层布有腓肠外侧皮神经。

功效：燥化脾湿，生发胃气。主治胃肠病证，下肢痿痹，神志病，外科疾患，虚劳诸证。

推拿手法：端坐凳上，四指弯曲，按放在小腿外侧，将拇指指端按放在足三里穴处，做点按活动，一按一松，连做 36 次。两侧交换进行。

霜降——按揉孔最穴

孔最穴在前臂掌面桡侧，尺泽穴与太渊穴连线上，腕横纹上 7 寸处。穴区神经、血管浅层有头静脉经过和前臂外侧皮神经、桡神经浅支分布；深层有桡神经浅支和桡动脉经过，并有正中神经肌支、桡动脉深支和桡侧返动脉分布。

功效：肃降肺气，凉血止血，清热止血，润肺理气。主治：肺结核咯血，咽喉炎，扁桃体炎，支气管炎，支气管哮喘，肘臂痛，手关节痛。

推拿手法：用一手握住另一手臂。针灸手法采用直刺 0.5～0.8 寸，局部酸胀沉重，有针感向前臂放散。针刺时避开桡动、静脉，防止刺破血管，引起出血。一般直刺 0.5～1.0 寸。艾炷灸或温针灸 5～7 壮，艾条灸 10～20min。

立冬——按揉会阳穴

会阳穴位于人体的骶部，尾骨端旁开 0.5 寸。

功效：散发水湿，补阳益气。主治：泄泻，便血，痔疮，阳痿，带下。

按摩方法：单手握拳，伸到背后按揉会阳穴，也可以用敲打的方法。

小雪——按揉支沟穴

支沟穴在前臂背侧，当阳池穴与肘尖的连线上，腕背横纹上 3 寸；伸臂俯掌，尺骨与桡骨之间，于与间使穴相对处取穴。

功效：治疗头痛，耳鸣；目赤，目痛，暴喑；咳引胁痛，胸膈满闷；便秘，呕吐，泄泻；经闭，产后血晕，乳汁不足；胁肋痛，肩臂腰背酸痛，落枕，缠腰火丹，丹毒等病症。

按摩方法：一只手握住另外一只手的手腕，拇指用力按揉手背腕横纹中点上三寸的支沟穴。

大雪——按揉阳池穴

阳池穴位于腕背横纹中，当指总伸肌腱的尺侧缘凹陷处，下为腕背侧韧带，在指伸肌腱（桡侧）与小指伸肌腱之间；布有腕背静脉网、尺动脉腕背支的分支；有尺神经手背支、前臂后皮神经分布。

功效：主治糖尿病，前臂疼痛麻木，腕关节炎，五官病证，瘰疬，胁肋痛。

按摩方法：对阳池穴采用揉法。用拇指或中指螺纹面左右揉之，揉 5～10min。用一手拇指用力按揉另外一手腕背部的阳池穴。

冬至——按揉太溪穴

取穴时，可采用正坐，平放足底或仰卧的姿势，太溪穴位于足内侧，内踝后方与脚跟骨筋腱之间的凹陷处。

功效：此穴位为人体足少阴肾经上的主要穴道之一，用于治疗手脚冰冷、掉发等，还可用于穴道刺激疗法。

按摩方法：用手轻轻握住脚踝，拇指用力按揉脚踝内侧的太溪穴。

小寒——按揉涌泉穴

涌泉穴是足少阴肾经的常用腧穴之一，位于足底部，蜷足时足前部凹陷处，约当足底第二、三跖趾缝纹头端与足跟连线的前 1/3 与后 2/3 交点上。

功效：散热生气。现代常用于治疗休克、高血压、失眠、癔症、癫痫、小儿惊风、神经性头痛、遗尿、尿潴留等，为急救穴之一。涌泉药物敷贴是临床常用的治疗方法之一。

推拿手法：①在床上取坐位，双脚自然向上分开，或取盘腿坐位，然后用双拇指从足跟向足尖方向涌泉穴处，做前后反复的推搓；或用双手掌自然、轻缓地拍打涌泉穴，最好以足底部有热感为适宜。②取自然体位、仰卧位或俯卧位，用自己双脚做相互交替的对搓动作，也可用脚心蹬搓床头或其他器械。

俗话说："若要老人安，涌泉常温暖。"据临床应用观察，如果每日坚持推搓涌泉穴，可使老人精力旺盛，体质增强，防病能力增强。据统计，推搓涌泉穴疗法可以防治老年性的哮喘、腰腿酸软无力、失眠多梦、神经衰弱、头晕、头痛、高血压、耳聋、耳鸣、大便秘结等 50 余种疾病。

大寒——按揉天突穴

天突穴，仰靠坐位取穴，位于颈部，当前正中线上胸骨上窝中央。

功效：治疗咳嗽，哮喘，胸中气逆，咯唾脓血，咽喉肿痛，舌下急，暴喑，瘿气，噎嗝，梅核气。

按摩方法：用示指轻轻做环状按揉天突穴。如果自我感觉对咽喉的刺激较强，应适当减轻力度。

小结

本学习单元介绍了各个节气适应的运动项目，如立春养生运动——散步；雨水养生运动——健身球；惊蛰养生运动——健身气功；春分养生运动——放风筝；清明养生运动——踏青；谷雨养生运动——荡秋千；立夏养生运动——脑颈操；小满养生运动——垂钓；芒种养生运动——心区按摩；夏至养生运动——划船；小暑养生运动——摇扇子；大暑养生运动——游泳；立秋养生运动——太极拳；处暑养生运动——慢跑；白露养生运动——羽毛球；秋分养生运动——登山；寒露养生运动——冷水浴，冷空气浴运动；霜降养生运动——倒行；立冬养生运动——长跑；小雪养生运动——养生功；大雪养生运动——五款室内运动强肾补虚；冬至养生运动——楼梯运动法；小寒养生运动——跳绳；大寒养生运动——可乐球。大家可以顺应节气变化指导老年人进行适合的养生运动。

思考题

1. 立春、雨水、惊蛰、春分、清明和谷雨，春季这六个节气的气候特点是怎样的？
2. 立夏、小满、芒种、夏至、小暑、大暑，夏季这六个节气的气候特点是怎样的？
3. 适合秋季的六个节气的健身项目分别有哪些？
4. 适合冬季的六个节气的健身项目分别有哪些？

实战强化

尝试着根据所学知识，顺应节气变化指导老年人进行养生运动。

主要参考文献

[1] 李世昌. 运动解剖学 [M]. 2 版. 北京：高等教育出版社，2010.

[2] 李映兰，卢桂珍. 老年健康照护 [M]. 长沙：中南大学出版社，2008.

[3] 谢鉴辉，赵小平，陈生英，等. 延年的秘诀是运动：老年人运动指南 [M]. 广州：世界图书出版广东有限公司，2012.

[4] 理查德 H 考克斯. 运动心理学 [M]. 7 版. 上海：上海人民出版社，2015.

[5] 黄岩松. 中医康复保健 [M]. 天津：天津大学出版社，2009.

[6] 林耿明. 中老年人运动指南 [M]. 北京：中国医药科技出版社，2013.

[7] 王咏红. 中老年人运动健身读本 [M]. 南京：江苏科学技术出版社，2015.

[8] 傅杰英. 中医体质养生：形神兼养 [M]. 北京：军事医学科学出版社，2011.

[9] 王琦. 九种体质使用手册 [M]. 北京：中国中医药出版社，2012.

[10] 美国运动医学学会. ACSM 运动测试与运动处方指南 [M]. 北京：北京体育大学出版社，2015.

[11] 国家体育总局. 国民体质测定标准手册：老年人部分 [M]. 北京：人民体育出版社，2003.

[12] 张清华，罗伟凡. 运动养生 [M]. 北京：中国社会出版社，2007.

[13] 李相如. 中老年健身与健康指导 [M]. 南宁：广西师范大学出版社，2014.

[14] 陈志羽. 临床疾病概要 [M]. 2 版. 北京：人民卫生出版社，2013.

[15] 张广德. 中老年人常见病养生运动处方 [M]. 北京：高等教育出版社，2013.

[16] 张琦. 临床运动疗法学 [M]. 2 版. 北京：华夏出版社，2014.

[17] 张绍岚. 疾病康复 [M]. 北京：人民卫生出版社，2010.

[18] 王英杰. 临床伤筋推拿疗法 [M]. 北京：中国中医药出版社，2006.

[19] 顾倬云. 老年医学与保健：外科卷 [M]. 北京：人民军医出版社，2013.

[20] 陈志斌. 临床疾病概要 [M]. 北京：人民卫生出版社，2013.

[21] 迷罗. 24 节气养生法 [M]. 南京：江苏人民出版社，2010.